El gran libro del colesterol bajo

Querido lector:

En sus manos está la llave de su salud y su bienestar. El deterioro de mi sa-lud, a los 29 años, encendió mi pasión por el bienestar. Cuando me desem-peñaba como abogada en una firma de abogados en Nueva York, enfermé gravemente. Me tomó año y medio recuperar mi salud. Llegué a conclusio-nes importantes durante esa dolorosa etapa. Por ejemplo, que sin salud y vi-talidad, sin una relación estrecha con la familia, los amigos y la comunidad, y sin un amor apasionado por mi trabajo y por mi vida, mi existencia tenía escaso valor, sin importar cuántas posesiones materiales pudiera tener.

Por estas razones, decidí convertirme en educadora y promotora de sa-lud para dedicar mi vida a aprender y a enseñar a la gente acerca del poder del bienestar, y a hacer todo lo posible para ayudar a otros a crear salud y alegría.

La enfermedad cardiaca es un poderoso asesino que afecta muchas vi-das. El proceso de la enfermedad consiste en muchos factores que impiden tener una buena circulación y privan a sus células del oxígeno y de la vida. Es notable que muchas de sus elecciones diarias afecten significativamente sus posibilidades de prevenir esta enfermedad.

Espero que este libro le ofrezca la información y la motivación que ne-cesita para ser consciente de lo que puede hacer para crear bienestar para usted y sus seres queridos.

Puede establecer contacto conmigo en mi sitio web (<www.shirleyar-cher.com>). Siempre me complace conversar con mis lectores.

Cordialmente, en la salud y en la enfermedad,
Shirley Archer

El gran libro
del colesterol bajo

Reduzca sus riesgos y tenga una
vida más larga y saludable

El gran libro del colesterol bajo

Reduzca sus riesgos y tenga una
vida más larga y saludable

Shirley Archer

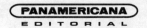

PANAMERICANA
EDITORIAL

Archer, Shirley Sugimura
   El gran libro del colesterol bajo / Shirley Archer ; traductora
Andrea Moure. -- Bogotá : Panamericana Editorial, 2011.
   352 p. ; 23 cm.
   Título original : Low Cholesterol Book.
   ISBN 978-958-30-3451-0
   1. Hipercolesteremia - Obras de divulgación 2. Dieta baja en
Colesterol - Obras de divulgación 3. Enfermedad coronaria - Factores
de riesgo - Obras de divulgación 4. Colesterol – Prevención - Obras de
divulgación 5. Cocina I. Moure, Andrea, tr. II. Tít.
   613.284 cd 21 ed.
   A1253220
     CEP-Banco de la República-Biblioteca Luis Ángel Arango

Editor
Panamericana Editorial Ltda.

Dirección editorial
Conrado Zuluaga

Edición en español
César A. Cardozo Tovar

Traducción
Andrea Moure

Diagramación y diseño de carátula
Diego Martínez Celis

Fotografía de carátula
© Janusz Słyk-Fotolia.com

Título original: *Everything® Low Cholesterol Book*

Primera edición en Panamericana Editorial Ltda., enero de 2011

© 2011 Panamericana Editorial Ltda., de la traducción al español
Calle 12 No. 34-30, tel.: (57 1) 3649000
Fax: (57 1) 2373805
www.panamericanaeditorial.com
Bogotá D.C., Colombia

© 2005 F+W Publications, Inc
Adams Media, an F+W Publications Company
57 Littlefield Street, Avon, MA 02322 U.S.A.
www.adamsmedia.com

ISBN: 978-958-30-3451-0

Nota: Este es un libro solo de referencia. No es un manual médico. Los aspectos que se abordan no pretenden reemplazar las recomendaciones médicas. Consulte a su médico antes de seguir cualquier recomendación presente en este libro.

Impreso por Panamericana Formas e Impresos S.A.
Calle 65 No. 95-28, tel.: (57 1) 4302110, fax (57 1) 2763008
Bogotá D.C., Colombia
Quien sólo actúa como impresor.

Este libro está dedicado a todas las personas cuyas vidas han sido íntimamente afectadas por la enfermedad cardiaca. Podemos reemplazar enfermedad por salud, y usar el conocimiento para promover el bienestar.

Contenido

Agradecimientos

Agradezco a Carol Roth, mi representante literaria, por su fe en mí. Muchas gracias a todos en el Centro Stanford de Investigación para la Prevención por darme la oportunidad de aprender tanto acerca del valor de los hábitos de vida saludables y el poder de la prevención, y por apoyar mis esfuerzos para contribuir como educadora y comunicadora. Agradezco en particular a los doctores Jack Farquhar, Christopher Gardner y Hill Haskell por responder, siempre pacientemente, a mis preguntas y por su apoyo y camaradería. A mis colegas en el Programa de Mejoramiento de la Salud: Wes Alles, Joyce Hanna, Jerrie Thurman, Julie Anderson, Jane Rothstein y Sonia Halvorson y a muchos otros en el centro, igualmente especiales, pero demasiado numerosos para nombrarlos individualmente. Gracias a Laurie, Rita, Kay, Robin y otros por compartir sus testimonios personales. Gracias al doctor. Kenneth Cooper por su tiempo y al maravilloso equipo del Instituto Cooper por su ayuda. Gracias a Warren Pinckert en Cholestech Corporation por su apoyo. Gracias a Jeff Aroy en Berkeley Heart Lab, Inc. Un agradecimiento especial a mi hermana Georgia Archer y a Anthony Dominici por su amor, y gracias a Monica, Carol y Joan por ser unas amables lectoras.

Las diez cosas que debe saber acerca de sus niveles de colesterol

1. Su nivel de colesterol total sólo cuenta una parte de la historia.
2. El 50% de las personas con enfermedad arterial coronaria no tienen niveles altos de colesterol total.
3. Casi el 10% de las personas con niveles altos de colesterol no pueden reducirlos sin la ayuda de medicamentos, debido a fuertes factores genéticos.
4. Los niños pueden tener niveles no saludables de colesterol que los ponen en mayor riesgo de padecer enfermedad cardiaca en la adultez.
5. No todo el colesterol LDL es igual. Estudios demuestran que el colesterol LDL de partículas pequeñas y densas es significativamente más perjudicial que las partículas esponjosas de LDL.
6. Sus niveles de colesterol reflejan el estilo de vida que lleva la mayor parte del tiempo.
7. En muchas personas, una alimentación nutritiva y una actividad física regular pueden disminuir, tanto como los medicamentos prescritos, los niveles de colesterol.
8. La carne de ganado alimentado con pastos y los huevos de gallinas de campo, alimentadas con granos, contienen menos niveles de grasa saturada y de colesterol.
9. Una dieta diaria rica en fibra soluble puede reducir su colesterol hasta en un 5%.
10. Ningún nivel de consumo de grasas trans es beneficioso para la salud.

Introducción

¿Cuántos de nosotros hemos sentido nuestros corazones abatidos cuando oímos que alguien que conocemos, de tan sólo cuarenta o cincuenta y tantos años, ha muerto de un inesperado ataque al corazón? Se trata de un hecho grave y poderoso que nos obliga a pensar por un momento. Aún así, el Gobierno estadounidense estima que más de la mitad de los adultos del país, esto es, unos 100 millones de personas, tienen niveles altos de colesterol que ponen en peligro su salud. Casi la mitad de los adultos estadounidenses ni siquiera conocen sus niveles de colesterol.

Aunque la enfermedad cardiaca es resultado de múltiples factores, el nivel de colesterol en su torrente sanguíneo es un factor que usted puede manejar efectivamente. Unos pocos pasos pueden hacer la diferencia entre la vida y la muerte para usted o para sus seres queridos. ¿Merece esto su tiempo y su esfuerzo? Si valora su vida, entonces la respuesta debe ser clara.

En 2004, el Programa Nacional de Educación sobre el Colesterol (NCEP, por sus iniciales en inglés), patrocinado por el Gobierno de los Estados Unidos como parte del Instituto Nacional del Corazón, Pulmón y Sangre, expidió la actualización más reciente de sus guías nacionales para los niveles de colesterol. Estas recomendaciones se fundamentan en décadas de investigaciones enfocadas en tratar de entender quiénes son más propensos a padecer enfermedad cardiaca y por qué. El mensaje es fuerte, claro y cierto: alcanzar y mantener niveles saludables de colesterol puede reducir significativamente el riesgo de incapacidad y muerte por enfermedad cardiaca.

El verdadero papel del colesterol en la enfermedad cardiaca es complejo. El proceso de la arteriosclerosis, también conocida como endurecimiento de las arterias, puede iniciarse en la niñez, pero no produce complicaciones hasta la edad adulta. Este proceso consiste en la inflamación del recubrimiento interno de los vasos sanguíneos, lo cual los hace susceptibles a la acumulación de grasas sanguíneas en su superficie. El colesterol es una de esas grasas. Con el tiempo, un proceso químico convierte tales grasas en una sustancia llamada placa. Esta placa puede taponar o bloquear el vaso sanguíneo, pero también puede fragmentarse y crear un coágulo que puede bloquear otro de esos vasos. Dondequiera que haya bloqueo del flujo sanguíneo, las células quedan privadas de nutrientes esenciales y el tejido muere. A veces las consecuencias son tan graves que el resultado es la muerte. En otros casos, la víctima queda incapacitada.

Los científicos siguen estudiando los factores detrás de la arteriosclerosis, los cuales incluyen la inflamación, la oxidación y las grasas sanguíneas. Debido a factores genéticos, algunos individuos son más propensos que otros a experimentar este proceso; a causa de factores hormonales y de otros tipos, el proceso de la enfermedad se da de manera diferente en hombres y mujeres; y, por factores del estilo de vida, algunos de estos mecanismos se aceleran o se hacen más lentos. Mientras los científicos siguen armando el rompecabezas, aparece una imagen fascinante: el panorama completo de la manera como el cuerpo conserva o pierde un sistema circulatorio sano.

Aunque los científicos siguen trabajando para completar el panorama, ciertos aspectos del proceso de la enfermedad son claros. Ellos coinciden en que los niveles de colesterol y la enfermedad cardiaca están relacionados. Usted puede contribuir a reducir su riesgo de experimentar esta enfermedad mortal adoptando un estilo de vida que afecte sus niveles de colesterol. Estos factores incluyen lo que come, su nivel de actividad, su peso, si fuma, si abusa del alcohol o de otras drogas, y si maneja efectivamente el estrés. No puede cambiar su herencia genética, su género o su edad pero, ciertamente, puede hacer elecciones cuidadosas acerca de su estilo de vida diario.

Por tanto, entender el papel del colesterol en su vida y aprender a manejarlo por su salud, es algo poderoso. Tiene la capacidad para crear una vida vibrante y saludable para usted y sus seres queridos. Tiene la capacidad de reducir su riesgo de enfermedad, de aumentar sus años de vida y de mejorar la calidad de sus experiencias diarias. ¿Por qué esperar para disfrutar de una vida mejor? Tómese el tiempo necesario para comprender la información de este libro: le ayudará a tomar el control en la ruta del bienestar a lo largo de una vida dinámica. Comience hoy mismo.

Capítulo 1
¿Qué es el colesterol?

N o se necesita ser científico para entender qué es el colesterol y cómo manejar efectivamente sus niveles para tener mejor salud. Sin embargo, es necesario que dedique un momento para considerar lo que sucede en el interior de su cuerpo que le permite mantenerse con vida. Aunque muchos de nosotros damos por sentado que no es necesario pensar en el continuo mantenimiento del cuerpo en que habitamos, se trata de milagrosos procesos vitales en marcha. El colesterol es parte esencial de este proceso vital.

Definición de colesterol

El colesterol es parte necesaria y natural de cada célula del cuerpo humano y de los cuerpos de otros animales. El colesterol ayuda a conservar la estructura de las paredes de la membrana celular y contribuye a mantener sano nuestro cerebro. El hígado utiliza colesterol como materia prima para la creación de hormonas importantes, como la adrenalina y las hormonas sexuales, y de enzimas digestivas, como los ácidos biliares que descomponen las grasas, entre otras. El colesterol hace parte de la actividad intelectual y sexual, así como de otros procesos esenciales. Por tanto, es un tema que definitivamente merece nuestra atención.

Hecho

La mayoría de los cálculos que se forman en la vesícula biliar están compuestos principalmente de colesterol. El hígado responde a la presencia de grasa en la dieta produciendo colesterol para sintetizar bilis para digerir las grasas. Si se consume demasiada grasa en la dieta, el hígado puede producir colesterol en exceso, lo que ocasiona la formación de cálculos.

Un hígado sano produce colesterol, un "lípido" (sustancia similar a la grasa) ceroso. Además de su fabricación en el cuerpo, el colesterol llega al torrente sanguíneo por medio de la comida que se ingiere. Particularmente, si se consume demasiada grasa saturada proveniente principalmente de fuentes animales, el resultado es un nivel alto de colesterol en la sangre. El panorama completo, sin embargo, no es tan simple. Aun si usted es una persona vegetariana que no consume ningún alimento que contenga colesterol, tendrá colesterol en su cuerpo.

Factores que afectan el colesterol

El colesterol total es la suma de todo el colesterol en su torrente sanguíneo en un momento dado. La cantidad total está compuesta por diferentes tipos de colesterol, como las lipoproteínas de alta densidad (HDL, por sus iniciales en inglés) y las lipoproteínas de baja densidad (LDL, por sus iniciales en inglés). Varios factores afectan los niveles de colesterol total en su torrente sanguíneo. Estos factores incluyen:

- **Lo que come:** Los alimentos de origen animal, como carne y huevos, contienen colesterol. Los alimentos con alto contenido de grasas saturadas, como carne y lácteos, se convierten en colesterol en su cuerpo. Los alimentos procesados que contienen grasas *trans* se convierten en colesterol LDL o colesterol "malo".

- **Si tiene sobrepeso:** El consumo excesivo de grasas en la dieta puede ocasionar niveles altos de colesterol. Las personas que pierden tan sólo el 10% de su peso corporal total han visto mejoras en sus niveles de colesterol.
- **Si fuma:** Fumar reduce los niveles de colesterol HDL, también conocido como colesterol "bueno".
- **Si consume alcohol:** En algunas personas, el consumo moderado de alcohol eleva los niveles de colesterol HDL o colesterol bueno. El consumo elevado, por supuesto, no es saludable.
- **Si es una persona inactiva o si realiza alguna actividad física regularmente:** Las personas físicamente activas tienen niveles más altos de colesterol HDL o colesterol bueno. La inactividad ocasiona un aumento relativo de colesterol LDL o colesterol malo.
- **Si controla de manera efectiva el estrés en su vida:** Las investigaciones demuestran que el estrés mental y emocional puede afectar adversamente la salud del corazón.
- **Su historia familiar de predisposición genética a la enfermedad cardiaca:** La hipercolesterolemia familiar afecta a uno de cada 500 niños. El factor de riesgo de enfermedad cardiaca más fuerte es hereditario. Si un miembro de su familia ha tenido un ataque al corazón o accidente cerebrovascular antes de los 55 años, sus posibilidades de padecer de enfermedad cardiaca son mucho mayores.
- **Su género y edad:** Antes de la menopausia, las mujeres tienen una ventaja natural frente a los hombres, ya que las hormonas femeninas ayudan a mantener niveles altos de colesterol HDL. A medida que el cuerpo envejece, el riesgo de enfermedad cardiaca aumenta.
- **Su estado de salud y su bienestar generales:** Varios de los factores de riesgo para la enfermedad cardiaca se relacionan directamente con hábitos de vida que pueden ser modificados.
- **El tipo de medicamentos que toma:** Para ciertos individuos, los medicamentos pueden ayudar a manejar efectivamente los niveles de colesterol. Pregunte siempre a su médico sobre cualquier efecto secundario de los medicamentos que consume y los cambios en su estilo de vida que pueda realizar para alcanzar metas similares. Para protegerse de interacciones dañinas con los medicamentos, infórmele acerca de los suplementos nutricionales que esté consumiendo.

Todos estos factores serán discutidos en detalle a lo largo de este libro, y le daremos consejos para reducir su colesterol.

Un rompecabezas complicado

De acuerdo con las recomendaciones del Programa Nacional de Educación sobre el Colesterol (NCEP, por sus iniciales en inglés), expedidas por el gobierno federal y respaldadas por eminentes investigadores y por la Asociación Estadounidense del Corazón (AHA, por sus iniciales en inglés), los resultados de colesterol total deseables deben ser inferiores a 200 mg/dL. Se considera que los niveles entre 200 y 239 mg/dL se encuentran cercanos al límite superior. Los niveles de colesterol total de 240 mg/dL o más son considerados altos.

Información esencial

El colesterol y otras grasas se miden en miligramos por decilitro (mg/dL). Algunos laboratorios europeos usan un sistema de medición de milimoles por litro (mmol/L). Para convertir milimoles a decilitros, multiplique la cifra en mmol/L por 38.67.

Sin embargo, sus niveles de colesterol total no muestran el panorama completo de la salud de sus arterias. Como no todo el colesterol es malo, es necesario que averigüe qué tipo de colesterol tiene. Recuerde que el colesterol es esencial para la salud de todas las células de su cuerpo y para la producción de las hormonas sexuales. El colesterol bueno o colesterol HDL, en realidad, contribuye a mantener niveles saludables de colesterol. Para comprender por completo la salud de sus arterias y lo que fluye en su torrente sanguíneo, también debe averiguar por los niveles de otras grasas presentes en la sangre, conocidas como triglicéridos.

La mitad de las personas cuyos niveles de colesterol total se encuentran en el rango "deseable" tienen enfermedad cardiaca, por tanto el simple hecho de cumplir con esta meta no garantiza que no se halle en riesgo de padecer enfermedad cardiaca. Para evaluar realmente su riesgo, debe tener en cuenta todos los factores que se aplican a su caso y prestar especial atención a la existencia de una historia familiar de enfermedad cardiaca. Sin importar los niveles de colesterol, siempre es buena idea mantener hábitos de vida saludables, no sólo para prolongar su vida sino para aumentar la calidad de esos años adicionales.

El sistema de producción y transporte del colesterol

Los protagonistas en el escenario del colesterol son el hígado y las grasas en la sangre. Para mantener las funciones corporales, el hígado sintetiza colesterol, lipoproteínas, triglicéridos y fosfolípidos. Además, el hígado fabrica tanto colesterol LDL como HDL y controla su liberación al torrente sanguíneo y su posterior recuperación. Las grasas sanguíneas son los ladrillos que utiliza el hígado para producir colesterol.

El organismo utiliza el colesterol LDL para construir las membranas celulares, crear hormonas esenciales y formar enzimas digestivas. Este colesterol LDL necesita ser transportado a través del cuerpo. Sin embargo, el colesterol es grasoso y la sangre acuosa; y el aceite y el agua no se mezclan. Este dilema se resuelve en el hígado, donde el colesterol se combina y recubre con proteínas para crear lipoproteínas. El recubrimiento de proteínas permite a la grasa viajar a través del torrente sanguíneo. En la siguiente tabla se presentan los diferentes tipos de lipoproteínas.

Tipos de lipoproteínas

Nombre (por sus iniciales en inglés)	Tipo de lipoproteína	Apodo
HDL	Lipoproteína de alta densidad	Colesterol "bueno"
LDL	Lipoproteína de baja densidad	Colesterol "malo"
VLDL	Lipoproteína de muy baja densidad	-
SDLDL	Lipoproteína de baja densidad pequeña y densa	-
Lp(a)	Apolipoproteína (a) con lipoproteína de baja densidad	Colesterol "feo"

El hígado: la fábrica de colesterol

Para simplificar este proceso de transporte del colesterol en su cuerpo, imagine un servicio de mensajería hacia y desde el hígado, que es la fábrica de colesterol. Imagine que las lipoproteínas son los "camiones repartidores" que llevan los paquetes de colesterol a través del torrente sanguíneo. La función de los camiones repartidores tipo HDL es recoger el exceso de "paquetes" de colesterol LDL de la sangre y regresarlos al hígado para volverlos a empacar.

Otro tipo de lipoproteína, la VLDL o lipoproteína de muy baja densidad, funciona como el camión repartidor que transporta el colesterol LDL a través del cuerpo y lo lleva a todas las células. Los receptores celulares son paradas de descargue donde se hacen las entregas de colesterol LDL. El camión repartidor tipo VLDL también transporta otras grasas sanguíneas llamadas triglicéridos. Estas grasas están disponibles para uso inmediato en el organismo como energía, o se almacenan en las células para uso posterior.

En un cuerpo sano, este sistema eficiente de mensajería mantiene un equilibrio perfecto. Las células reciben el colesterol LDL que requieren para llevar a cabo sus funciones en las paradas de los receptores. El colesterol HDL recoge el exceso de colesterol LDL que las células no necesitan y lo lleva de regreso al hígado para ser reempacado. Los camiones circulan constantemente, las 24 horas del día, suministrando energía para uso inmediato y para un mínimo almacenamiento de reserva. La fábrica del hígado controla todo el proceso.

Hecho

Las principales funciones del hígado incluyen el metabolismo de los carbohidratos, proteínas y grasas; el almacenamiento y activación de vitaminas y minerales; la formación y excreción de bilis para la digestión de las grasas; la conversión del amoníaco en urea para su eliminación y además sirve como filtro que elimina las bacterias de la sangre. El hígado también elimina las toxinas de sustancias como las drogas y el alcohol.

La falla del sistema

No obstante, las condiciones de la vida moderna sobrecargan y ponen bajo presión al sistema. Al comer mucho y moverse poco, la gente hace que el delicado equilibrio de este sistema de mensajería y almacenamiento falle fácilmente. La eficiencia comienza a fallar cuando se transportan más paquetes de colesterol LDL en el torrente sanguíneo de los que se necesitan en los tejidos. Este exceso de colesterol LDL sigue circulando, lo que aumenta los niveles de grasa en la sangre y contribuye a la congestión de las "carreteras".

Si el exceso de colesterol LDL se da cuando hay pocos camiones de HDL disponibles para recogerlo y transportarlo de regreso al hígado para ser reciclado, el colesterol LDL empieza a acumularse como pilas de desperdicios en las paredes arteriales, en los sitios donde encuentra áreas inflamadas. Ciertos paquetes de estos desperdicios arteriales se oxidan e inician el proceso que ocasiona el taponamiento de las "carreteras" o arterias. Con el tiempo, esta acumulación de desechos en las paredes arteriales produce un bloqueo total que impide el flujo sanguíneo que transporta el oxígeno esencial para la supervivencia de los tejidos del cuerpo. Como resultado, los tejidos comienzan a morir. Si esto ocurre en el tejido muscular del corazón, el resultado es un ataque al órgano que puede llevar a la muerte.

Las causas que ocasionan las fallas del sistema son:

1. **Exceso de producción de paquetes de colesterol LDL:** El hígado produce demasiado colesterol LDL para las necesidades del organismo, y mucho más del que pueden recoger los camiones de HDL.
2. **Reducción de la flota de camiones repartidores tipo HDL:** El hígado no produce o libera suficiente colesterol HDL en el torrente sanguíneo para recoger el exceso de colesterol LDL.
3. **Falla en el sistema de despacho del hígado:** El hígado no le avisa correctamente al organismo que necesita recoger más paquetes de colesterol LDL.
4. **Daño de las carreteras:** Hay presencia de inflamación en las paredes interiores de las arterias.
5. **Transformación de los paquetes de colesterol LDL en desperdicios:** Los radicales libres (moléculas de oxígeno libres e inestables en el cuerpo) se adhieren a ciertos paquetes de colesterol LDL y los "oxidan", lo que los vuelve grandes y pegajosos, y hace que se adhieran a las paredes de los vasos.

¡Alerta!

De acuerdo con la Asociación Estadounidense del Corazón, casi 2.600 personas en los Estados Unidos mueren por enfermedad cardiovascular cada día, es decir, un promedio de una muerte cada 33 segundos. Aproximadamente 150.000 de los estadounidenses muertos por enfermedad cardiovascular cada año tienen menos de 65 años.

Los científicos en todo el mundo siguen investigando para entender a fondo el papel de los diferentes tipos de lipoproteínas y grasas sanguíneas en los mecanismos detrás de la enfermedad cardiaca. La evidencia aportada por las investigaciones sugiere que existen siete subtipos de colesterol LDL y cinco de colesterol HDL. Algunos de estos subtipos son dañinos y otros son beneficiosos para la salud. Para el colesterol LDL, el tamaño de las partículas tiene un papel trascendental en el panorama de riesgos. La gente con cantidades más altas de partículas de LDL pequeñas y densas, en lugar de partículas de LDL esponjosas, tiene un riesgo significativamente más alto de un ataque al corazón.

¿Qué es la placa?

La placa está compuesta por colesterol LDL oxidado y calcio de la sangre, así como por otros desechos celulares o "desperdicios"que quedan atrapados en los depósitos grasos (de "lípidos"). A medida que el depósito crece, se endurece debido al aumento en la cantidad de calcio. La placa está viva y creciendo. Tiene una capa externa de tejido cicatrizal que recubre el calcio y las grasas, así como los glóbulos blancos que respondieron a la lesión de la pared arterial.

A la postre, la formación de placa puede disminuir o impedir el flujo de sangre al corazón o al cerebro, lo que priva a estos órganos del oxígeno esencial y ocasiona dolores en el pecho, un ataque al corazón o un accidente cerebrovascular. Esta formación de placa se conoce como arteriosclerosis y es uno de los tipos más comunes de enfermedad cardiaca. La placa puede comenzar a formarse en la infancia y desarrollarse muy lentamente en nuestros cuerpos sin que haya ninguna señal que nos avise de su presencia.

El revestimiento endotelial

El endotelio, o revestimiento endotelial, es el tejido que cubre el interior de nuestros vasos sanguíneos, a través de los cuales viajan los nutrientes en el torrente sanguíneo. La evidencia, proveniente de investigaciones, nos dice que cuando este revestimiento interior de las paredes de los vasos se inflama, las células se adhieren a él y comienza la formación de la placa. Los científicos han investigado cómo mantener la salud del revestimiento endotelial para evitar la formación inicial de la placa.

Hecho

Las enfermedades cardiacas son el asesino número uno de mujeres en Estados Unidos. Matan a más de medio millón de mujeres cada año, es decir, aproximadamente una muerte cada minuto. La Asociación Estadounidense del Corazón informa que ellas cobran más vidas femeninas que las siguientes siete causas de muerte combinadas.

Colesterol HDL

La lipoproteína de alta densidad (HDL), o la flota de camiones repartidores, es conocida como colesterol "bueno". Cuando se comprende cómo funciona el sistema de fabricación y transporte del hígado, es fácil ver por qué se considera bueno al colesterol HDL, al ayudar a recoger el exceso de colesterol LDL de las arterias. Para un corazón y sistema circulatorio sanos, los niveles de colesterol HDL deben ser mayores a 40 mg/dL. Cuanto más alto sea su nivel de colesterol HDL, mejor para su salud. Las personas con niveles bajos de colesterol HDL tienen un riesgo más alto de enfermedad cardiaca.

De acuerdo con las recomendaciones del NCEP, se considera que un nivel de colesterol HDL de 60 mg/dL es un factor de riesgo negativo. Un factor de riesgo negativo es como un bono que puede eliminar o compensar otro factor de riesgo (como el exceso de peso) al calcular su puntaje de riesgo total. Como conocer la cantidad de colesterol HDL es importante para evaluar su riesgo total de enfermedad cardiaca, es una buena idea medir sus niveles de colesterol HDL cuando vaya a revisar sus niveles de colesterol total.

Colesterol LDL

La lipoproteína de baja densidad (LDL) es conocida como colesterol "malo"; sin embargo, el colesterol LDL sólo es malo para su organismo si tiene demasiado en su torrente sanguíneo o demasiado del tipo particularmente dañino. El colesterol LDL es un elemento esencial para la construcción de la membrana celular y la sustancia con la que se fabrican las hormonas, incluidas el cortisol y la testosterona. Sin embargo, la cantidad de colesterol LDL que excede lo que su cuerpo necesita fluye a través de su torrente sanguíneo y aumenta la posibilidad de formación de la placa, lo que puede impedir el flujo de sangre.

Hecho

De acuerdo con los Centros para el Control de Enfermedades, se estima que en 2003 el costo de las enfermedades cardiacas y los accidentes cerebrovasculares en Estados Unidos fue de US$351.800 millones, que incluyeron US$209.300 millones en costos directos y US$142.500 millones en costos indirectos.

EL NCEP recomienda que los niveles de colesterol LDL estén por debajo de los 130 mg/dL. Si usted tiene riesgo de enfermedad cardiaca debido a otro factor de riesgo, entonces el nivel de colesterol LDL recomendado es de menos de 100 mg/dL. Si tiene un "riesgo muy alto", las guías recomiendan una reducción radical del colesterol LDL a menos de 70 mg/dL.

Colesterol total

Un nivel saludable de colesterol total incluye las diferentes formas de colesterol: el LDL (el colesterol malo que se acumula en nuestras arterias), y el HDL (el colesterol bueno que recoge al colesterol malo de los vasos sanguíneos). Si tiene un nivel más bajo de colesterol, se reducirá la probabilidad de padecer una enfermedad cardiaca. Si su nivel de colesterol total es demasiado alto (por encima de 240), debe hablar con su médico acerca de cómo disminuirlo. Si sus niveles de colesterol son ligeramente altos, puede hacer muchas cosas, como las que aparecen en este libro, para reducirlo a un nivel saludable.

La proporción entre el colesterol total y el colesterol HDL

Un método para predecir su riesgo de enfermedad cardiaca es observar la proporción entre el colesterol total y el nivel de colesterol HDL o bueno en el momento de su examen. Los niveles altos de colesterol HDL en su sangre son buenos para su salud. Para calcular su proporción, divida el valor de colesterol total por el de colesterol HDL. Para los hombres, es deseable una proporción de 4,5 a 1 o menos. Para las mujeres, la proporción deseada es de 4,0 a 1 o menos. (Vea en el capítulo 5 más información para calcular su proporción).

¡Alerta!

De acuerdo con el Gobierno de Estados Unidos, aproximadamente 105 millones de estadounidenses o más del 50% de los adultos, tienen niveles de colesterol total de 200 mg/dL o mayores. Este nivel indica un mayor riesgo cardiovascular. Más de la mitad de estos estadounidenses desconocen que tienen el colesterol alto. No dude en hacerse una prueba de colesterol.

Sin embargo, recuerde que esta proporción se utiliza para predecir de manera general el riesgo, no para determinar la terapia a seguir. Su médico debe aconsejar el tratamiento para mejorar su perfil lipídico total con base en sus niveles de colesterol LDL, HDL y triglicéridos. No es suficiente conocer los niveles de colesterol total y HDL, sobre todo para planear el tratamiento, ya que estos no ofrecen una visión completa de la salud del sistema circulatorio.

Triglicéridos (TRG)

Los triglicéridos, también denominados TRG, son otro tipo de grasas que circulan en el torrente sanguíneo de la misma manera que el colesterol HDL y LDL. Los TRG están compuestos de una sustancia pegajosa (llamada glicerol) y de ácidos grasos. Sirven como fuente de energía para su cuerpo en caso de necesidad. Los niveles de triglicéridos aumentan inmediatamente después de comer y disminuyen lentamente a medida que el cuerpo procesa los nutrientes de la comida que se ha consumido. Si los músculos están activos y trabajando, los triglicéridos pueden aportar el combustible necesario. Si las células musculares no utilizan los triglicéridos circulantes para crear energía, estos, al final, van a los depósitos de grasa del cuerpo.

Puesto que comer afecta los niveles de TRG, usted debe abstenerse de comer durante al menos nueve a doce horas antes de hacerse una prueba de perfil lipídico. Después de pasar este periodo de nueve a doce horas sin comer ni beber, los niveles de TRG que circulan en su sangre reflejarán de manera más exacta cuánta de esa grasa está presente normalmente en su sangre.

Un nivel deseable de TRG es menos de 150 mg/dL. Las personas con sobrepeso, que toman alcohol en exceso, que son diabéticas o que padecen otros trastornos, son propensas a tener niveles elevados de triglicéridos. Las mujeres tienden a tener niveles de triglicéridos más altos que los hombres.

La evidencia proveniente de investigaciones muestra que el riesgo de padecer enfermedad cardiaca aumenta cuando el nivel de triglicéridos es demasiado alto, en particular cuando una persona tiene simultáneamente niveles bajos de colesterol HDL. Los niveles de triglicéridos de 500 mg/dL o mayores están asociados al riesgo de pancreatitis, que puede llegar a ocasionar cáncer de páncreas. Los niveles de triglicéridos mayores a 150 mg/dL tienen que ser tratados.

Valores recomendados por el NCEP
para los niveles de colesterol y triglicéridos

Nivel de colesterol total	Categoría
Menos de 180 mg/dL	Óptimo
Menos de 200 mg/dL	Deseable
200-239 mg/dL	Casi alto
240 mg/dL	Alto
Nivel de colesterol LDL	**Categoría de colesterol LDL**
Menos de 100 mg/dL	Óptimo
100-129 mg/dL	Casi óptimo / por encima del óptimo
130-159 mg/dL	Casi alto
160-189 mg/dL	Alto
190 mg/dL y más	Muy alto
Nivel de colesterol HDL	**Categoría de colesterol HDL**
Menos de 40 mg/dL	Bajo
60 mg/dL y más	Alto
Nivel de triglicéridos	**Categoría de triglicéridos**
Menos de 150 mg/dL	Normal
150-199 mg d/L	Casi alto
200-499 mg/dL	Alto
500 mg/dL y más	Muy alto

Fuente: NIH Publication Nos. 01-3305 y 01-3290

Preguntas frecuentes

Si no puedo vivir sin el colesterol, ¿por qué el colesterol alto es un problema?

Demasiado colesterol en la sangre puede ocasionar el taponamiento de las arterias. Pueden formarse depósitos grasos en las arterias que suministran sangre a las piernas, al cerebro o al corazón.

Cuando el flujo de sangre a través de una arteria coronaria (sangre para el corazón) está completamente bloqueado, un área del músculo cardiaco no recibe la sangre oxigenada que necesita para sobrevivir. Cuando esto sucede, se presenta un ataque al corazón. La placa también se puede formar en las arterias carótidas, que suministran sangre al cerebro. Si la placa se desprende y un coágulo llega hasta el cerebro, puede ocasionar un accidente cerebrovascular. Cuando se forma placa en los vasos sanguíneos de las piernas, puede producir dolor en las piernas, fatiga, calambres o sensación de pesadez.

Esta enfermedad se denomina arterial periférica. Cuando se forma placa en las arterias que suministran sangre a los órganos sexuales masculinos se puede presentar disfunción eréctil o impotencia.

¿Qué información debo tener cuando mido mi nivel de colesterol?

El Gobierno federal recomienda que, a partir de los 20 años de edad, todas las personas se hagan un perfil lipídico. Esta prueba mide el colesterol total, el colesterol LDL y HDL y los triglicéridos. Toda esta información es relevante para tener un panorama de la salud de su sistema circulatorio. Para algunos individuos puede ser pertinente un examen aún más detallado de los subtipos de colesterol LDL y HDL.

Hecho

Las personas con niveles muy altos de colesterol pueden reducir tanto el colesterol como el nivel de riesgo de un ataque al corazón. De acuerdo con la Asociación Estadounidense del Corazón, la terapia con medicamentos, combinada con cambios en el estilo de vida, ayuda a las personas con niveles muy altos de colesterol a reducir los ataques al corazón en un 34% y las muertes por problemas cardíacos en más de un 40%.

¿Cuál es la diferencia entre el colesterol bueno y malo y los triglicéridos?

El colesterol HDL es conocido como colesterol bueno porque recoge el exceso de colesterol LDL en el cuerpo y lo lleva de regreso al hígado. Aunque el colesterol LDL cumple con un propósito valioso, se le denomina colesterol malo pues en exceso es perjudicial para el organismo, ya que contribuye a la formación de placa en las paredes internas inflamadas de los vasos sanguíneos.

Los triglicéridos no se parecen al colesterol LDL en lo que respecta a su función en el organismo, pero son similares en el sentido de que ocasionan lesión cuando hay exceso. Como el colesterol LDL, los triglicéridos también viajan a través del torrente sanguíneo. Como los triglicéridos son un tipo de grasa sanguínea pegajosa, también contribuyen a la formación de placa dentro de las paredes deterioradas de los vasos sanguíneos. Por tanto, muchas personas desean aumentar los niveles de colesterol HDL y reducir los de colesterol LDL y triglicéridos.

¿Cómo puedo aumentar mis niveles de colesterol HDL?

El colesterol HDL responde bien a los cambios en el estilo de vida. Si aumenta su actividad física cada día o se ejercita regularmente, estimulará los niveles de producción de colesterol HDL en el hígado. La pérdida del exceso de peso también puede mejorar su perfil de colesterol HDL. Si fuma, aumentará sus niveles de colesterol HDL con solo dejar de hacerlo. Si su colesterol HDL está por debajo de 35 mg/dL, puede necesitar terapia con medicamentos. Pregúntele a su médico qué estrategias son las más adecuadas para usted.

¡Alerta!

La evidencia de algunas investigaciones sugiere que identificar el tipo de partículas de colesterol LDL y HDL permite hacer una evaluación más exacta del riesgo de enfermedad arterial coronaria que la simple medición de los niveles de colesterol total. Esta teoría explica por qué algunas personas que no tienen niveles altos de colesterol total, pero sí de colesterol LDL de partículas pequeñas y densas, padecen enfermedad arterial coronaria.

¿Cómo ayuda una mayor actividad física a reducir el colesterol?

La actividad física regular puede aumentar su colesterol HDL y reducir sus triglicéridos. Como los triglicéridos son grasas en la sangre, están disponibles para el organismo como combustible para la actividad muscular. Por tanto, las personas activas pueden utilizar los triglicéridos de su sangre como fuente de energía.

La evidencia de muchos estudios muestra que el ejercicio moderado, como la caminata rápida, que sume un total de 30 minutos la mayoría de los días de la semana, puede mejorar su salud. La gran noticia es que no necesita ejercitarse vigorosamente o durante horas para obtener beneficios. Además de quemar el exceso de grasas, el ejercicio moderado también ayuda a reducir el estrés, lo que mejora aún más su bienestar.

¿Cómo afecta el cigarrillo los niveles de colesterol?

El humo del cigarrillo contiene muchos químicos tóxicos que no sólo destruyen el tejido pulmonar, sino que contribuyen a la formación de placa, afectan adversamente el sistema nervioso y elevan la frecuencia cardiaca y la presión arterial. Estos químicos contribuyen a reducir los niveles de colesterol HDL y a acelerar el proceso de la enfermedad cardiaca. Aunque dejar de fumar es difícil, los beneficios de no fumar comienzan tan pronto se renuncia a este hábito.

Si el colesterol alto ronda en mi familia, ¿qué puedo hacer para reducirlo?

Aproximadamente un 10% de los adultos con colesterol alto en Estados Unidos tienen predisposición genética para padecer esta enfermedad. Si tiene una historia familiar de enfermedad cardiaca, es importante que trabaje conjuntamente con su médico para monitorear la salud de su corazón con chequeos anuales de rutina.

Factores de estilo de vida, como la actividad física, la alimentación apropiada, no fumar y el manejo efectivo del estrés, aún cuentan. Para usted es incluso más importante tener un estilo de vida saludable. Con un estilo de vida saludable, su médico le puede recomendar terapia con medicamentos. Con las herramientas y el conocimiento actuales se puede hacer mucho para manejar los riesgos que ha heredado. La información en este libro es un primer gran paso para armarse del conocimiento necesario para controlar su propia salud y su bienestar.

Capítulo 2
El colesterol y la enfermedad cardiaca

La enfermedad cardiaca puede destrozar una familia en un instante. Puede romper abruptamente los vínculos entre esposos, padres e hijos, amigos, vecinos y otros seres queridos. La buena noticia en este horrible escenario es que usted puede dar pasos significativos para reducir el alto costo impuesto por esta enfermedad, si cuenta con el conocimiento necesario y actúa. Comprender qué es la enfermedad cardiaca y el papel del colesterol en ella es un primer paso importante.

¿Qué es la enfermedad cardiaca?

Muchas personas dan por sentado un corazón y un sistema circulatorio sanos, hasta que un día sienten dolores en el pecho o dificultad para respirar y se dan cuenta de que algo en sus cuerpos ya no está trabajando como debería. Pero ¿qué mantiene sano al corazón? O, ¿qué hace que un corazón pierda su capacidad para funcionar adecuadamente?

La estructura y función del corazón

Antes de entender lo que sucede cuando el corazón funciona mal, es necesario tener una comprensión básica de su estructura y funcionamiento. El corazón humano se encuentra en la zona central superior izquierda, cerca de los pulmones. Tiene cuatro cámaras: la aurícula derecha y la aurícula izquierda en la parte superior, y los ventrículos derecho e izquierdo en la parte inferior. La sangre entra por el lado derecho del corazón y sale por el lado izquierdo. Para guiar el flujo de sangre en una dirección constante, cada cámara se conecta con la siguiente mediante válvulas que se abren cuando el corazón se contrae.

La sangre que ya no contiene oxígeno entra al lado derecho del corazón mediante una vena grande llamada vena cava. Esta sangre sin oxígeno fluye a la aurícula derecha. Cuando el corazón se contrae, esta sangre fluye a través de la válvula tricúspide al ventrículo derecho. Desde el ventrículo derecho, la sangre entra a la arteria pulmonar mediante la válvula pulmonar para ser oxigenada en los pulmones. La sangre, ahora rica en oxígeno, deja los pulmones y regresa a la aurícula izquierda del corazón a través de la vena pulmonar. Con la siguiente contracción, se abre la válvula mitral y la sangre fluye al ventrículo izquierdo, la parte más fuerte de esta milagrosa bomba muscular. Cuando esta sección se contrae, la sangre se precipita a través de la válvula aórtica hacia la aorta para repetir su viaje por el cuerpo. Este proceso circulatorio continúa automáticamente durante toda su vida.

Hecho

El sistema circulatorio incluye el corazón, los pulmones y los vasos sanguíneos. En la persona promedio, estos vasos tendrían 161.000 kilómetros de longitud al estar completamente extendidos. El corazón bombea sangre a través de estos vasos para llevar oxígeno y nutrientes al cuerpo y eliminar el dióxido de carbono y otros productos de desecho de las células.

Un estímulo eléctrico regula el latido del corazón. En la aurícula derecha, un grupo especializado de células llamado nodo sinoatrial, nodo SA o nodo sinusal, desencadena los impulsos eléctricos que hacen contraer las cámaras del corazón e impulsan la sangre a lo largo de su camino. La frecuencia de los impulsos eléctricos está regulada, pero puede variar dependiendo de diferentes estimulantes químicos en el organismo. De esta manera, un corazón sano puede responder como se requiera según las exigencias de la vida.

Por ejemplo, cuando se recuesta en un sofá en posición horizontal, su corazón no tiene que trabajar tan duro para hacer circular la sangre en su cuerpo, ya que ésta no tiene que fluir en contra de la gravedad. Cuando se levanta del sofá, como cuando va a buscar una bebida en la nevera, su corazón debe trabajar más para bombear la sangre en contra de la gravedad y hacia sus músculos en acción. En una persona con un corazón sano, todas estas adaptaciones ocurren sin esfuerzo. Nunca nos detenemos a pensar en cómo nuestros movimientos aumentan la exigencia sobre nuestro sistema circulatorio; simplemente suponemos que nuestro cuerpo será capaz de responder fácilmente y sin problema.

La función del corazón y el sistema circulatorio es mantener la sangre circulando continuamente a una tasa constante. Esto garantiza el envío del oxígeno y los nutrientes esenciales a los tejidos del organismo. Otro proceso que ocurre simultáneamente con la circulación es la remoción de los productos de desecho que van a los pulmones, hígado y riñones para ser filtrados. Un sistema nervioso sano también es importante para un sistema circulatorio sano, ya que afecta la frecuencia cardiaca y la función vascular.

Información esencial

Un corazón sano es una bomba muscular del tamaño de un puño, regulada electrónicamente. Cada 24 horas, el corazón promedio late aproximadamente 100.000 veces y bombea 7.570 litros de sangre. A lo largo de una vida promedio, el corazón latirá más de 2.500 millones de veces.

¿Qué puede fallar en el corazón?

Desafortunadamente, el corazón no siempre funciona a la perfección. Para comprender el papel del colesterol, el proceso de la arteriosclerosis y su impacto en la enfermedad cardiaca, es necesario entenderlos en el contexto de un conjunto de problemas potenciales del corazón. Existen varios trastornos que pueden tener un efecto negativo en el proceso circulatorio al reducir el flujo sanguíneo. Algunos de estos trastornos son genéticos; otros son causados o se ven empeorados por la arteriosclerosis resultante de la presencia de los tipos dañinos de colesterol que circulan en la sangre. Los trastornos más comunes son:

- Arritmias, o mal funcionamiento del sistema eléctrico.
- Insuficiencia cardiaca congestiva.
- Defectos congénitos, por ejemplo, un orificio entre las dos cámaras auriculares (defecto del tabique auricular).
- Estrechamiento de las válvulas cardiacas por calcificación (estenosis) o por tumores en el corazón.
- Filtraciones en la válvulas conocidas como insuficiencia, como en el prolapso de la válvula mitral.
- Lesión del músculo cardiaco mismo por el taponamiento de las arterias coronarias debido a la arteriosclerosis.

El resultado de todos estos trastornos es un músculo cardiaco que no es capaz de bombear suficiente sangre. La arteriosclerosis puede ser un factor indirecto de la arritmia y la insuficiencia cardiaca congestiva, y un factor directo en el taponamiento de las arterias coronarias.

Señales y síntomas de un ataque al corazón

Cuando los trastornos cardiacos impiden el flujo de sangre al músculo cardiaco, la persona experimenta un dolor leve a fuerte en el pecho. Este dolor puede evolucionar hasta un ataque al corazón. Las probabilidades de ocurrencia de un ataque de ese tipo son altas. Puesto que una persona con enfermedad cardiaca puede no presentar síntomas externos previos a un ataque cardiaco, es importante estar alerta a los signos de alarma. Un rápido tratamiento en caso de ataque puede hacer la diferencia entre la vida y la muerte.

Los signos de alarma de un ataque al corazón incluyen:

- Presión, llenura, estrujones o dolor incómodo en el centro de su pecho, que dura más de unos minutos, o que se repite.
- Dolor que se extiende desde el pecho hacia los hombros, cuello, mandíbula o brazos.
- Incomodidad en el pecho combinada con confusión, desvanecimiento, sudoración, náuseas o respiración entrecortada.

Los síntomas pueden ir de severos a leves, o pueden empeorar gradualmente. En algunas personas, los síntomas van y vienen. A continuación, otros síntomas de alarma de ataque cardiaco menos comunes:

- Dolor atípico (inusual) en el pecho, estómago o abdomen.
- Náuseas o vértigo.
- Respiración entrecortada, seguida por dificultad para respirar.
- Ansiedad, debilidad o fatiga inexplicables.
- Palpitaciones del corazón, acompañadas por sudor frío o palidez.

¿Qué hacer si experimenta señales de alarma?

Si experimenta alguna de las señales o síntomas de ataque al corazón, no dude en buscar ayuda médica inmediatamente. Cada minuto es importante en esa situación. Mantenga siempre los números telefónicos de emergencia en un sitio apropiado cerca del teléfono para no perder tiempo. Llame al número local de emergencias para pedir una ambulancia que lo lleve al hospital.

Pregunta

¿Cómo encuentro cursos de capacitación en el área donde resido? Su departamento local de bomberos le puede dar valiosa información sobre dónde encontrar cursos de capacitación en su vecindario. En algunas zonas, estas sesiones de capacitación son gratuitas. Revise los periódicos locales o solicite información a su departamento de bomberos o a los servicios de emergencias médicas.

El tratamiento médico, incluidos los medicamentos que disuelven coágulos, puede salvar su vida y reducir la lesión del músculo cardiaco, pero sólo si el tratamiento comienza prontamente una vez ocurre el ataque al corazón. La demora, así sea de 15 minutos, puede producir lesiones al músculo cardiaco que podrían haberse evitado con el tratamiento inmediato. Los equipos de emergencias médicas pueden ofrecer cuidados desde el momento de su llegada.

¿Qué pasa si otra persona presenta las señales de alarma?

Es muy común que las personas nieguen estar sufriendo un ataque al corazón. A menudo, creen que el dolor y la incomodidad son una indigestión que pasará. A muchas les asusta admitir que pueden estar sufriendo un ataque al corazón. Casi cualquier persona con un familiar que haya sufrido un ataque de estos le dirá que su reacción inicial fue negar o minimizar la seriedad de sus síntomas.

La atención temprana es crucial para sobrevivir. Cada segundo cuenta. Cuanto más pronto llegue al hospital una persona que está sufriendo un ataque al corazón, mayores son las probabilidades de que sobreviva. Conozca las señales y síntomas de un ataque cardiaco, y cuando vea que alguien los está experimentando, haga que esa persona reciba la atención médica avanzada lo más pronto posible. La persona probablemente le dirá que no necesita ver a un doctor, pero no acepte su negativa. Siempre es mejor asegurarse. Sus esfuerzos pueden hacer la diferencia entre la vida y la muerte.

Su respuesta frente a una emergencia puede salvar una vida

Usted puede ser la diferencia en caso de una emergencia cardiaca si cuenta con un entrenamiento básico. Organizaciones como las asociaciones del corazón y la Cruz Roja ofrecen cursos básicos. Cada año, miles de vidas son salvadas por personas que aprendieron a hacer reanimación cardiopulmonar (RCP) y a usar desfibriladores externos automáticos (DEA), que fueron capaces de responder rápidamente a situaciones de emergencia.

Información esencial

La RCP temprana realizada por un espectador es una forma valiosa de ganar tiempo al prolongar la vida hasta que esté disponible la asistencia de emergencia adicional. Su conocimiento de la RCP puede hacer la diferencia entre la vida y la muerte. Solicite información a la Cruz Roja acerca de cursos de RCP en su área.

Un incidente trágico ocurrió durante la fiesta de fin de año de una firma de abogados. Uno de los abogados se desvaneció por un ataque al corazón en medio de las festividades. Ninguno de los que departía con él sabía RCP. Aunque la atención de emergencia llegó, el abogado murió. Tal vez se habría podido salvar su vida si alguien hubiera hecho un curso de atención de emergencias. Después del suceso, la firma inició un programa interno de capacitación en RCP para su personal. En este caso se aprendió la lección de manera dolorosa.

Guías para hacer RCP

Si usted aún no conoce la RCP, tómese el tiempo para hacerlo. La Asociación Estadounidense del Corazón y el Comité de Enlace Internacional en Resucitación adoptaron en septiembre de 2000 nuevas guías para la RCP. De acuerdo con las mismas, lo primero que se debe hacer frente a un adulto que no responde es llamar al número de emergencias, luego iniciar la RCP. Las excepciones a esta regla incluyen a víctimas adultas de inmersión, trauma e intoxicación con drogas y los niños menores de ocho años. En cualquiera de estos casos, realice la RCP antes de llamar al número de emergencias. Los niños menores de ocho años deben recibir alrededor de un minuto de RCP antes de llamar al número de emergencias.

¡Alerta!

Si cree que alguien pueda haber sufrido un infarto, lleve a la víctima a un hospital tan pronto como le sea posible. Antes, llame al hospital y avise que va en camino.

Si no hay signos de circulación, tales como respiración normal, tos o movimiento, se recomienda hacer dos insuflaciones, conocidas como reanimación respiratoria. Si aún no hay señales de circulación o respiración, comience con la compresión del pecho. Cuando hay uno o dos reanimadores efectuando la RCP a un adulto (es decir, a una víctima de más de ocho años), se deben realizar alrededor de 100 compresiones por minuto. Por cada quince compresiones hay que dar dos insuflaciones a la víctima. Al realizar RCP a un niño o a un bebé, se deben hacer las mismas 100 compresiones por minuto, pero dando una respiración cada cinco compresiones. La RCP solo con compresiones se recomienda únicamente cuando el reanimador no está dispuesto o no puede hacer la reanimación respiratoria boca a boca.

Aprenda a utilizar un DEA

Un DEA es un dispositivo médico externo que lleva una descarga eléctrica al corazón para restaurar un ritmo cardiaco normal en personas que han sufrido un tipo específico de paro cardiaco, conocido como paro cardiaco súbito (PCS). El PCS no es el equivalente de un ataque al corazón, ni tampoco se utiliza el DEA para tratar todos los problemas cardiacos. Los DEA solo están indicados para el tratamiento del paro cardiaco súbito.

En la mayoría de los casos, el PCS es causado por la fibrilación ventricular (FV), que es una completa ausencia de latido cardiaco que puede ser fatal en apenas unos minutos. Sin embargo, el PCS también puede deberse a la taquicardia ventricular (TV), un ritmo cardiaco acelerado que puede presentarse después de la fiebre, el ejercicio o la excitación nerviosa.

El paro cardiaco súbito puede atacar a personas de cualquier edad, raza o género. Por ejemplo, el ahogamiento, la asfixia y el trauma pueden perturbar el ritmo normal del corazón. Aunque algunos individuos están predispuestos genéticamente al PCS, la mayoría de quienes padecen este trastorno no presentan síntomas o señales de alarma previos. A menudo, cuando se lee acerca de un atleta joven aparentemente sano que se desvanece durante un juego, la causa es un PCS. No obstante, la mayoría de los PCS ocurren en hombres adultos mayores.

¡Alerta!

El DEA no es el tratamiento de emergencia recomendado para todos los pacientes cuyo corazón ha dejado de latir. En muchos casos, la reanimación cardiopulmonar (RCP) es la respuesta más adecuada. Incluso, en casos en que se indica el uso del DEA, la RCP es la primera línea de tratamiento antes de utilizar el desfibrilador. En otras palabras, el uso del DEA no sustituye la realización de la RCP en víctimas de paro cardiaco súbito.

Un DEA es el tratamiento de emergencia adecuado en situaciones en que una falla eléctrica del corazón ha detenido su ritmo normal. En estos casos, se debe aplicar una descarga mediante el DEA dentro de los primeros diez minutos del PCS para recobrar un pulso regular.

La desfibrilación puede restaurar el ritmo normal del corazón si se hace dentro de los primeros minutos del paro. De acuerdo con la Asociación Estadounidense del Corazón, cada minuto que pasa sin desfibrilación disminuye las posibilidades de supervivencia de la víctima en un 10%. Esto es importante considerando cuánto pueden demorar los servicios médicos de emergencia para llegar a tratar una víctima de PCS.

De acuerdo con los investigadores que evalúan el acceso público a los programas de desfibrilación, el tiempo de respuesta promedio de los servicios médicos de emergencia desde el llamado hasta la aplicación de la descarga en los Estados Unidos probablemente es superior a cinco minutos.

Los tiempos de respuesta varían notablemente y pueden ser mayores en las ciudades con tráfico pesado o en las áreas rurales más aisladas.

Información esencial

La Asociación Estadounidense del Corazón recomienda utilizar una "cadena de supervivencia" de cuatro componentes para maximizar la efectividad de la respuesta de emergencia a los problemas cardiacos. Los cuatro pasos incluyen acceso temprano (llamar rápidamente al número de emergencias), RCP temprano, desfibrilación temprana y atención cardiovascular avanzada temprana.

Efectividad del DEA

De acuerdo con un estudio reciente que observó las tasas de supervivencia en los casinos de Las Vegas, uno de los primeros establecimientos en implementar el uso de los DEA, estos dispositivos han demostrado su efectividad. El estudio, publicado en el número de octubre de 2000 de *New England Journal of Medicine,* encontró que la tasa total de supervivencia de los pacientes con fibrilación ventricular (FV) fue del 53%. Este resultado es más impresionante al comparar su éxito con las víctimas a las que no se les realizó desfibrilación. Muchos estudios muestran tasas de supervivencia para la fibrilación ventricular y la taquicardia ventricular de alrededor del 10%. El acceso rápido a un DEA puede mejorar las tasas de supervivencia hasta en un 40%. En otras palabras, significa cuatro vidas más que se salvan por cada diez afectados.

La Asociación Estadounidense del Corazón recomienda que los DEA estén disponibles donde se congreguen grandes cantidades de personas. Estos sitios incluyen aeropuertos, centros de convenciones, escenarios deportivos, grandes edificaciones industriales, edificios de oficinas y grandes instalaciones para la salud y la actividad física.

La relación entre el colesterol y la enfermedad cardiaca

Como puede ver, la enfermedad cardiaca se presenta en una variedad de formas amenazantes para la vida. Todas las enfermedades cardiacas se denominan enfermedades cardiovasculares (ECV). Las ECV incluyen presión sanguínea alta, enfermedad coronaria, insuficiencia cardiaca congestiva, accidentes cerebrovasculares, enfermedad cardiaca reumática, enfermedades arteriales, enfermedad cardiopulmonar y defectos cardiacos congénitos.

La enfermedad cardiaca coronaria, también llamada enfermedad arterial coronaria (EAC), es el tipo más frecuente y representa el 54% de todas las enfermedades cardiovasculares. La enfermedad arterial coronaria incluye la angina de pecho, que es un dolor en el pecho debido al estrechamiento de los vasos sanguíneos, y el infarto de miocardio (IM), también conocido como ataque al corazón, debido al bloqueo completo del suministro de sangre a ese órgano.

Es posible que una persona tenga más de un tipo de enfermedad cardiovascular al mismo tiempo. Por ejemplo, puede padecer enfermedad arterial coronaria y presión sanguínea alta. La enfermedad arterial coronaria es responsable de más de la mitad de los casos de problemas cardiacos en hombres y mujeres menores de 75 años. De acuerdo con el Estudio de Framingham sobre el Corazón del Instituto Nacional de Corazón, Pulmón y Sangre, el riesgo de desarrollar enfermedad coronaria arterial después de los 40 años es del 49% para hombres y del 32% para mujeres.

Hecho

De acuerdo con estadísticas gubernamentales, si se eliminaran todas las formas de enfermedad cardiovascular (ECV) mayor, la expectativa de vida aumentaría casi siete años. Si se eliminaran todas las formas de cáncer, el aumento sería de tres años. La probabilidad al nacer de llegar a morir de una ECV mayor es del 47%. La probabilidad de morir de cáncer es del 22%.

Los científicos ahora saben que la arteriosclerosis puede comenzar durante la niñez. Los investigadores han encontrado trazas de grasa en las arterias de niños de sólo tres años. El estadounidense promedio tiene una acumulación significativa en sus paredes arteriales en la edad madura. En las mujeres, posiblemente debido al efecto protector del estrógeno, no se empiezan a observar acumulaciones gruesas hasta después de la menopausia.

Incluso, sin el impacto de un accidente cerebrovascular o de un ataque cardiaco, la arteriosclerosis acelera el proceso de envejecimiento. La circulación sana en el cuerpo es la fuente de nutrientes y vida para las células. A medida que esta circulación se reduce, se afecta el funcionamiento de las células.

La arteriosclerosis no tiene por qué ser inevitable. Al conocer el mecanismo que contribuye a esta enfermedad, puede tomar medidas para reducir sus factores de riesgo y prolongar la vitalidad y energía de la juventud.

La arteriosclerosis y la enfermedad arterial coronaria

La principal causa de la enfermedad arterial coronaria es la arteriosclerosis o endurecimiento de las arterias. La palabra arteriosclerosis viene de las raíces *atheroma* y *sclerosis,* que significa "endurecer". La arteriosclerosis es un proceso que ocasiona un grupo de enfermedades caracterizadas por el engrosamiento de las paredes arteriales. El engrosamiento es el resultado de la formación de placa en esas paredes. La placa está hecha de varios tipos de desechos que se depositan en las áreas inflamadas de las paredes de los vasos sanguíneos, lo que reduce cada vez más el espacio por el cual puede fluir la sangre. (Vea más información sobre la formación de la placa en el capítulo 1).

¡Alerta!

De acuerdo con el Instituto Nacional de Corazón, Pulmón y Sangre, el riesgo de ataque cardiaco tanto en hombres como en mujeres es más alto cuando una persona tiene una combinación de niveles bajos de colesterol HDL y niveles altos de colesterol total. Las personas con niveles bajos de colesterol HDL también tienen un riesgo alto sin importar su nivel de colesterol total.

Las placas se encuentran en diferentes formas y tamaños. Las pequeñas se acumulan a lo largo de las arterias de todo el cuerpo, y pueden ser difíciles de detectar. Los médicos pueden descubrir con mayor facilidad las placas grandes y endurecidas en las arterias coronarias. Normalmente, estas placas son causa de los dolores de pecho asociados a la angina.

Sin embargo, las formaciones pequeñas de placa son igual de preocupantes que las gruesas y duras. Los investigadores han determinado que estas placas más pequeñas son menos sólidas en el exterior y, por tanto, menos estables. Estas placas pequeñas e inestables son más propensas a romperse y liberar la masa de colesterol al torrente sanguíneo. Este colesterol concentrado contribuye a la formación de coágulos de sangre. Si una placa pequeña se rompe y forma un coágulo de sangre en las arterias coronarias, puede desencadenar un ataque al corazón.

A manera de evaluación inicial de su probabilidad de padecer enfermedad arterial coronaria, responda a las siguientes preguntas:

- ¿Alguna vez ha tenido un ataque cardiaco?
- ¿Ha tenido dolores de pecho recurrentes, diagnosticados como angina?
- ¿Le han realizado cirugías en el corazón tales como procedimientos de derivación (*bypass*) o angioplastia?
- ¿Alguna vez le han hecho un angiograma que mostrara un taponamiento de sus arterias coronarias?

Si respondió afirmativamente a alguna de estas preguntas, probablemente tiene una enfermedad arterial coronaria. Consulte con su médico las estrategias para manejar sus niveles de colesterol.

La arteriosclerosis y los accidentes cerebrovasculares

La acumulación de colesterol que forma placas en la arteria carótida es causa de accidentes cerebrovasculares. Cuando la placa se rompe, los desechos y los coágulos de sangre fluyen hacia el cerebro y ocasionan una reducción en el flujo sanguíneo o la suspensión del mismo hacia algunas partes de ese órgano. Como en el caso de un ataque al corazón, es importante actuar de inmediato para restablecer plenamente el flujo de sangre.

A continuación se presentan las señales y síntomas tempranos de un accidente cerebrovascular. Si nota que usted o alguien cercano presenta alguno de los siguientes síntomas, evite cualquier demora. Busque de inmediato atención médica de emergencia. Cada minuto es crítico. No dude en llamar a su número local de emergencias.

Entre las señales más comunes de alarma de un accidente cerebrovascular están:

- Debilidad o entumecimiento repentinos de la cara, brazos o piernas, especialmente en un lado del cuerpo.
- Confusión o dificultad repentina para entender o hablar.
- Dificultad repentina para ver por uno de los ojos.
- Dificultad repentina para caminar, sensación de vértigo o pérdida del equilibrio o la coordinación.
- Dolor de cabeza severo y repentino sin causa conocida.

Un accidente cerebrovascular leve, descrito como ataque isquémico transitorio (AIT), puede terminar en cuestión de minutos. La lesión puede incluir debilidad o entumecimiento leves en un brazo o pierna, o ligera dificultad para hablar. En cambio, un accidente cerebrovascular severo puede producir una incapacidad severa o la muerte. De acuerdo con los Centros de Control de Enfermedades, los accidentes cerebrovasculares, considerados aparte de las demás enfermedades cardiovasculares, son la tercera causa de muerte.

Hecho

El número de mujeres que sufren anualmente accidentes cerebrovasculares supera en cerca de 40.000 al de hombres. Los expertos creen que esto se debe a que las mujeres viven más que los hombres y las tasas más altas de accidentes cerebrovasculares se presentan entre los grupos de mayor edad.

La arteriosclerosis y la enfermedad arterial periférica

La arteriosclerosis no sólo afecta las arterias que suministran sangre al corazón y el cerebro, sino que también puede dañar los vasos que suministran sangre a las piernas. Este trastorno, que se denomina enfermedad arterial periférica (EAP), ocasiona incomodidad en las piernas, que se puede volver más grave a medida que pasa el tiempo. Lo más preocupante acerca de la enfermedad arterial periférica es que padecerla implica una mayor probabilidad de sufrir un ataque al corazón.

Las señales de alarma y síntomas de la EAP incluyen:

- Calambres, pesadez, fatiga o dolor en los glúteos, muslos o pantorrillas al caminar.
- Dolor en las piernas al caminar cuesta arriba, al hacerlo con rapidez y al llevar cargas pesadas.
- Dolor en los pies, que empeora en la noche y que se alivia al incorporarse o al permitir que los pies cuelguen del borde de la cama.
- Dolor en las piernas, que desaparece al dejar de caminar o en reposo.

Como las señales de enfermedad arterial periférica son sutiles y no demasiado dramáticas, muchas personas con estos síntomas se los atribuyen al proceso de envejecimiento. Si usted o algún conocido presentan alguno de tales síntomas o señales, es necesario consultar a un profesional de la salud.

La arteriosclerosis y la disfunción eréctil

La disfunción eréctil a menudo está asociada con la formación de placa arteriosclerótica. La impotencia puede ser signo de alarma temprana de enfermedad cardiaca. De acuerdo con el Instituto Nacional de Diabetes y Enfermedades Digestivas y Renales, alrededor del 5% de los hombres de 40 años, y cerca del 15 al 25% de los de 65 años experimentan disfunción eréctil. Además, cuando existe el hábito de fumar, las probabilidades de disfunción eréctil se incrementan aún más. De acuerdo con los resultados de estudios presentados en 2003, los hombres fumadores tenían un 31% más de riesgo de disfunción eréctil que los no fumadores. Sin embargo, así como el endurecimiento de las arterias con el envejecimiento es evitable, también lo es la pérdida de potencia. Mantener la salud del corazón y el sistema circulatorio puede ayudar a mantener este aspecto de vigor juvenil y vitalidad.

Hecho

La disfunción eréctil afecta a entre 15 y 30 millones de estadounidenses, según como sea definida. Aproximadamente un 70% de los casos se deben a enfermedades como arteriosclerosis, enfermedad vascular, diabetes, enfermedad renal, esclerosis múltiple, enfermedad neurológica y alcoholismo crónico. Los hombres de todas las edades pueden recibir tratamiento para la disfunción eréctil.

Usted tiene el poder de mejorar su salud

Ya sea joven o viejo, hombre o mujer, usted puede mejorar su salud y disminuir su riesgo de padecer enfermedades cardiovasculares mediante el monitoreo y el control constante de sus niveles de colesterol. Aunque no puede transformar su herencia genética, sí puede hacer cambios en su estilo de vida que disminuyan significativamente sus riesgos, sin importar tal herencia. Incluso, si ya tiene enfermedad arterial coronaria, puede obtener beneficios al controlar sus niveles de colesterol. La evidencia de las investigaciones muestra que disminuir los niveles de colesterol sanguíneo, con el tiempo puede retrasar, detener o revertir la formación de placa. Cuando disminuye sus niveles de colesterol LDL y aumenta los de colesterol HDL, puede reducir el contenido de colesterol de la placa inestable que se ha formado en las paredes arteriales. En consecuencia, reducirá su riesgo futuro de tener un ataque al corazón.

Mediante el control efectivo del colesterol puede reducir su riesgo de tener un ataque al corazón en el futuro e, incluso, puede añadirle años valiosos a su vida. Al mismo tiempo, además de aumentar su longevidad, la mejora de sus hábitos de vida también puede enriquecer la calidad de esos años adicionales. Además, es posible hacerse más sano a medida que envejece;

sufrir años de enfermedad, incapacidad y pérdida de la vitalidad no es un destino inevitable. La adopción de hábitos saludables prolonga su juventud y aumenta su sensación de bienestar. Las enfermedades cardiovasculares no tienen que ser esos temibles asesinos. Usted puede hacer la diferencia para mejorar sus probabilidades y disfrutar aún más de la vida.

Capítulo 3
El rompecabezas multifactorial: factores de riesgo para la enfermedad cardiaca

Como muchas cosas en la vida, desarrollar o no una enfermedad cardiaca no es algo que esté bajo nuestro entero control. Sin embargo, usted no es una persona completamente desvalida. Existen muchas medidas que puede tomar para reducir su riesgo de desarrollar enfermedades cardiacas. Pero, antes de poder hacerlo y de mejorar sus posibilidades, debe saber cuáles son esos riesgos. En este capítulo los conocerá mejor.

¿Qué es un factor de riesgo?

La enfermedad cardiaca es descrita como una enfermedad multifactorial. Esto significa que múltiples factores contribuyen al desarrollo y progreso de la misma. Una sola característica de riesgo, como su edad, por lo general no es suficiente para que la enfermedad se active. Sin embargo, una combinación de factores, como la edad, la inactividad, el cigarrillo y una alimentación inadecuada pueden fácilmente convertirse, con el tiempo, en la base para el desarrollo de la enfermedad cardiaca. A mayor cantidad de factores de riesgo, mayor es su probabilidad de padecer la enfermedad. Pocos factores de riesgo, por otro lado, implican una menor probabilidad de padecer la enfermedad.

Identificación de los factores de riesgo

Tras muchos años de investigación, los científicos han identificado los factores de riesgo para la enfermedad cardiaca. Ellos llevaron a cabo un estudio de larga duración, en el que observaron a 4.000 hombres y mujeres residentes en Framingham, Massachusetts. Los investigadores midieron la presión sanguínea, registraron los niveles de colesterol y observaron las relaciones que había entre los datos y los participantes que sufrieron enfermedades cardiacas durante el periodo de realización del estudio.

Se evidenció una relación clara entre aquellos que padecieron ataques cardiacos y aquellos con niveles altos de colesterol en la sangre. También surgieron otros factores causales. La sumatoria de la evidencia proveniente de este y de otros estudios nos ofrece la posibilidad de evaluar el riesgo mediante el análisis de la presencia o ausencia de estos factores de riesgo identificables.

Hecho

Para determinar su puntaje de riesgo, de acuerdo con la información compilada por el estudio de Framingham, utilice la calculadora en línea en *www.nhlbi.nih.gov/guidelines/cholesterol* (en el título "Information for patients"). Tenga en cuenta que los sujetos de este estudio fueron principalmente adultos maduros de raza blanca sin enfermedades cardiacas; por tanto, si no se ajusta a dicho perfil no podrá usar esta calculadora para evaluar de manera exacta su puntaje de riesgo.

Todo trastorno relacionado con la presencia de arteriosclerosis es indicador de un riesgo alto de enfermedad arterial coronaria. Estos trastornos incluyen la enfermedad arterial carotídea sintomática, la enfermedad arterial periférica y el aneurisma aórtico abdominal. Los investigadores actualmente también identifican a la diabetes como un trastorno que crea un alto riesgo de enfermedad arterial coronaria. La diabetes se clasifica con un riesgo equivalente al de cualquiera de las demás enfermedades que indican la presencia de enfermedad cardiaca.

Tenga en cuenta que la base para estos factores de riesgo son los datos de poblaciones de estudio extensas, y simplemente son el reflejo de los perfiles de aquellas personas dentro de la población que tuvieron un ataque cardiaco. Sin embargo, históricamente, los estudios no han incluido en sus bases de datos un número suficiente de mujeres, personas de minorías étnicas, de diferentes niveles socioeconómicos o con distintos estilos de vida y niveles de acceso a los servicios de salud. Todo esto, por tanto, afecta la aplicabilidad de estos factores de riesgo característicos a cualquier individuo diferente de quienes hicieron parte del estudio.

Los principales factores de riesgo para la enfermedad cardiaca son los siguientes:

- Colesterol total y colesterol LDL altos.
- Colesterol HDL bajo.
- Diabetes.
- Fumar o ser fumador pasivo.
- Hipertensión o presión arterial alta.
- Estrés mal manejado.
- Inactividad física o un estilo de vida sedentario.
- Exceso de peso.
- Historia familiar de enfermedades cardiacas.
- Edad y género.

Como puede ver, en esta lista se incluyen varios factores de riesgo sobre los que usted puede hacer algo. Unos pocos factores, como su historia familiar (o predisposición genética) y su edad y género son cosas que usted no puede cambiar o controlar. Sin embargo, las buenas noticias son que usted puede tener un fuerte impacto en sus factores de riesgo modificables. La manera en que decida vivir su vida cada día tiene un papel muy importante en la reducción de sus riesgos de padecer enfermedad cardiaca. Lo que usted haga marcará la diferencia.

Antes de actuar, es bueno entender por qué estos factores crean riesgos y cómo aumentan las posibilidades de que sufra un ataque al corazón. Cuando usted ve claramente la relación entre sus hábitos no saludables y la posibilidad de que estos le ocasionen una muerte prematura, una incapacidad o la pérdida de un ser querido, es fácil encontrar la motivación para mejorar su estilo de vida y el de su familia.

Información esencial

Vale la pena que se tome el tiempo para evaluar dónde se encuentra en términos de su riesgo de padecer enfermedad cardiaca. Con esa información, puede optar por mantener su buen trabajo o por hacer los cambios que necesita para reducir sus riesgos, así como los de las personas que ama. No espere más para comenzar. Póngase en camino para crear un estilo de vida saludable.

La diabetes como factor de riesgo

La diabetes es un trastorno que consiste en que la insulina no puede cumplir con sus funciones normales. En un cuerpo sano, el páncreas produce la hormona insulina y la libera en el torrente sanguíneo. El organismo utiliza esta insulina para convertir los azúcares, almidones y otros alimentos en energía. Cuando el sistema no funciona normalmente, el torrente sanguíneo se sobrecarga con un exceso de azúcar. Los científicos aún no han identificado la causa exacta de la diabetes, pero creen que la herencia genética, el exceso de peso y la inactividad contribuyen al desarrollo de la enfermedad.

La evidencia, proveniente de numerosos estudios, demuestra que las personas con diabetes mellitus tienen tanto riesgo de sufrir un ataque al corazón como aquellas a las que ya se les ha diagnosticado enfermedad cardiaca. Para poner este riesgo en términos estadísticos, las personas con diabetes tienen una probabilidad del 15 al 20% de sufrir un ataque al corazón dentro de un periodo de diez años. Este es el mismo nivel de riesgo de una persona a la que se le diagnostica enfermedad arterial coronaria. Aún más, una persona con diabetes tiene el doble de probabilidades de morir de un ataque al corazón que una no diabética.

Debido al riesgo aumentado de padecer enfermedad cardiaca asociado a la diabetes, las guías del gobierno federal recomiendan que los diabéticos se fijen las mismas metas de colesterol que quienes padecen enfermedades cardiacas. Los adultos, a partir de los 45 años, deben someterse a pruebas para determinar si son diabéticos. Vea más información sobre la diabetes y su relación con la enfermedad cardiaca en el capítulo 19.

¡Alerta!

De acuerdo con la Asociación Estadounidense para la Diabetes, aproximadamente 17 millones de estadounidenses padecen diabetes. Los profesionales de la salud han diagnosticado a aproximadamente 11,1 millones de estas personas. Sin embargo, unos 5,9 millones de individuos, o una tercera parte del total de personas con esta enfermedad no saben que la padecen. Realícese las pruebas pertinentes.

El síndrome metabólico

Los investigadores han identificado un conjunto de síntomas, como obesidad abdominal, triglicéridos altos, niveles bajos de colesterol HDL, presión arterial alta y nivel alto de glucosa en ayunas, que contribuyen a un riesgo más alto de enfermedad cardiaca. Los estudios han establecido que los individuos que presentan un conjunto de tres o más de estos factores tienen un mayor riesgo de padecer enfermedad cardiaca que alguien con sólo uno o dos de los factores de riesgo.

Este conjunto de varios factores de riesgo se denomina "síndrome metabólico". La razón de esta denominación es que el síndrome metabólico se enfoca hacia los factores de riesgo que tienen un origen metabólico. Tener exceso de peso y llevar una vida inactiva aumenta la probabilidad de desarrollar síndrome metabólico. Los expertos médicos concuerdan en que cuando un individuo tiene diabetes o el conjunto de factores que conforman el síndrome metabólico, tiene una probabilidad alta de sufrir un ataque al corazón. Además de estos trastornos, existen varios factores que pueden exacerbar la situación. Vea mayor información sobre el síndrome metabólico en el capítulo 19.

El hábito de fumar y los fumadores pasivos

El hábito de fumar es un factor de riesgo porque los fumadores tienen el doble de posibilidades de desarrollar enfermedad cardiaca que los no fumadores en iguales condiciones. Además, un fumador que sufre un ataque al corazón tiene más probabilidades de morir que un no fumador. El cigarrillo es el mayor factor de riesgo de muerte súbita por problemas cardiacos. Fumar cigarrillos bajos en alquitrán o en nicotina no representa ninguna diferencia en la reducción de su riesgo de padecer enfermedad cardiaca. Los no fumadores frecuentemente expuestos al humo de otros tienen un mayor riesgo de desarrollar enfermedad cardiaca.

Fumar contribuye al desarrollo de la enfermedad cardiaca porque los químicos que se inhalan a partir del humo del cigarrillo reducen la cantidad de colesterol HDL en su torrente sanguíneo. Adicionalmente, la nicotina aumenta la frecuencia cardiaca y constriñe las arterias, lo que produce niveles más altos de presión arterial y estrés para el corazón y el sistema circulatorio. Algunos investigadores creen que también puede dañar las paredes arteriales, haciédolas más susceptibles a la formación de placa. El monóxido de carbono reduce la cantidad de oxígeno disponible para su organismo hasta en un 15%. Esto no sólo priva a los tejidos del organismo del oxígeno esencial, sino que reduce la cantidad de oxígeno que llega a alimentar al músculo cardiaco.

Si cambia este hábito negativo y deja de fumar, inmediatamente comienzan a disminuir sus riesgos de desarrollar enfermedad cardiaca. También reduce el riesgo de padecer de cáncer de pulmón, enfermedad pulmonar y otros tipos de cáncer. Sus amigos y seres queridos se benefician al dejar de ser fumadores pasivos. En el capítulo 17, encuentre más información sobre los efectos dañinos de fumar y cómo dejar de hacerlo.

Información esencial

Cada vez hay más evidencias de que aspirar pasivamente el humo de los fumadores puede deteriorar el efecto protector de los antioxidantes, lo que ocasiona lesión del revestimiento endotelial de los vasos sanguíneos, que antecede al inicio de la arteriosclerosis. Estudios demuestran que el estrés oxidativo es significativamente mayor en niños expuestos al humo de fumadores, aun si la exposición corresponde a menos de 20 cigarrillos (un paquete) al día de uno de los padres.

Presión sanguínea alta

La presión arterial alta, también conocida como hipertensión, es un factor de riesgo para la enfermedad cardiaca y el accidente cerebrovascular.

Aproximadamente uno de cada cuatro adultos estadounidenses tiene presión arterial alta. Si se incluyen los niños a partir de los seis años de edad, entonces uno de cada cinco estadounidenses, o 50 millones de personas, tienen presión arterial alta. Sin tratamiento, la presión arterial alta puede comprometer el funcionamiento del corazón y el sistema circulatorio.

¿Qué es la presión arterial alta?

La presión arterial alta se presenta cuando la tensión de la sangre que fluye a través de los vasos sanguíneos aumenta y permanece alta. Este aumento de la presión significa que el flujo de sangre presiona las paredes arteriales con una fuerza mayor a la normal. Con el tiempo, este aumento en la presión daña las paredes arteriales y las hace más gruesas y rígidas. Las paredes de las arterias pierden su elasticidad. Investigaciones demuestran que las paredes arteriales dañadas tienen mayores probabilidades de atraer el colesterol y las grasas que forman la placa. Esta formación de placa lleva al taponamiento de las arterias, que puede ocasionar un ataque al corazón o un accidente cerebrovascular.

Además de contribuir a la lesión arterial y la consecuente formación de placa, la presión arterial alta prolongada obliga al corazón a trabajar más y lo hace aumentar de tamaño. Con el tiempo, el corazón deja de funcionar normalmente y no puede bombear toda la sangre que recibe. Esto puede ocasionar que los fluidos se devuelvan a los pulmones y puede privar al resto del organismo del suministro de la sangre que necesita. Este trastorno se conoce como insuficiencia cardiaca congestiva. Si usted tiene presión arterial alta y niveles altos de colesterol, su riesgo de padecer enfermedad cardiaca aumenta seis veces. Si tiene presión arterial alta, niveles altos de colesterol y fuma, su riesgo de padecer enfermedad cardiaca se multiplica por 20.

Hecho

La presión arterial se mide en milímetros de mercurio (mmHg), y consiste en dos números que usualmente se escriben uno arriba del otro. El número de arriba corresponde a la lectura de la presión arterial sistólica, que es una medida de la presión cuando el corazón se contrae para bombear la sangre hacia fuera. El número de abajo corresponde a la presión arterial diastólica. Esta lectura mide la presión del corazón en reposo, cuando se recarga de sangre entre las contracciones.

Idealmente, su presión arterial debe ser menor a 120 mmHg sobre 80 mmHg (la que normalmente se denomina "120 sobre 80" y se escribe 120/80). Si su presión sistólica o diastólica está alta, usted puede tener presión arterial alta. Una presión arterial sistólica alta es una lectura de 140 o mayor. Una presión arterial diastólica alta es una lectura de 90 o mayor. Es importante recibir tratamiento si tiene presión arterial alta.

Si se trata la presión arterial alta, el riesgo de enfermedad cardiaca y accidente cerebrovascular se reduce. Se puede controlar la presión arterial con sólo perder entre 2,3 y 4,5 kilos de peso, hacer ejercicio regularmente, consumir frutas, verduras y lácteos descremados en abundancia y reducir el estrés.

¡Alerta!

De acuerdo con la Asociación Estadounidense del Corazón, de todas las personas con presión arterial alta, sólo el 27,4% reciben el tratamiento adecuado. Si usted tiene presión arterial alta, discuta con su médico todas las opciones de tratamiento, incluidos los cambios en su estilo de vida y la terapia con medicamentos.

Los alimentos que pueden aumentar la presión arterial en personas sensibles a los niveles de sal son carnes procesadas, quesos, sopas y verduras enlatadas, galletas y sándwiches salados, aderezos para ensalada, condimentos como salsas soya o BBQ, y otros alimentos preparados con aliños salados. La cafeína y las bebidas alcohólicas pueden elevar la presión arterial en algunas personas. Los alimentos que pueden reducir los niveles de la presión arterial son verduras y frutas ricas en potasio, incluyendo frutas deshidratadas, bananos y melones.

Las pruebas para la presión arterial

La presión arterial alta es peligrosa porque normalmente no da señales de alarma o síntomas. Asegúrese de revisar regularmente su presión arterial, al menos cada dos años. Para determinar si la tiene alta, debe medírsela en varias ocasiones y en diferentes momentos del día. Muchas personas se ponen nerviosas en el consultorio médico, lo que produce una lectura más alta. Su presión arterial cambia naturalmente a lo largo del día y se eleva notablemente con la ansiedad. Hágase varias pruebas antes de aceptar un diagnóstico de presión arterial alta. Visite a su médico para realizarse pruebas regulares de presión arterial.

Es muy fácil evitar que su presión arterial aumente. Si encuentra que su presión arterial no es alta, tome medidas para mantenerla así. Mantenga su peso en un rango saludable, propóngase adelgazar al menos entre 2 y 5 kilos si tiene exceso de peso, aumente su nivel de actividad física, escoja alimentos saludables para el corazón y deje de fumar.

Exceso de peso

El exceso de peso corporal se considera un factor de riesgo porque quienes lo padecen tienen mayor probabilidad de sufrir enfermedad cardiaca, presión arterial alta, accidente cerebrovascular y diabetes, entre otros trastornos. El exceso de peso aumenta la exigencia para el corazón y el sistema circulatorio, así como para otros sistemas corporales.

Así como el organismo necesita cierta cantidad de colesterol LDL para sobrevivir, también requiere cierta cantidad de grasa corporal. Sin embargo, el exceso de grasa corporal contribuye a un aumento en la producción natural de niveles más altos de colesterol LDL y niveles más bajos de colesterol HDL por parte del hígado. Por la razón que fuere, el delicado equilibrio del sistema de producción y recolección de colesterol del organismo se perturba cuando el cuerpo tiene depósitos adicionales de grasa. Aunque la cantidad exacta de grasa excesiva parece variar de un individuo a otro, generalmente parece haber un punto en que demasiada grasa corporal comienza a dañar la salud en lugar de sustentarla.

Por su parte, cuando una persona se deshace del exceso de grasa corporal, los mecanismos naturales de equilibrio del organismo pueden volver a funcionar efectivamente. Al perder el exceso de grasa, una persona puede estimular al hígado para que disminuya la producción de colesterol LDL y aumente la de colesterol HDL. Este cambio puede comenzar a restablecer la salud del sistema circulatorio.

La respuesta a la pregunta de qué es un peso saludable varía de una persona a otra. El rango de peso saludable para un individuo puede depender de varios factores, incluyendo edad, género, grupo étnico, tipo de cuerpo y situación personal, por ejemplo, ser atleta de alta competencia, estar en embarazo o lactando.

Muchas personas se dan cuenta de que tener exceso de peso puede ocasionar problemas de salud, pero es igual de importante entender que tener un peso excesivamente bajo también puede ser un problema grave. Lo importante es que no es saludable tener muy poco o demasiado peso: el equilibrio y la moderación son la clave. En el capítulo 14 encontrará mayor información para determinar cuál debería ser su peso ideal.

Falta de actividad física

La falta de ejercicio es un factor de riesgo importante que usted puede controlar. Las personas sedentarias tienen el doble de riesgo que las activas. El corazón es un músculo. Como otros músculos del cuerpo, se fortalece con el uso. Las personas están diseñadas para ser seres vivos que se mueven y son activos. Las condiciones de la vida moderna, que incluyen el uso de automóviles y ascensores, trabajos que implican sentarse en un escritorio para laborar frente a un computador y otros múltiples dispositivos que facilitan el trabajo, han desterrado la actividad física de nuestras vidas.

Información esencial

El riesgo de ser activo es mucho menor que el de no serlo. Por esta razón, la Universidad Estadounidense de Medicina del Deporte recomienda que, incluso, las personas frágiles o mayores realicen regularmente algún tipo de actividad física.

Investigadores del Instituto Nacional del Envejecimiento han dicho que si el ejercicio fuera un medicamento, sería el de prescripción más amplia. Añadir algún tipo de actividad física exigente a sus actividades diarias sirve para acondicionar su corazón, pulmones, sistema circulatorio, músculos, huesos, cerebro y sistema nervioso. La actividad física regular reduce su riesgo de padecer enfermedad cardiaca, presión arterial alta, diabetes, cáncer de colon, dolor en la espalda y trastornos cognitivos, y aumenta su nivel de colesterol HDL o colesterol bueno, y disminuye el de colesterol total.

La buena noticia es que las investigaciones confirman que el ejercicio regular de intensidad moderada, un mínimo de 30 minutos al día casi todos los días de la semana, puede tener un gran impacto en el mejoramiento de su salud. El ejercicio moderado incluye actividades como una caminata rápida suficientemente intensa para sudar, pero poder hablar sin esfuerzo. Para acumular sus 30 minutos de actividad, ni siquiera debe hacerlo de una sola vez; puede hacer 10 minutos de actividad en tres tandas a lo largo día. Vea en el capítulo 15 todo lo que necesita saber para iniciar su programa de actividad física.

Colesterol total y colesterol LDL altos

Niveles altos de colesterol total o de colesterol LDL (o colesterol malo) aumentan su riesgo de padecer enfermedad cardiaca. Como se presentó en el capítulo 1, se considera alto un nivel de colesterol total mayor a 200 mg/dL.

De acuerdo con las recomendaciones gubernamentales más recientes, sus niveles ideales de colesterol LDL dependen de cuántos otros factores de riesgo presenta. Por ejemplo, su usted tiene uno o ningún factor de riesgo, su nivel de colesterol LDL será alto si supera los 160 mg/dL. Se considerará "casi alto" si es mayor a 130 mg/dL. Se considera que existe un riesgo alto si hay un nivel de colesterol total mayor a 240 mg/dL o un nivel de colesterol LDL de 160 mg/dL o mayor.

¡Alerta!

Algunas personas tienen niveles altos de colesterol LDL como resultado de su herencia genética y de su química corporal, sin importar cuánto se esfuercen por disminuirlos. En estos casos, la terapia con medicamentos combinada con cambios en el estilo de vida puede ser la mejor opción de tratamiento. Consulte todas las opciones con su médico si cree que este es su caso.

Si usted tiene dos o más factores de riesgo, su nivel de colesterol LDL es alto si es igual o mayor a 130 mg/dL. Si padece enfermedad arterial coronaria o su equivalente (como diabetes, enfermedad arterial periférica, enfermedad arterial carotídea sintomática o aneurisma aórtico abdominal), su nivel de colesterol LDL es alto si es mayor de 100 mg/dL.

Si su colesterol total es casi alto o alto, trate de hacer algunos cambios en su dieta y busque aumentar sus niveles de actividad para tratar de reducirlo. Al disminuir sus niveles de colesterol, bajará su riesgo de padecer enfermedad cardiaca. La mayoría de las enfermedades cardiacas son causadas por la arteriosclerosis, que se presenta cuando el colesterol, la grasa y algunas otras sustancias se acumulan en las paredes de las arterias que suministran sangre al corazón. Como la arteriosclerosis es una enfermedad progresiva lenta, usted puede no llegar a experimentar síntomas durante muchos años. La reducción de sus niveles de colesterol total retrasará la formación de placa en las arterias y reducirá su riesgo de incapacidad o de sufrir un ataque al corazón en el futuro.

Colesterol HDL bajo

Los niveles bajos de colesterol HDL o colesterol bueno son considerados un factor de riesgo, ya que el colesterol HDL ayuda a prevenir la acumulación de colesterol en las arterias. Si recuerda la analogía del capítulo 1 de la fábrica del hígado y el colesterol HDL como camión repartidor, recordará que el colesterol HDL recoge el colesterol a la deriva en las arterias y lo lleva de regreso al hígado. Los niveles bajos de colesterol HDL significan que hay pocos "camiones" disponibles para limpiar las arterias. Se considera bajo un nivel de colesterol HDL menor a 40 mg/dL.

Dos pasos que puede seguir para elevar sus niveles de colesterol HDL son dejar de fumar y aumentar sus niveles de actividad física a un mínimo de 30 minutos casi todos los días de la semana.

Información esencial

Si aumenta sus niveles de colesterol HDL a 60 mg/dL o más, es tan beneficioso para su salud que se considera un factor de riesgo "negativo". En otras palabras, sirve para negar (anular) uno de los otros factores de riesgo de su lista.

Falta de control del estrés

Existe contundente evidencia, proveniente de las investigaciones, que sustenta los efectos negativos del estrés prolongado sobre la salud. Aunque el Gobierno no incluye el estrés no tratado como un riesgo específico en las nuevas recomendaciones para el control del colesterol, numerosos estudios han demostrado que los sentimientos crónicos de ira y hostilidad aumentan el riesgo de padecer enfermedad cardiaca e hipertensión.

Los síntomas físicos de estrés incluyen aumento de la presión arterial y de la frecuencia cardiaca, tensión muscular crónica, indigestión, irritabilidad, ansiedad y alteración de los hábitos de sueño, entre otros. La reducción del estrés puede minimizar o eliminar estos síntomas, con lo que mejora su sensación de bienestar general. Aún más, a menos que usted controle el estrés en su vida, es muy difícil que logre cambiar con éxito alguno de sus hábitos.

La buena noticia es que algunas actividades para mejorar su salud, como añadir actividad física regular en su rutina, también ayudan a controlar el estrés y a aumentar los niveles de colesterol bueno. En el capítulo 16 se presenta más información acerca del control del estrés.

Su historia familiar

Es importante considerar su historia familiar al determinar su riesgo de padecer enfermedad cardiaca. Si tiene un pariente femenino en primer grado (madre, hermana o hija) con menos de 65 años o un pariente masculino en primer grado (padre, hermano, hijo) con menos de 55 años que padezca enfermedad cardiaca, eso es un factor de riesgo para usted. Si sus padres han padecido enfermedad cardiaca es más probable que usted también la desarrolle. Claro está que nadie puede cambiar a sus padres, pero si tiene una historia familiar de enfermedad cardiaca es aún más importante que evalúe sus factores de riesgo y se haga revisiones anuales. Aunque la herencia genética es poderosa, no tiene que determinar su destino. Asuma el control de los factores que sí puede cambiar.

Pregunta

Si en mi familia hay casos de enfermedad cardiaca, ¿qué puedo hacer para minimizar el riesgo? Mantener hábitos saludables como consumir alimentos nutritivos, controlar el peso, mantener una actividad física regular y controlar el estrés. Revise sus niveles de colesterol y su presión arterial regularmente.

Su edad y su género

Los hombres tienen un mayor riesgo que las mujeres de desarrollar enfermedad cardiaca en la edad madura. A partir de los 45 años de edad, el riesgo masculino aumenta y sigue aumentando con la edad. Para los 65 años de edad, la mitad de los hombres estadounidenses tienen la probabilidad de sufrir de enfermedad coronaria.

Las mujeres disfrutan de alguna protección contra la enfermedad cardiaca tal vez debido al estrógeno. No obstante, las mujeres de 55 años de edad y mayores tienen un mayor riesgo de padecer enfermedad cardiaca. Como en el caso de los hombres, el riesgo aumenta con la edad. Para los 65 años, una tercera parte de las mujeres estadounidenses son propensas a la enfermedad arterial coronaria.

Ninguno de nosotros puede cambiar su edad, pero podemos mejorar nuestros hábitos de salud para crear una vida tan sana, vital y feliz como sea posible. La buena noticia es que al seguir hábitos saludables usted puede prolongar sus años de vida, y, además, agregar vitalidad a esos años. Las personas que en su juventud tuvieron hábitos saludables tienden a tener muchas menos enfermedades e incapacidades más adelante en su vida. Todas las personas, hombres o mujeres, ancianas o jóvenes, pueden disfrutar de los beneficios y recompensas de un estilo de vida saludable en cualquier etapa de la vida.

Capítulo 4
Conozca sus cifras: pruebas de colesterol

L a razón para medir sus niveles de colesterol es entender su riesgo de desarrollar enfermedad cardiaca, accidente cerebrovascular o cualquier otra de las consecuencias de la arteriosclerosis. El colesterol alto no presenta síntomas visibles. La única manera de saber si sus niveles de colesterol lo ponen en riesgo de sufrir un ataque al corazón o un accidente cerebrovascular es midiéndolos. Puede medir sus niveles de colesterol en el consultorio médico, en un laboratorio clínico o en jornadas públicas.

Cuándo hay que revisar sus niveles de colesterol

Aunque los niveles de colesterol no predicen por sí solos la enfermedad cardiaca en todas las personas, conocer sus niveles de colesterol es un valioso primer paso para entender su nivel de riesgo. Al conocer sus niveles de colesterol y el estado de sus demás factores de riesgo, obtiene una mejor visión acerca de qué tan saludables son sus hábitos de vida y de lo que debería hacer para crear y mantener su bienestar. Aún más, para quienes se dan cuenta de que se encuentran en categorías de alto riesgo, cuanto más pronto inicien un plan de tratamiento para reducir los niveles de colesterol malo y aumentar los de colesterol bueno, más pronto podrán comenzar a reducir sus riesgos de sufrir un ataque al corazón o un accidente cerebrovascular.

Pruebas de colesterol en adultos sanos

Las guías del gobierno federal recomiendan que todos los estadounidenses deben revisar sus niveles de colesterol mediante un perfil completo de lipoproteínas en ayunas al cumplir los 20 años. Esta prueba mide sus niveles de colesterol total, colesterol HDL, colesterol LDL y triglicéridos. Si los resultados de la prueba indican que todos los niveles están dentro de un rango saludable, la recomendación gubernamental es seguir realizándose la prueba como mínimo cada cinco años. Se prefiere la prueba del perfil completo de lipoproteínas en ayunas a las pruebas que sólo suministran datos del colesterol total y el colesterol HDL. Como se considera que la diabetes representa un riesgo equivalente al de la enfermedad cardiaca, también es buena idea revisar sus niveles de glucosa.

Hecho

Si no está en ayunas antes de la medición de su colesterol, sólo se podrán medir sus niveles de colesterol total y colesterol HDL. Para obtener información más detallada acerca de sus niveles de colesterol LDL y triglicéridos, es necesario que esté en ayunas. Si los resultados del examen se ubican en una categoría para tratamiento, su médico requerirá un perfil completo de lipoproteínas en ayunas para planear su terapia.

Aunque las guías gubernamentales recomiendan la realización de pruebas de colesterol al menos cada cinco años en adultos, si usted hace un cambio importante en su estilo de vida durante este periodo de cinco años sus niveles de colesterol pueden variar, por lo que vale la pena realizarse la prueba antes de completar los cinco años. Por ejemplo, si a los 20 años alguien era un estudiante universitario y comenzó a trabajar después de graduarse a la edad de 21 ó 22 años, los niveles de actividad física, dieta y estrés pueden haber cambiado significativamente. Todos estos factores pueden afectar los niveles de colesterol. Por tanto, vale la pena el esfuerzo de conocer las cifras como medida del estado de salud con el nuevo estilo de vida.

Con los actuales valores recomendados por el Gobierno, si usted se ubica en una categoría que requiere tratamiento para sus niveles de colesterol deberá revisar su colesterol con mucha mayor frecuencia para evaluar el éxito del programa de tratamiento y hacer cualquier ajuste necesario. Por ejemplo, si su médico sugiere que adopte cambios de hábitos de vida a manera de terapia, la visita para control y realización de las pruebas deberá ser en seis semanas. Si su médico sugiere terapia con medicamentos, el primer control y realización de las pruebas también será en seis semanas. Las siguientes visitas para realizar seguimiento adicional y ajustes en la terapia se deberán programar a intervalos apropiados de acuerdo con la naturaleza de la terapia individual.

Pruebas de colesterol en niños

La evidencia proveniente de investigaciones demuestra que la arteriosclerosis puede comenzar durante la niñez. Si hay presencia de enfermedad cardiaca en la familia, se deben revisar regularmente los niveles de colesterol de los niños. En las familias con alto riesgo es aún más importante que a partir de los dos años de edad los niños lleven un estilo de vida saludable que incluya una nieta nutritiva baja en grasas y actividad física regular.

¡Alerta!

Los niños de familias con alto riesgo de enfermedad cardiaca se pueden beneficiar al adoptar hábitos saludables en su juventud. Estos hábitos incluyen dieta baja en grasas saturadas, colesterol y grasas trans; realizar actividades físicas regularmente; y mantener un peso dentro de niveles saludables.

El doctor Kenneth H. Cooper, M.D., M.P.H, del Instituto Cooper en Dallas, Texas, recomienda que los niños se hagan una primera prueba de colesterol de referencia a los cinco o seis años de edad. En el futuro, si surge algún problema, esta lectura servirá como punto de referencia. Si no se presenta ningún otro problema, el doctor Cooper recomienda que la siguiente prueba de colesterol durante la niñez se realice al llegar a la adolescencia.

Cindy Zedeck, directora del Programa Stanford para el Control del Peso Pediátrico del Centro Stanford de Investigación para la Prevención, en Palo Alto, California, coincide en que la medición del colesterol en los niños es una buena práctica para motivar a las familias a establecer hábitos saludables desde temprana edad. Ella afirma:

> Muchas familias con niños con sobrepeso creen que los riesgos de salud debidos a malos hábitos de alimentación no afectarán a sus hijos porque ellos superarán el sobrepeso, o que los riesgos de salud son tan lejanos que no vale la pena preocuparse de ellos hoy. Ver el resultado concreto de colesterol alto puede ser lo que se necesita para motivar a las familias a efectuar cambios ahora y reducir los peores factores de riesgo a largo plazo.

> La medición del colesterol también puede ser la motivación para que un niño con peso saludable mejore sus hábitos de alimentación y de ejercicio. Muchos niños sin "sobrepeso" no toman decisiones saludables y creen que pueden "salirse con la suya" y comer todo lo que quieran. Puesto que las personas delgadas también padecen de enfermedad cardiaca, un resultado concreto de colesterol alto tal vez también motivaría a un niño delgado y a su familia a alimentarse y hacer ejercicio de manera más saludable. Esto prevendría enfermedades en el futuro y el riesgo eventual de tener exceso de peso. La mitad de los adultos con exceso de peso fueron niños con exceso de peso, lo que significa que muchos de estos niños delgados serán adultos con exceso de peso si no modifican ahora sus hábitos no saludables de alimentación y ejercicio.

Circunstancias que pueden afectar los resultados de sus pruebas

Su estado general de salud también afecta los resultados de sus pruebas de colesterol. No siga adelante con una prueba de colesterol programada si tiene un resfriado o gripa. Los niveles de colesterol caen temporalmente durante los periodos de enfermedad aguda, inmediatamente después de un ataque al corazón o un accidente cerebrovascular, o durante situaciones de estrés agudo como una cirugía o un accidente. Para una medición más adecuada, los expertos médicos recomiendan esperar al menos seis semanas después de cualquier enfermedad antes de medir sus niveles de colesterol.

Sus niveles de colesterol son un reflejo de su estilo de vida y de su herencia genética. El momento ideal para obtener una medición exacta es cuando está siguiendo su rutina usual. Los niveles de colesterol pueden cambiar diariamente como respuesta a su actividad física y hábitos de alimentación normales, sobre todo si aumenta su ingesta de grasas. Estas fluctuaciones en el colesterol no se presentan inmediatamente, pero, definitivamente, hay una respuesta. Los expertos estiman que los niveles de colesterol pueden cambiar hasta 10% de un mes a otro, simplemente a causa de variaciones en el metabolismo. Por tanto, para tener una percepción lo más cercana a la realidad de su riesgo de padecer enfermedad cardiaca a partir de sus niveles de colesterol, programe sus pruebas en un momento en que esté viviendo su estilo de vida rutinario.

Información esencial

Las actuales recomendaciones gubernamentales sugieren que el nivel ideal del colesterol total es de 180 o menos. Los niveles deseables son de menos de 200. Los niveles entre 200 y 239 se consideran casi altos. Los niveles mayores a 239 se consideran muy altos. Sin embargo, tenga en cuenta que el colesterol total no cuenta toda la historia.

Pruebas de colesterol en mujeres

Durante el embarazo, los niveles de colesterol normalmente se elevan. A menos que su médico le aconseje algo diferente, un aumento en sus niveles normales de colesterol usualmente no debe ser causa de preocupación. Los médicos recomiendan que las mujeres esperen al menos seis semanas después del parto antes de medir sus niveles de colesterol.

En algunas mujeres, la extracción de los ovarios puede desencadenar un aumento en los niveles de colesterol. Durante la menopausia, usualmente las mujeres experimentan un aumento en los niveles de colesterol que, probablemente, se debe a la reducción de los niveles de estrógeno. Consulte con su médico cualquier cambio en sus niveles normales de colesterol. Más información sobre las consideraciones especiales para las mujeres con colesterol alto en el capítulo 20.

Efecto de los medicamentos

Algunos medicamentos también pueden ocasionar un aumento de los niveles de colesterol. Entre ellos están los siguientes:

- ACTH (hormona adrenocorticotrófica).
- Esteroides anabólicos.
- Agentes bloqueadores beta-adrenérgicos (bloqueadores beta).
- Corticosteroides.
- Epinefrina.
- Anticonceptivos orales.
- Fenitoína.
- Sulfonamidas.
- Diuréticos tiazida.
- Vitamina D.

Si está tomando algún medicamento que tenga un impacto potencialmente adverso en sus niveles de colesterol, coménteselo a su médico. Asegúrese de entender cómo debe monitorear sus niveles de colesterol en el tiempo para garantizar que permanezcan dentro de un rango saludable.

Su prueba de colesterol sanguíneo

Al medir su colesterol, la prueba que debe realizarse es un perfil lipídico completo. Los resultados de esta prueba incluyen sus niveles de colesterol total, colesterol HDL o colesterol bueno, colesterol LDL o colesterol malo y triglicéridos. Para obtener resultados exactos, deberá haber estado en ayunas durante 9 ó 12 horas antes de la prueba. Esto significa que no puede comer o beber nada, excepto agua, durante este periodo. Es importante que no consuma ninguna bebida alcohólica, café, té o gaseosas; solo agua.

Pregunta

¿Por qué es tan importante estar en ayunas antes de una prueba de perfil lipídico? La razón de la importancia de no comer durante varias horas antes de la prueba es que después de una comida los triglicéridos se elevan. La medición de sus triglicéridos inmediatamente después de una comida no reflejaría claramente la cantidad típica de triglicéridos que tiende a fluir en su torrente sanguíneo en todo momento.

Qué esperar de la prueba

Puesto que usted debe obtener su perfil en ayunas, programe su prueba para primera hora del día. El profesional de la salud tomará una muestra de sangre de una vena o de un pinchazo en un dedo. Después de hacerlo, la muestra será enviada a un laboratorio para su análisis; si la prueba se realiza a partir de un pinchazo en el dedo, se utilizará un dispositivo de prueba portátil para analizar la muestra.

Si está tomando algún medicamento que afecte sus niveles de colesterol, como los anteriormente mencionados, consulte con su médico si debe dejar de tomarlo durante un periodo determinado, antes de medir su colesterol.

Prueba de colesterol en piel

En 2002, la FDA aprobó un método para medir los niveles de colesterol a partir de la cantidad de esta sustancia presente en la piel. De acuerdo con estudios realizados por el fabricante de la prueba, International Medical Innovations Inc. de Toronto, Canadá, la piel contiene aproximadamente 11% del peso total del colesterol corporal. A medida que aumenta la gravedad de la enfermedad arterial coronaria, los niveles del colesterol en piel también aumentan.

La prueba, sin embargo, no está diseñada para el tamizaje. Sólo detecta el colesterol presente en grandes cantidades en la piel, característico de las personas que padecen enfermedad arterial coronaria grave. La prueba es más valiosa cuando se usa en conjunto con una prueba de colesterol sanguíneo para identificar las personas que tienen bloqueos arteriales más severos.

De acuerdo con el fabricante, la prueba ofrece del 4 al 15% de información adicional acerca del riesgo de padecer enfermedad arterial coronaria grave respecto a la obtenida con las pruebas de colesterol sanguíneo y la evaluación de otros factores de riesgo.

Hecho

Lípido es el término científico para grasa. Proviene de la palabra griega *lipos*, que significa "grasa". Un lípido sanguíneo es una grasa que circula en el torrente sanguíneo. El colesterol y los triglicéridos se clasifican como lípidos sanguíneos. Una lipoproteína es una combinación de una grasa rodeada por una proteína que le permite circular.

Jornadas públicas de análisis de colesterol

Se pueden encontrar jornadas públicas de colesterol en ferias de la salud, en el lugar de trabajo o en eventos comunitarios. Asegúrese de que el examen sea realizado por una compañía reconocida que, además, suministre información apropiada, cuente con personal capacitado y lo remita a profesionales de la salud. Normalmente, en estas jornadas los técnicos utilizan muestras obtenidas de pinchazos en los dedos y un dispositivo portátil para medir los resultados de la prueba, la cual puede ofrecerle información exacta y valiosa.

Cholestech Corporation ofrece un sistema portátil de prueba que se utiliza tanto en jornadas públicas como en el consultorio médico. El sistema Cholestech LDX entrega resultados tan exactos como los de un laboratorio, en cinco minutos, a partir de una sola gota de sangre. La tecnología de Cholestech emplea una variedad de pruebas que incluyen desde el perfil lipídico completo en ayunas y los niveles de glucosa en sangre, hasta una prueba simple de colesterol total sin ayuno. Esta tecnología facilita la obtención de resultados rápidos.

Coméntele a su médico si le han medido sus niveles de colesterol en una jornada pública. Incluso, una prueba de colesterol total y colesterol HDL sin ayuno le puede ofrecer una información útil. Si está disponible, de todos modos procure obtener su perfil completo de lipoproteínas en ayunas. Tenga en cuenta que conocer los niveles individuales de colesterol LDL, colesterol HDL y triglicéridos le permite evaluar de manera mucho más exacta la salud de su sistema circulatorio. (Vea en el capítulo 5 o en la tabla de la página 34 del capítulo 1 información para interpretar sus resultados).

La importancia de las jornadas públicas

La verdadera importancia de las jornadas públicas de colesterol es la creciente conciencia del público acerca de la existencia del riesgo de enfermedad cardiaca. Las jornadas ayudan a que las personas que no tienen idea acerca de cómo debería ser la salud de su corazón entiendan que necesitan más pruebas y evaluaciones. Según Claude Lenfant, director del Instituto Nacional del Corazón, Pulmón y Sangre:

> Demasiado a menudo los estadounidenses con alto riesgo de padecer un ataque al corazón no son identificados, y por tanto, no reciben un tratamiento lo suficientemente intensivo. Aún así, los estudios demuestran de manera concluyente que la reducción del nivel de la lipoproteína de baja densidad o colesterol LDL, el 'colesterol malo', puede hacer que disminuya hasta en un 40% el riesgo de padecer enfermedad cardiaca en el corto plazo.

Jornadas públicas en niños

Tanto el Gobierno federal como la Asociación Estadounidense del Corazón no recomiendan las jornadas públicas masivas de colesterol sanguíneo para todos los niños y adolescentes. A los profesionales de la salud les preocupa que este tipo de exámenes masivos puedan ser costosos y, probablemente, ineficientes. Los niños, a menudo, no se sienten a gusto con las agujas y la sangre. Las pruebas de colesterol en niños se realizan mejor en el consultorio médico.

¡Alerta!

Según la Asociación Estadounidense del Corazón, alrededor del 10% de los adolescentes entre 12 y 19 años de edad tienen niveles de colesterol total mayores a 200 mg/dL. Este nivel se considera de alto riesgo.

Pruebas caseras de colesterol sanguíneo

Por el momento, los dispositivos para determinar el colesterol en casa sólo miden el colesterol total y no ofrecen resultados individuales de colesterol HDL, colesterol LDL o triglicéridos. Lifestream Technologies Inc., ubicada en Post Falls, Idaho, ofrece un monitor de colesterol para uso en casa que permite medir sus niveles de colesterol total. El sistema Lifestream LSP no está diseñado para reemplazar el papel de un profesional de la salud, pero sí lo está para servir como apoyo para quienes desean monitorear sus niveles de colesterol regularmente, en la comodidad de su hogar.

Posibles pruebas en el futuro

Mientras la investigación científica continúa esclareciendo los mecanismos detrás de la arteriosclerosis, los investigadores concentran su atención en otros factores de riesgo relacionados con los lípidos. Los estudios siguen revelando información acerca de las subclases de colesterol LDL y colesterol HDL. A medida que aumenta el conocimiento acerca del papel exacto que cumple cada una de estas partículas en el proceso arteriosclerótico, los científicos desarrollan pruebas que pueden identificar los riesgos de manera más precisa que con la simple medición de los niveles de colesterol total, colesterol LDL o colesterol HDL. Estos estudios se enfocan en las siguientes partículas, algunas de las cuales se mencionan en el capítulo 6:

* Partículas de lipoproteína de baja densidad muy densas y pequeñas.
* Niveles altos de apolipoproteína B.

- Niveles bajos de apoliproteína A-1.
- Niveles altos de lipoproteína a o Lp(a).
- Niveles altos de lipoproteína, colesterol y triglicéridos remanentes.
- Niveles bajos de lipoproteína 2b de alta densidad.

Conozca los resultados de futuros estudios y las recomendaciones actualizadas que incorporen la información nueva sobre estas partículas. La comprensión del papel de estos marcadores y factores de riesgo puede arrojar más luz para entender por qué el 50% de personas que no tienen niveles altos de colesterol total desarrollan la placa arteriosclerótica que ocasiona enfermedad cardiaca y accidentes cerebrovasculares.

Capítulo 5

Qué significan los resultados de sus pruebas

Ya ha dado el primer paso y midió su colesterol. Ahora recibe un informe con varias cifras, una proporción y, tal vez, una interpretación de su riesgo. Pero no basta con conocer sus cifras: debe saber qué significan y si debe hacer algo para modificarlas. En este capítulo podrá entender cómo interpretar sus resultados en cada una de las siguientes categorías: colesterol total, colesterol LDL, colesterol HDL, triglicéridos y proporción entre el colesterol total y el colesterol HDL.

Resultados de colesterol total

En general, cuanto más alto sea su nivel de colesterol total, mayor es su riesgo de padecer enfermedad cardiaca. Por ejemplo, una persona con un nivel de colesterol total de 240 mg/dL puede tener hasta el doble de riesgo de padecer enfermedad cardiaca que alguien con un nivel de colesterol total menor a 200 mg/dL.

El colesterol solo, sin embargo, no cuenta la historia completa, pues el riesgo de enfermedad cardiaca está relacionado con la composición de su colesterol total. Por ejemplo, si tiene un nivel alto de colesterol total debido a un nivel demasiado alto de colesterol HDL, entonces se trata de un resultado positivo. Por otro lado, si su colesterol total no es alto, pero tiene un nivel alto de colesterol LDL o un nivel bajo de colesterol HDL, es un resultado negativo. Primero revisaremos los valores recomendados para el colesterol total, para luego tratar en detalle cada uno de sus componentes individuales.

Valores recomendados en adultos

El Gobierno federal y la Asociación Estadounidense del Corazón recomiendan los siguientes niveles de colesterol total como guía general para los adultos:

Clasificación de los niveles de colesterol total en adultos

Nivel de colesterol total	Categoría
Menos de 200 mg/dL	Deseable
200-239 mg/dL	Casi alto
240 mg/dL y más	Alto

Si sus niveles de colesterol alto se ubican en la categoría "deseable", de menos de 200 mg/dL, su riesgo de sufrir un ataque al corazón en primera instancia se consudera bajo, suponiendo que usted no presente ningún otro nivel de riesgo. Sin embargo, es importante tener en cuenta que hasta un 50% de las personas que no tienen niveles elevados de lípidos y que, por tanto, se encuentran en la categoría "deseable", sufren enfermedad cardiaca. Para tener una visión más amplia y completa de su riesgo potencial, debe revisar los niveles de los demás lípidos y evaluar su estilo de vida y su historia genética.

Información esencial

Evidencia sólida proveniente de investigaciones demuestra que los niveles altos de colesterol total predicen bastante bien la incidencia de eventos coronarios futuros. Sin embargo, el colesterol total está compuesto principalmente de partículas de LDL. Por tanto, expertos reconocidos creen que la fuerte relación demostrada en estos estudios entre el colesterol total y la enfermedad cardiaca en realidad refleja el hecho de que los niveles altos de colesterol LDL son un factor de riesgo de importante valor predictivo.

Se considera que quienes presentan niveles de colesterol entre 200 y 239 mg/dL tienen un riesgo casi alto. Esta clasificación, sin embargo, no necesariamente es causa de alarma. Si los niveles de colesterol total son altos debido a niveles altos de colesterol HDL, de más de 60 mg/dL, en realidad quiere decir que tiene un riesgo reducido de enfermedad cardiaca, contando con que no tenga ningún otro factor de riesgo.

Las personas con niveles de colesterol total de 240 mg/dL están clasificadas como de "riesgo alto". Es necesario realizar sin demora más pruebas para desarrollar un plan terapéutico. Las personas en esta categoría tienen un riesgo alto de sufrir enfermedad cardiaca o un accidente cerebrovascular.

Niños y adolescentes

Estudios científicos muestran que la arteriosclerosis en realidad comienza en la niñez. El Gobierno federal y la Asociación Estadounidense del Corazón recomiendan los siguientes valores de colesterol sanguíneo en niños y adolescentes, entre 2 y 19 años de edad:

Clasificación de los niveles de colesterol total en niños y adolescentes

Nivel de colesterol total	Categoría
Menos de 170 mg/dL	Aceptable
170-199 mg/dL	Casi alto
200 mg/dL y más	Alto

Los médicos recomiendan que los niños de familias con historia de enfermedad cardiaca se realicen pruebas de colesterol.

La mayoría de las muertes por enfermedad cardiaca se presentan en adultos mayores simplemente porque la enfermedad tiene más tiempo para desarrollarse. Los adultos mayores incluyen a hombres a partir de los 60 años y a mujeres a partir de los 75. El desafío para los adultos mayores es que la evaluación de riesgos a partir de los factores de riesgo convencionales es menos confiable, particularmente si se expresa como un porcentaje de riesgo en un periodo de diez años. Sin embargo, esto no significa que los niveles altos de colesterol total en los adultos mayores no se deban tratar. Más bien, debemos tener en cuenta que los niveles elevados de colesterol en los adultos mayores no tienen el mismo valor predictivo que para los adultos de otras edades.

Hecho

Los bebés recién nacidos tienen niveles promedio de colesterol LDL de sólo 30 mg/dL. Algunos científicos creen que esto puede demostrar que los niveles bajos de colesterol LDL son seguros. Otros científicos creen que puede haber un punto en el que muy poco colesterol pueda ser perjudicial para la salud.

Resultados de colesterol LDL

Se considera que los niveles altos de colesterol LDL son una causa principal de enfermedad cardiaca. Las recomendaciones del Gobierno se enfocan en la reducción de los niveles de colesterol LDL como principal estrategia para tratar a las personas con niveles de colesterol alto. Evidencia sólida proveniente de investigaciones sustenta la idea de que la reducción de los niveles de colesterol LDL disminuye el riesgo de enfermedad cardiaca. Sin embargo, antes de inferir que sus niveles de colesterol LDL son muy altos a partir de los resultados de una prueba de laboratorio, asegúrese de haber ayunado durante un intervalo mínimo de nueve horas antes de la realización de la prueba de colesterol. Si su resultado de colesterol LDL fue mayor de 160 mg/dL y no está seguro de haber ayunado el tiempo requerido, es buena idea repetir la muestra.

Valores recomendados de colesterol LDL en adultos

En la siguiente tabla se presentan los niveles de colesterol LDL recomendados para adultos por el Gobierno federal y la Asociación Estadounidense del Corazón.

Clasificación de los niveles de colesterol LDL en adultos

Nivel de colesterol LDL	Categoría
Menos de 100 mg/dL	Óptimo
100-129 mg/dL	Casi óptimo
130-159 mg/dL	Casi alto
160-189 mg/dL	Alto
Más de 189 mg/dL	Muy alto

Los tratamientos actuales para las personas con niveles altos de colesterol total se basan en los niveles de colesterol LDL, en la presencia de otros factores de riesgo y en el porcentaje calculado de riesgo a corto plazo de padecer enfermedad cardiaca. (Vea una explicación más detallada de los factores de riesgo en el capítulo 3).

Las personas que tienen niveles elevados de colesterol se clasifican en cuatro categorías de riesgo para el tratamiento. La existencia previa de un diagnóstico de enfermedad arterial coronaria o un trastorno equivalente es un factor muy importante que logra afectar la meta del tratamiento para la reducción del colesterol LDL. Si algunas de las siguientes enfermedades están presentes, se considera que el individuo se encuentra en la categoría de riesgo más alto y, por esta razón, se recomienda enfáticamentel tratamiento terapéutico más intensivo:

- Enfermedad arterial coronaria.
- Otras formas de arteriosclerosis como enfermedad arterial periférica, aneurisma aórtico abdominal y enfermedad arterial carotídea sintomática.
- Diabetes.
- Múltiples factores de riesgo que, según la Evaluación de Riesgo de Framingham (vea el capítulo 3), predicen un riesgo de enfermedad cardiaca en un periodo de diez años mayor al 20%.

¡Alerta!

Las investigaciones siguen demostrando que los niveles excesivos de colesterol LDL son los más perjudiciales para la salud. Aún más, en personas con hipercolesterolemia familiar y otras formas genéticas de enfermedad cardiaca, los niveles de colesterol LDL son altos, mientras que otros factores de riesgo de enfermedad cardiaca no están presentes. En contraste, las personas con niveles muy bajos de colesterol LDL típicamente disfrutan de longevidad.

Valores de colesterol LDL recomendados en niños y adolescentes

Como en el caso del colesterol total, los niveles recomendados de colesterol LDL en niños difieren ligeramente de los valores para adultos. En la siguiente tabla se muestra cómo se clasifican los diferentes niveles de colesterol LDL en niños:

Clasificación de los niveles de colesterol LDL en niños

Nivel de colesterol LDL	Categoría
Menos de 110 mg/dL	Aceptable
110-129 mg/dL	Casi alto
Más de 129 mg/dL	Alto

Para los niños, las guías gubernamentales recomiendan cambios en el estilo de vida como primera medida terapéutica. Estos cambios incluyen el mejoramiento de los hábitos alimentarios y el aumento de la actividad física. Los expertos no se ponen de acuerdo sobre el papel de los medicamentos para bajar el colesterol en el caso de los niños. Más información acerca de los niños y el colesterol alto en el capítulo 20.

Los adultos mayores y el colesterol LDL

Los estudios clínicos muestran que los adultos mayores responden efectivamente a las terapias que fijan metas para los niveles de colesterol LDL. Las recomendaciones para la reducción de los niveles de colesterol LDL en jóvenes y adultos también aplican a los adultos mayores. Las terapias recomendadas incluyen cambios en el estilo de vida y uso de medicamentos, si así se indica.

Resultados de colesterol HDL

Los niveles de colesterol HDL, también conocido como colesterol bueno, muestran una relación inversa con el riesgo de padecer alguna enfermedad cardiaca. A diferencia del colesterol LDL y los triglicéridos, en los que un valor elevado significa un riesgo aumentado de enfermedad cardiaca, los niveles más altos de colesterol HDL significan un riesgo más bajo. En los individuos sanos, el colesterol HDL representa aproximadamente entre el 20 y 30% de los niveles de colesterol total.

Hecho

Los investigadores han encontrado que algunos individuos cuyos niveles bajos de colesterol HDL se deben a trastornos genéticos también presentan un riesgo más alto de enfermedad cardiaca. Sin embargo, esto no es válido para todos los individuos con niveles bajos de colesterol HDL inducidos genéticamente.

Algunos científicos creen que puede haber múltiples subtipos de colesterol HDL, así como existen múltiples subtipos de colesterol LDL, y que algunos subtipos de colesterol HDL tienen características más beneficiosas que otros. Estos científicos creen que el colesterol HDL-2b, en particular, es importante para el proceso de recoger el exceso de colesterol LDL y llevarlo de regreso al hígado, manteniendo niveles saludables de colesterol LDL.

El colesterol HDL en adultos

Cuando los niveles de colesterol HDL son muy bajos surge un riesgo para la salud. La evidencia proveniente de los estudios muestra que el colesterol HDL bajo es un factor de riesgo independiente de padecer enfermedad cardiaca. Esto significa que, sin importar si otros factores de riesgo están presentes, el riesgo de enfermedad cardiaca es más alto para las personas con colesterol HDL bajo. Una reducción de 1% en los niveles de colesterol HDL se asocia con un aumento entre el 2 y 3% en el riesgo de enfermedad cardiaca. En la siguiente tabla se presenta la clasificación de los niveles de colesterol HDL con base en las recomendaciones gubernamentales y en las de la Asociación Estadounidense del Corazón:

Clasificación de los niveles de colesterol HDL en adultos

Nivel de colesterol HDL	Clasificación	Categoría de riesgo
Menos de 40 mg/dL	Colesterol HDL bajo	Riesgo alto
40-59 mg/dL	Colesterol HDL moderado	Son deseables niveles más altos
60 mg/dL	Colesterol HDL alto	Factor de riesgo negativo

Curiosamente, las mujeres adultas tienden a tener niveles de colesterol HDL más altos que los hombres adultos. De acuerdo con estimaciones del Gobierno, aproximadamente una tercera parte de los hombres adultos y una quinta parte de las mujeres adultas tienen bajos niveles de colesterol HDL, lo que aumenta su riesgo de padecer enfermedad cardiaca. Sin embargo, con 40 mg/dL, se considera que tanto hombres como mujeres tienen

HDL bajo, por lo que no hay recomendaciones específicas para las mujeres. Tampoco hay una recomendación específica acerca de los niveles de colesterol HDL en niños.

Las estrategias naturales para aumentar el colesterol HDL incluyen perder peso, aumentar la actividad física y dejar de fumar. Estas estrategias naturales no tienen efectos secundarios, como sí pueden tenerlos algunos medicamentos.

Información esencial

La pregunta de si los niveles altos de colesterol HDL reducen el riesgo de padecer enfermedad cardiaca, independientemente de otros factores, sigue sin respuesta. Algunos medicamentos para bajar el colesterol LDL también elevan los niveles de colesterol HDL.

La tríada lipídica

Los niveles bajos de colesterol HDL tienden a aparecer asociados con la presencia de partículas de colesterol LDL densas y pequeñas (el peor tipo) y niveles altos de triglicéridos. La relación entre estos tres tipos de lípidos se conoce como la "tríada lipídica". Los niveles bajos de colesterol HDL también tienden a presentarse junto a problemas metabólicos asociados a la resistencia a la insulina. Muchas personas con la tríada lipídica tienen, además, diabetes tipo 2.

Muchos factores pueden ocasionar niveles bajos de colesterol HDL. Algunos son variables relacionadas con factores del estilo de vida, que pueden ser modificadas mediante la adopción de hábitos saludables. Estos factores incluyen triglicéridos altos, exceso de peso, falta de actividad física, cigarrillo, niveles muy altos de ingesta de carbohidratos (más del 60% del total de calorías diarias), medicamentos como bloqueadores beta, esteroides anabólicos o agentes progestacionales, y herencia.

Aproximadamente el 50% de las personas con niveles bajos de colesterol HDL tienen una base genética para su enfermedad. Algunas de estas personas tienen un tipo de colesterol HDL bajo conocido como "colesterol HDL bajo aislado", llamado así porque no hace parte de la tríada lipídica. El otro 50% pueden, no obstante, cambiar sus niveles de colesterol HDL al mejorar sus hábitos de vida. Es fácil ver por qué vale la pena el esfuerzo de comer más saludablemente y realizar actividad física regularmente bien.

Colesterol HDL alto: factor de riesgo negativo

La investigación muestra evidencia que vincula los niveles altos de colesterol HDL con un riesgo de enfermedad cardiaca más bajo. Por esta razón, los niveles altos de colesterol HDL se consideran un factor de riesgo negativo. El uso de esta terminología puede ser confuso. Se supone que los factores de riesgo son aquellas condiciones que aumentan la posibilidad de padecer enfermedad cardiaca. Entonces, ¿qué significa que un factor de riesgo sea negativo?

Esta expresión se refiere al hecho de que el colesterol HDL alto es una condición tan positiva que, en realidad, "anula" uno de los demás factores de riesgo. Si un factor regular de riesgo le suma puntos a su puntaje de riesgo, un factor de riesgo negativo le agrega puntos negativos, o le resta puntos. Por esta razón, los niveles altos de colesterol HDL son muy importantes para mantener un corazón y un sistema circulatorio sanos.

Hecho

La mayoría de las personas pueden mejorar su perfil de colesterol al modificar su estilo de vida. Realizar actividad física regularmente, no fumar, tener una dieta balanceada baja en grasas no saludables y mantener un peso controlado eleva los niveles de colesterol HDL (colesterol bueno).

Resultados de triglicéridos

Los triglicéridos, que son una forma de grasa, están presentes en muchos de los alimentos y son la grasa más común en el organismo. Los triglicéridos que flotan en el torrente sanguíneo son combustible que suministra energía. Los que no se utilizan como combustible se almacenan en el tejido graso del organismo. Investigaciones recientes han demostrado que los niveles altos de triglicéridos son un marcador para un riesgo aumentado de padecer enfermedad cardiaca y se consideran un factor de riesgo independiente. Además, los triglicéridos altos usualmente están presentes de manera simultánea con otros factores de riesgo como la diabetes y el colesterol LDL alto.

Clasificación de los niveles de triglicéridos en adultos

A medida que se hace más claro el papel que cumplen los triglicéridos en el desarrollo de la enfermedad cardiaca, los expertos respaldan los esfuerzos para mantener bajos los niveles de triglicéridos. El Gobierno federal y la

Asociación Estadounidense del Corazón recomiendan los siguientes valores de triglicéridos sanguíneos en ayunas en adultos:

Clasificación de los niveles de triglicéridos

Nivel de triglicéridos	Clasificación
Menos de 150 mg/dL	Normal
150-199 mg/dL	Casi alto
200-499 mg/dL	Alto
Más de 499 mg/dL	Muy alto

Como con los niveles de colesterol HDL, los hábitos son el origen de los niveles altos de triglicéridos. Las causas más comunes son exceso de peso y falta de actividad física. Sin embargo, cualquiera de los siguientes puede ser un factor: fumar, consumo excesivo de alcohol, niveles demasiado altos de ingesta de carbohidratos (más de 60% del total de calorías al día), medicamentos como bloqueadores beta, corticoesteroides, estrógenos e inhibidores de la proteasa para el VIH, herencia y otras enfermedades como diabetes tipo 2, falla renal crónica y síndrome nefrótico. Quienes no tienen ninguno de estos factores, generalmente presentan niveles de triglicéridos menores a 100 mg/dL. La primera línea de acción para bajar los niveles de colesterol es adoptar cambios en el estilo de vida que incluyan mejor alimentación y mayor actividad física.

Relación entre el colesterol total y el colesterol HDL

Para hacer una estimación rápida de su riesgo, puede calcular la relación entre su colesterol total y su colesterol HDL. Para esto, divida su cifra de colesterol total entre la cifra de colesterol HDL. Este método se basa en el hecho de que los niveles altos de colesterol HDL con respecto a los niveles de colesterol total pueden predecir un riesgo más bajo de enfermedad cardiaca. Aunque esta estimación le puede dar una idea general de cómo se descompone su nivel de colesterol, no se recomienda como una prueba con la cual establecer el tratamiento a seguir.

Actualmente, la Asociación Estadounidense del Corazón recomienda utilizar números absolutos para los niveles de colesterol total y colesterol HDL. Para los médicos, estos son más útiles que la proporción de colesterol para determinar el tratamiento adecuado para los pacientes. Si aún le interesa calcular su proporción, la clasificación es la siguiente:

Clasificación de la proporción entre el colesterol total y el colesterol HDL

Proporción colesterol total / HDL	Clasificación
3,5 a 1	Óptima
4,5 a 1	Deseable
5 a 1 o mayor	Alta

Para aplicar la fórmula, tomemos el ejemplo de una mujer con un nivel de colesterol total de 200 y un nivel de colesterol HDL de 50. La relación se calcula al dividir 200 entre 50, que en este caso da una proporción de 4 a 1. De acuerdo con esta medición aproximada, su colesterol se encuentra en el rango deseable pero, para una comprensión más detallada, es necesario observar el espectro completo de los niveles de lípidos sanguíneos.

Tenga en cuenta que todas estas cifras son herramientas que le permiten tener una mejor visión de la composición de su sangre que, finalmente, afecta la salud de sus arterias y su corazón. Los milagros de la tecnología moderna y la dedicada búsqueda de conocimiento por parte de numerosos investigadores están comenzando a develar el avance del proceso mortal de la arteriosclerosis. Sin embargo, en sus manos tiene el poder para optimizar su propia salud y obtener el mayor bienestar posible. Utilice su conocimiento de manera sabia. Sus decisiones hacen la diferencia entre una vida mejor y más larga o una muerte prematura.

Capítulo 6

Exámenes de diagnóstico para otros marcadores de enfermedad cardiaca

Normalmente, su médico incluirá un examen de colesterol como parte de una revisión física rutinaria. Además de las pruebas para los lípidos sanguíneos, los médicos pueden utilizar otras para obtener una visión completa de la salud del corazón y el sistema circulatorio. Esto es particularmente importante si usted tiene otros factores de riesgo, ya que el 50% de las personas con niveles, "deseables"de colesterol padecen enfermedad cardiaca.

Exámenes de diagnóstico no invasivos

Varias de las pruebas que los doctores utilizan para medir la función del corazón y el estado de las arterias no son invasivas, es decir, se llevan a cabo sin ingresar al cuerpo o perforar la piel. En cambio, los profesionales de la salud utilizan diferentes tipos de tecnologías para observar el corazón y las arterias y medir su funcionamiento.

Pruebas de estrés

En la prueba de estrés, usted se ejercita en un trotador o bicicleta fija para someter su corazón a condiciones de estrés. Mientras realiza el ejercicio, los médicos le realizarán pruebas para medir la respuesta de su corazón. Uno de los exámenes que le pueden realizar es el electrocardiograma (ECG), que mide el flujo eléctrico a través de su corazón. La prueba no es invasiva y consiste en la colocación de electrodos sobre su pecho que van conectados a una máquina, el electrocardiógrafo, que imprime el registro del latido del corazón y revela cualquier irregularidad. Mientras se ejercita, el registro impreso muestra si su corazón tiene la capacidad de responder a la exigencia adicional de ejercicio.

Otra prueba de estrés utiliza un marcador radiactivo que se inyecta por vía intravenosa y fluye a través de las arterias. Los médicos utilizan cámaras especiales para ver el paso del marcador, el cual revela el grado de apertura o de bloqueo de diferentes vasos sanguíneos.

¡Alerta!

Algunos estudios muestran que ciertas pruebas y procedimientos de diagnóstico no son tan exactos en las mujeres como en los hombres. Por ejemplo, una prueba de estrés por ejercicio puede mostrar un falso positivo en una mujer más joven. Algunos doctores prefieren otros tipos de pruebas que producen diagnósticos más exactos en las mujeres jóvenes. Si usted es mujer, comente estas cuestiones con su médico.

Debido a algunas enfermedades físicas, diversos individuos no pueden soportar los rigores de una prueba de estrés. En estos casos, los doctores utilizan medicamentos para producir estrés sobre el corazón como si se estuviera ejercitando. Luego siguen el flujo del marcador y evalúan la salud del órgano y de las arterias coronarias.

Ecocardiograma

Un ecocardiograma, conocido también como "eco" o ECG, utiliza ondas de sonido para producir una imagen dinámica del corazón mientras late. En la mayoría de los casos, la prueba no es invasiva. Un técnico realiza el examen colocando un transductor alargado sobre sus costillas, cerca del esternón. Este transductor transmite ondas de sonido de alta frecuencia dirigidas al corazón. La máquina de ECG recibe impulsos eléctricos que reflejan los ecos de las ondas de sonido y los convierte en una imagen dinámica del corazón.

El cardiólogo interpreta esta imagen del corazón en movimiento para evaluar su funcionamiento. La ecocardiografía revela la forma y grosor de las paredes de las cámaras del corazón y las grandes venas y arterias del mismo, entre otras cosas. Esta información es especialmente útil para evaluar los riesgos de arteriosclerosis y otros problemas cardiacos.

Los médicos también utilizan la ecocardiografía con las pruebas de estrés, y la realizan antes de que comience el ejercicio e inmediatamente después de que termina. Si el paciente no puede hacer ejercicio, es factible utilizar medicamentos para generar la respuesta del corazón al estrés.

Imágenes cardiovasculares por resonancia magnética

Las imágenes por resonancia magnética (IRM) son otro tipo de examen no invasivo, que emplea un imán y ondas de radiofrecuencia para leer señales de las células del organismo y crear una imagen del interior del cuerpo. Las IRM pueden ofrecer una visión detallada y exacta del tamaño y el grosor del músculo cardiaco. La muestra también puede suministrar datos acerca de la cantidad de flujo sanguíneo. Para el examen, el paciente se acuesta sobre una mesa que se mueve a través de un gran tubo magnético.

El cardiólogo analiza las IRM y los datos para evaluar el suministro de sangre al músculo cardiaco y el funcionamiento de los vasos sanguíneos. Como estas pruebas dependen en gran medida del análisis por parte del operario, asegúrese de escoger un profesional de la salud con una formación sólida y amplia experiencia, que realice regularmente análisis de estas pruebas.

TC ultrarrápida o TCHE

La tomografía computarizada (TC) ultrarrápida, también llamada tomografía computarizada por haz de electrones (TCHE), se usa para medir la cantidad de calcio depositado en sus arterias coronarias. El contenido de calcio de la placa arterial aumenta y se endurece con los años. Por tanto, las acumulaciones más grandes y gruesas revelan un riesgo más alto de taponamiento arterial en el futuro cercano. Detectar la cantidad de calcio les permite a los médicos determinar el grado de riesgo de taponamiento de las arterias. Esta técnica no es invasiva y utiliza radiación de bajo grado para obtener imágenes generadas por computador.

Información esencial

Los exámenes descritos en este capítulo le pueden ayudar a comprender el verdadero estado de acumulación de placa en sus arterias. Esta información le puede ayudar a definir mejor el grado de riesgo de un ataque inminente al corazón. Los resultados de estas pruebas también les aportan a los médicos importantes datos para la planeación de programas efectivos de terapia.

Los médicos se benefician de múltiples maneras con las pruebas de TCHE. Mediante evaluaciones repetidas, un cardiólogo puede hacerle seguimiento a la tasa de aumento de la calcificación. Esta tasa puede permitir entender mejor el grado de riesgo de un ataque al corazón. Otros médicos utilizan la prueba junto a otras como el ECG y la de estrés para evaluar el riesgo de manera más exacta y decidir si se requieren exámenes adicionales. Los médicos también utilizan los resultados de la prueba para evaluar la efectividad del tratamiento en el tiempo.

Angiograma

Un angiograma es un examen invasivo utilizado para medir el grado de taponamiento de los vasos sanguíneos. Es considerado como el patrón de comparación cuando se trata de detectar el estrechamiento de los vasos sanguíneos. Para realizar un angiograma, el médico perfora una arteria principal e inserta un catéter largo de plástico hasta un vaso sanguíneo del corazón. Luego se inyecta en el catéter una tintura conocida como medio de contraste para permitir una completa observación de los vasos sanguíneos del corazón. El doctor analiza el avance de la tintura a través de una máquina de rayos X para ver cómo fluye a través de los vasos.

Si el angiograma revela taponamiento, el doctor puede realizar una angioplastia, que consiste en desbloquear la arteria y luego colocar un tubo hueco llamado *stent* dentro del vaso sanguíneo para mantenerlo abierto. Si el taponamiento es demasiado grave como para desobstruir la arteria, puede ser necesaria la cirugía de derivación (*bypass*).

El reto con la angioplastia es que, cuando el taponamiento arterial se despeja, se produce inflamación e hinchamiento de las paredes arteriales, que pueden llegar a ser tan obstructivos como la placa que tuvo que ser eliminada. Esta enfermedad se denomina restenosis. Los *stents* nuevos vienen recubiertos con medicamentos que evitan que la placa se forme de nuevo en la arteria y que crezca tejido dentro del mismo *stent*.

Ultrasonido intravascular

El ultrasonido intravascular (USIV) utiliza ondas de sonido para crear una imagen multidimensional que muestra los niveles de flujo sanguíneo y de formación de placa dentro de la arteria coronaria. Los médicos obtienen la imagen mediante un catéter con un transductor dentro de la arteria, el cual toma las imágenes y las transmite a un monitor. Así se obtiene una visión exacta del grado de apertura del vaso y de la condición de la placa y las paredes arteriales.

Hecho

Los médicos pueden utilizar el ultrasonido intravascular (USIV) para planear o evaluar el éxito de una angioplastia y la colocación de un *stent*. También pueden usar el USIV para planear o evaluar el éxito de una cirugía de derivación (*bypass*).

Prueba de PCR en sangre

La presencia de niveles de proteína C reactiva (PCR) más altos que los normales en el torrente sanguíneo es evidencia de una enfermedad infecciosa o inflamatoria en el cuerpo. Los médicos frecuentemente realizan pruebas de PCR a los pacientes después de la cirugía para determinar si hay infección. Los profesionales de la salud también utilizan la prueba de PCR para diagnosticar enfermedades como la artritis reumatoidea, y para evaluar la efectividad de la terapia. La PCR no indica la presencia de una enfermedad específica, sino solamente que el organismo está luchando contra una infección o inflamación.

Evidencia sólida proveniente de investigaciones muestra que la PCR también es un marcador de enfermedad cardiaca. En el notable Estudio de Salud de las Enfermeras, realizado por investigadores del Brigham and Women's Hospital y de la Escuela Médica de Harvard con 40.000 mujeres posmenopáusicas sanas, los niveles de PCR estuvieron claramente asociados con el riesgo de enfermedad cardiaca. Las mujeres con niveles altos de PCR tuvieron una probabilidad cinco veces mayor de padecer enfermedad cardiaca y siete veces mayor de sufrir un accidente cerebrovascular o ataque cardiaco que las mujeres con niveles bajos de PCR.

Información esencial

Un "marcador" para una enfermedad no es un factor causal o un agente que mejora o empeora una enfermedad. La presencia del marcador es, simplemente, evidencia de la existencia de la enfermedad. En el caso de la PCR, altos niveles de esta proteína en el torrente sanguíneo indican que hay enfermedad cardiaca. La terapia, por tanto, no tiene nada que ver con eliminar la PCR, sino que se enfoca en tratar la enfermedad cardiaca subyacente.

Los niveles de PCR pueden ser marcadores de enfermedad cardiaca debido a que la lesión o la inflamación del revestimiento interno de las arterias (denominado revestimiento endotelial) antecede a la formación de la placa. En otras palabras, la placa se acumula en sitios en los que hay lesión de las paredes arteriales. La PCR puede ser evidencia de esta lesión. Los investigadores continúan estudiando por qué y cómo se presenta esta inflamación del revestimiento endotelial.

La prueba PCR-as

Dada la solidez de la evidencia científica, algunos médicos apoyan el uso de la prueba PCR de alta sensibilidad (PCR-as) para medir el riesgo de un futuro ataque al corazón o un accidente cerebrovascular. El valor de la prueba PCR-as es que permite detectar aquellos individuos con niveles bajos de colesterol sanguíneo que tienen niveles altos de PCR y un riesgo alto de ataque al corazón. Si se tienen niveles bajos de PCR y niveles saludables de colesterol sanguíneo, se puede estar aún más seguro de tener un riesgo bajo de ataque al corazón y accidente cerebrovascular. Con una simple prueba de colesterol esto es mucho menos claro.

La prueba de la PCR permite una evaluación del riesgo de enfermedad cardiaca a largo plazo. Algunos médicos creen que esta evaluación es tan importante que a todo el mundo deberían realizarle una prueba de PCR cuando le practican un examen de colesterol. Esta posición tiene aún más razón de ser dado que la prueba de PCR-as no es costosa.

Curiosamente, las personas con los resultados más altos de PCR-as, pero sin ningún otro factor de riesgo incluidos niveles altos de colesterol, tienen un riesgo hasta dos o cuatro veces mayor de desarrollar arterias taponadas que las personas en el extremo inferior de los resultados de PCR-as.

Hecho

En enero de 2003, un panel de expertos convocado por la Asociación Estadounidense del Corazón y los Centros para el Control y Prevención de Enfermedades recomendó el uso de una prueba PCR-as a las personas con un riesgo del 10-20% de sufrir ataque al corazón en un periodo de diez años, que se considera un nivel intermedio de riesgo.

La buena noticia es que las pruebas PCR-as probablemente serán cada día más accesibles y económicas. Cholestech Corporation, ubicada en Hayward, California, ofrece una variedad de herramientas para el diagnóstico. Uno de los productos en desarrollo es una prueba PCR-as a partir de un pinchazo en el dedo. Cuando esta prueba esté disponible, en cuestión de minutos será posible obtener una lectura exacta de PCR-as a partir de tan solo una gota de sangre.

Enfermedades que afectan la prueba

Si usted tiene la fortuna de realizarse una prueba PCR-as, asegúrese de hacerlo cuando no tenga enfermedades que puedan aumentar el nivel de inflamación en su cuerpo. Por ejemplo, no se haga el examen cuando tenga una infección, si tiene alguna herida o inflamación.

Como sus niveles de PCR ya son bastante elevados, las personas con trastornos inflamatorios como lupus o artritis no pueden usar la prueba PCR-as para medir de manera exacta su riesgo de padecer enfermedad cardiaca. El candidato ideal para una prueba de PCR-as es alguien sano, con niveles saludables de colesterol sanguíneo, a quien, además, le preocupe el riesgo de enfermedad cardiaca debido a la presencia de otros factores de riesgo.

Según la Asociación Estadounidense del Corazón y los Centros para el Control de Enfermedades, los resultados de la prueba de PCR-as se expresan en miligramos por decilitro (mg/dL). Las concentraciones de menos de 1,0 mg/dL corresponden a un riesgo bajo; entre 1,0 mg/dL y

3,0 mg/dL a un riesgo promedio; y mayores a 3,0 mg/dL a un riesgo alto. Las personas en el grupo de riesgo alto tienen aproximadamente el doble del riesgo de enfermedad cardiovascular que los del grupo de riesgo bajo.

Examen de Lp(a) en sangre

Cuando el colesterol LDL se combina con una sustancia conocida como apoliproteína(a), el resultado es un compuesto conocido como Lp(a), o colesterol "feo". La Lp(a) es llamada colesterol feo porque la evidencia proveniente de algunos estudios muestra que en niveles altos puede aumentar el riesgo de que una persona sufra un ataque al corazón o un accidente cerebrovascular aun si los niveles de colesterol son "deseables". La Lp(a) se mide mediante una muestra de sangre como parte de un panel de lipoproteína.

Información esencial

Las guías del Gobierno federal describen la Lp(a) como un factor de riesgo emergente. Los investigadores creen que la presencia de la Lp(a) puede aumentar la formación de coágulos de sangre y de placa, al ayudar a que las partículas de colesterol LDL se adhieran a los sitios de formación de placa.

La herencia genética determina sus niveles de Lp(a) e, incluso, el tamaño de la molécula misma; los cambios en el estilo de vida no afectan estos niveles; en cambio, en la mayoría de las personas, los niveles tienden a permanecer constantes a lo largo de la vida, excepto en las mujeres, en quienes aumentan ligeramente durante la menopausia. Los médicos solicitan pruebas de Lp(a) a los pacientes que tienen una historia familiar de enfermedad cardiaca prematura o hipercolesterolemia. Puede ser un examen valioso, particularmente cuando otros tipos de colesterol están en niveles saludables. Normalmente, los médicos ordenarán esta prueba si el paciente ha sufrido un ataque al corazón o un accidente cerebrovascular, pero sus niveles de colesterol se ubican en la categoría "saludable".

Berkeley HeartLab Inc., ubicada en Burlingame, California, ofrece varias pruebas avanzadas para lípidos, incluida una para los niveles de Lp(a), que presentan determinaciones cuantitativas de las subclases de lipoproteínas. Según Jeffrey Aroy de Berkeley HeartLab Inc., "el valor de las medidas cuantitativas es que van más allá de mostrar si los niveles son 'buenos' o 'malos'. En cambio, estas medidas no sólo son una guía para el tratamiento sino que, además, permiten tener una visión más clara del éxito de la terapia y de la necesidad de ajustar el tratamiento sobre la marcha".

Hecho

Aproximadamente el 50% de las personas que sufren ataques al corazón no presentan niveles elevados de colesterol. Sin embargo, estos individuos normalmente tienen niveles más altos de PCR, Lp(a), apo B u homocisteína. A medida que los investigadores siguen conociendo más acerca de los mecanismos exactos de la enfermedad cardiaca, se desarrollan nuevos exámenes para identificar y medir estos otros factores de riesgo y marcadores.

El tratamiento para la Lp(a) elevada incluye la terapia con niacina. Algunos expertos creen que la terapia con antioxidantes también es útil. Las personas con niveles elevados de Lp(a) obtienen beneficios cuando concentran sus esfuerzos en disminuir sus niveles de colesterol LDL, ya que con niveles más bajos es más difícil que las partículas de colesterol LDL se adhieran a la placa. La reducción de los niveles de colesterol LDL, en últimas, reduce el nivel de riesgo.

De acuerdo con un estudio publicado en *New England Journal of Medicine* en noviembre de 2003, los investigadores encontraron que los niveles elevados de Lp(a) entre hombres sanos de 65 años y mayores predicen el riesgo de accidentes cerebrovasculares y muerte. Los participantes en el estudio con los niveles más altos de Lp(a) tenían una mayor probabilidad de sufrir un accidente cerebrovascular y tenían el 76% más de probabilidad de morir que los hombres con los niveles más bajos. Estos investigadores apoyan el uso de las pruebas de Lp(a) como herramienta para medir el riesgo de accidente cerebrovascular y enfermedad cardiaca en hombres mayores.

Examen de apoliproteína B (apo B) en sangre

La evidencia proveniente de la investigación muestra que el colesterol LDL denso y pequeño está más estrechamente asociado con la arteriosclerosis que el colesterol LDL "esponjoso" y grande. Los estudios demuestran, además, que la apolipoproteína B (apo B) es un posible marcador para los niveles precisos de colesterol LDL o colesterol malo que circula en el torrente sanguíneo.

¿Qué es la apoliproteína B?

Las apoliproteínas son esenciales para el transporte de los lípidos de la sangre a través del torrente sanguíneo y para su captación por parte de las células del cuerpo. La apo B-100 se fabrica en el hígado. Se combina con lipoproteínas de muy baja densidad (VLDL) para transportar triglicéridos y colesterol LDL a través del torrente sanguíneo. Con la medición de los niveles de apo B, es posible medir el número exacto de partículas de colesterol LDL.

Algunos investigadores creen que las mediciones de la apo B pueden ser mejores que las del colesterol LDL para predecir el riesgo de enfermedad cardiaca. Esto se debe a que los niveles de apo B pueden medirse directamente, mientras que los de colesterol LDL a menudo se calculan indirectamente a partir de los niveles de colesterol total. Estos cálculos indirectos tienden a ser menos exactos a medida que aumentan los niveles de triglicéridos. Pero los expertos creen que la evidencia científica no es suficiente para sustentar la superioridad de la medición de la apo B frente a la del colesterol LDL. Por tanto, las guías del Gobierno federal aún no recomiendan la medición de la apo B como un factor en la evaluación de riesgos. Esto puede cambiar a medida que se desarrollen nuevos exámenes, más exactos y estandarizados.

Información esencial

Los niveles de colesterol LDL se calculan principalmente de manera indirecta, midiendo el peso total de todo el colesterol LDL presente, en vez de calcular el número real de partículas de colesterol LDL. Las pruebas que miden la apo B miden el número exacto de partículas de colesterol LDL, lo que permite conocer si el colesterol LDL es del tipo esponjoso y grande o del denso y pequeño (este último es el peor para la salud).

Investigación acerca de la apo B

En octubre de 2003 se publicaron los resultados del estudio sobre la resistencia a la insulina en *Circulation: Journal of the American Heart Association*. Los investigadores utilizaron varias pruebas para determinar si las personas necesitaban tratamiento. Curiosamente, encontraron que al 19% de los sujetos se le habría recomendado un tratamiento diferente si se le hubiera realizado una prueba de apo B en lugar de una de colesterol LDL. Los investigadores que realizaron el estudio confirmaron que el colesterol LDL sigue siendo un marcador importante de enfermedad cardiaca. Sin embargo, creen que los exámenes de apo B aportan información aún más valiosa. La prueba no es costosa y no requiere ayuno previo.

Alice Lichtenstein, vocera de la Asociación Estadounidense del Corazón, afirmó: "Esta observación es importante y debe ser considerada cuidadosamente a la luz de datos anteriores para determinar si se deben modificar las guías actuales para recomendar la medición rutinaria de los niveles de apo B en individuos con riesgo alto". Las guías del Gobierno nacional de Canadá recomiendan el uso de la prueba de apo B.

Examen de homocisteína en sangre

A diferencia de las partículas de grasa que se han visto hasta ahora, como el colesterol LDL y los triglicéridos, la homocisteína es un aminoácido. Sin embargo, como aquellas otras partículas, la evidencia proveniente de investigaciones muestra que los niveles elevados de homocisteína en la sangre se relacionan con un mayor riesgo de accidente cerebrovascular, enfermedad cardiaca y enfermedad arterial periférica. Los niveles de homocisteína en la sangre se disparan cuando el organismo carece de tres vitaminas del complejo B: folato, B_6 y B_{12}. Estas vitaminas son esenciales para el metabolismo de las proteínas. La enfermedad renal también puede producir niveles altos de homocisteína. Los investigadores siguen tratando de establecer la razón exacta de la relación entre los niveles elevados de homocisteína y los problemas vasculares.

Algunos investigadores proponen que el aumento de los niveles de homocisteína daña el revestimiento endotelial de los vasos sanguíneos. Esta lesión crea las condiciones para que el colesterol se acumule hasta formar placa. La homocisteína también contribuye al rompimiento de la placa, que puede ocasionar la formación de dañinos coágulos de sangre.

La homocisteína se mide en micromoles. Los expertos consideran que lo normal son 9 ó 10 micromoles por litro (µmol/L). Los estudios sugieren que 15 µmol/L o más indican un mayor riesgo de enfermedad cardiaca. Las personas con niveles altos de homocisteína pueden tener un riesgo hasta cuatro veces mayor de enfermedad cardiaca que quienes tienen niveles normales, lo que sustenta la posición de muchos médicos de que la homocisteína alta puede ser un marcador del aumento en el riesgo de enfermedad cardiaca.

Actualmente, la Asociación Estadounidense del Corazón no recomienda exámenes masivos de niveles de homocisteína, aunque cada vez más investigaciones sustentan la opinión de que los niveles de homocisteína son buenos para predecir el riesgo. Las guías del Gobierno federal lo identifican como un factor de riesgo emergente. Se requiere más investigación para entender si la reducción de los niveles de homocisteína es beneficiosa. La mejor estrategia para mantener niveles saludables de homocisteína es asegurar una ingesta balanceada de alimentos ricos en vitaminas del complejo B o consumir un suplemento de vitamina B.

Capítulo 7
Cómo crear un estilo de vida saludable

Vale la pena cuidar de su salud con un estilo de vida saludable para prolongar su vida. De hecho, de acuerdo con los Centros para el Control de Enfermedades, alrededor de la mitad de las muertes en los Estados Unidos están vinculadas a comportamientos que habrían podido ser modificados. Al tomar decisiones saludables, vivirá más tiempo, disfrutará una mejor calidad de vida, se sentirá más a gusto con usted, tendrá más energía y mejor apariencia, y reducirá sus riesgos de padecer enfermedades.

La capacidad de crear salud

Ya ha aprendido sobre el colesterol y los factores de riesgo. Sabe que puede tomar medidas para mejorar sus niveles de colesterol y mejorar con ello su salud general. En este capítulo examinamos la importancia de mejorar su salud. Esto no sólo significa entender las piezas individuales del rompecabezas, como consumir más verduras o caminar a diario, sino, además, cómo ponerlas juntas a lo largo de la vida. El poder de un estilo de vida saludable integrado es mucho mayor a la suma de sus partes.

El objetivo de este capítulo, por lo tanto, es ayudarle a entender lo que significa crear un estándar de vida saludable. Dado nuestro estilo actual de vida, tal vez no se dé cuenta de lo fácil que es tener una existencia poco saludable. Sin embargo, sin importar lo difícil del desafío, las recompensas de una vida saludable justifican el compromiso y el esfuerzo.

El cambio no se da de la noche a la mañana. Podrá examinar un modelo psicológico del proceso de cambio y aprenderá consejos para conservar la motivación. En los siguientes capítulos se presentará información práctica más específica acerca de lo que se debe comer, lo que se debe hacer y cómo implementar otras estrategias para acrecentar su bienestar.

¡Alerta!

Con el entorno actual, si no asume decididamente una estrategia para consumir alimentos completos e incorporar actividades físicas, es fácil engordarse. En otras palabras, si va pasivamente por la vida moderna y sólo hace lo que es más fácil y cómodo, sus decisiones probablemente le harán daño a su salud en el largo plazo.

Lo que la ciencia nos puede enseñar

La gran ventaja de vivir hoy en día es que la investigación científica nos permite tener un panorama casi completo de los mecanismos detrás de los niveles de colesterol, la arteriosclerosis y la enfermedad cardiaca. Pronto, los investigadores podrán identificar los marcadores genéticos de la enfermedad cardiaca, de manera que se podrán realizar exámenes mucho antes de que cualquier síntoma llegue a manifestarse. En el proceso de develar la manera en que nuestro sistema físico desarrolla enfermedades, también entendemos mejor cómo prevenir o, al menos, limitar el proceso de la enfermedad. Incluso, las personas de la generación anterior no tuvieron el nivel de conocimiento y comprensión con que contamos hoy acerca de las relaciones entre lo que hacemos y la manera como nuestras acciones afectan nuestra salud y longevidad.

Qué puede hacer

Lo que la ciencia no puede cambiar es que, cuando las cosas se ponen difíciles, usted tiene la última palabra. Esto es, así como el dinero no puede comprar la felicidad, tampoco puede comprar la salud. Es cierto que el dinero puede facilitar el acceso a los mejores servicios de salud, a todos los procedimientos y medicamentos disponibles y a alimentos muy poco procesados, pero, incluso la persona más rica del planeta, no puede comprar salud. La salud debe ser creada.

La Organización Mundial de la Salud define la salud como un "estado completo de bienestar físico, social y mental, no sólo como la ausencia de enfermedad o dolencias". Esta definición de salud es muy amplia. Supone un bienestar óptimo, más que la simple carencia de enfermedades. Entonces, en vez de concentrar toda su atención en cómo detener la enfermedad, reflexione por un momento sobre la importancia de dirigir su atención a crear una salud óptima. Usted puede lograrlo. Todo lo que necesita es el conocimiento, que puede encontrar en este libro, y la motivación, que se encuentra dentro de usted.

Hecho

La salud no viene en un frasco de píldoras. Su doctor no puede "darle" la salud. Solo usted puede crear la suya, cada día, semana, mes y año. Su salud es el resultado directo de su estilo de vida, que incluye comer, respirar, caminar, dormir y abrazar la vida.

Los peligros de la vida moderna

Una de las mayores ironías de la vida moderna es que es mucho más fácil vivir de una manera que propicie una salud deficiente y a la enfermedad crónica que vivir una vida vibrante de buena salud. Las razones para esto son muchas y muy complejas. Algunas características de las comodidades modernas se entretejen estrechamente con los factores de riesgo que conducen a la enfermedad cardiaca.

Los malos hábitos de alimentación

Los alimentos más fáciles de conseguir y más abundantes son las comidas rápidas, altas en grasa y en azúcar, ricas en calorías, y altamente procesadas y refinadas. Estos alimentos, a menudo, son pobres en nutrientes, aunque baratos y fáciles de encontrar. Toma más tiempo y dedicación hallar y preparar los alimentos naturales no procesados. Pero las recompensas de consumir dichos alimentos saludables son claras. Vivirá más tiempo y se sentirá mejor.

Lo que come afecta poderosamente el hecho de crear un perfil lipídico saludable que incluya niveles bajos de colesterol LDL, niveles altos de colesterol HDL y niveles bajos de triglicéridos. La investigación sustenta que una dieta basada principalmente en alimentos de origen vegetal, que incluya gran proporción de granos con un mínimo de procesamiento (integrales), verduras y frutas es esencial para mantener una salud óptima.

Información esencial

El desafío de la vida moderna es que hace muy fácil consumir en exceso alimentos que no contribuyen a mantener la salud, y hace muy sencillo reducir o, prácticamente, eliminar toda actividad física.

La falta de ejercicio y el exceso de peso

La tecnología ha facilitado tanto nuestras vidas que se requiere perseverancia para encontrar maneras de movernos. Las innovaciones modernas han creado tantos dispositivos para ahorrar trabajo, que la necesidad de movernos se ha hecho casi obsoleta. Esto no es bueno. Para crear una salud óptima, el cuerpo humano necesita ser activo físicamente.

Antiguamente, las personas no necesitaban hacer ejercicio porque las labores de la vida diaria las mantenían activas. En cambio, actualmente podemos conducir para ir al trabajo o para hacer diligencias, sentarnos en una silla para realizar nuestro trabajo, jugar y comprar desde nuestros computadores, utilizar ascensores y escaleras eléctricas para transportarnos e, incluso, emplear controles remotos para los aparatos en nuestro hogar. La educación física ya no es una asignatura diaria obligatoria para muchos niños, y las actividades sedentarias mediadas por la tecnología a menudo son la elección de los infantes a cambio de los juegos al aire libre.

Toda esta tecnología significa que algo que solíamos dar por sentado, como caminar durante el día para realizar nuestras labores o divertirnos y jugar, ya no es parte esencial en nuestras vidas. En lugar de eso, debemos hacer planes para movernos. Tenemos que idear estrategias para permanecer activos. Toda esta inactividad contribuye a que nos engordemos. Cuando la inactividad se combina con alimentos ricos en calorías al alcance de la mano, el resultado es una ganancia de peso aún mayor.

La exposición a toxinas

Otro aspecto de la vida moderna que hace difícil mantener la salud es que estamos expuestos a toxinas ambientales, incluidos muchos carcinógenos. El humo del cigarrillo, la contaminación y otros químicos dañinos en el aire, en el agua y en las fuentes de alimento debilitan nuestro bienestar. Estudios científicos también han demostrado que son dañinos para la salud humana y el ambiente.

¡Alerta!

Es imposible evitar por completo los químicos y otras toxinas en el agua, en el aire, en las construcciones y en las fuentes de alimentos. Aunque no puede controlar totalmente el ambiente en el que vive, usted puede hacer su parte para trabajar activamente a favor de su salud. Sus esfuerzos personales para promover su propia salud pueden hacer una diferencia significativa al margen del ambiente.

El estrés mental

Una de las características más notables de la vida moderna es la dificultad para escapar del estrés de la vida diaria. La tecnología impone un ritmo cada vez más rápido al trabajo y a la cotidianidad. El costo de vida, la presión de la competencia por la riqueza material, y el desafío de mantener en equilibrio los lazos familiares, profesionales y comunitarios contribuyen a aumentar las presiones diarias. Encontrar tiempo para relajarse, soltarse y saborear los placeres simples se ha convertido en un raro privilegio.

Además de los trastornos relacionados específicamente con el estrés, ocasionados por esta presión diaria, ese estrés hace aún más desafiante la búsqueda de hábitos de alimentación y actividades saludables. Al final de un día largo y difícil, es mucho más fácil agarrar un emparedado, sentarse en el sofá, y hacer lo que necesite para pasar el resto del día. Se requiere mucha más disciplina y motivación para invertir tiempo en planear las comidas, hacer compras cuidadosas, diseñar estrategias para aumentar la actividad física, y crear tiempo para relajarse de maneras refrescantes y restauradoras.

¿Entonces qué hacer? Comience por aprender lo que se necesita para un estilo de vida saludable, y las recompensas y beneficios del esfuerzo adicional. Empiece por reconocer que si todo se mantiene igual, será más difícil vivir una vida que alimente y conserve su salud. Sea paciente y amable con usted, y felicítese por todo el tiempo y esfuerzo que dedique para ir en la dirección que quiere.

Información esencial

Cada paso que dé hacia una vida positiva es bueno y valioso. Considere que crear una vida saludable es todo un desafío, pero sepa que vale la pena tener el placer de vivir muchos años sintiéndose maravillosamente, con energía, disfrutando de la vida y en un estado óptimo.

El proceso de cambio

A medida que se alista para embarcarse en su propia ruta hacia una vida saludable, es útil que se familiarice con el proceso de cambio. En el campo de la medicina del comportamiento, los investigadores están examinando cómo apoyar el proceso de cambio hacia hábitos más positivos. A medida que se hace más evidente que las personas cuentan con toda la información que necesitan para saber que deben comer más frutas y verduras y hacer ejercicio regularmente, la pregunta para los científicos es: "¿Por qué no lo hace más gente?". Los investigadores se han dado cuenta de que cambiar comportamientos es una tarea muy difícil, y buscan comprender cómo mejorar el proceso para maximizar las probabilidades de éxito de la gente.

Un reconocido investigador del comportamiento, James Prochaska, Ph. D., junto a Carlo DiClemente Ph.D., desarrolló un modelo psicológico de los cambios de comportamiento que divide la línea de acción en cinco etapas de disposición que son muy útiles para el análisis. Comprender esta progresión le puede ayudar a tener más éxito en alcanzar su meta para tener un estilo de vida más saludable. Las cinco etapas incluyen la previa a la contemplación, la contemplación, la preparación, la acción y el mantenimiento.

Estas etapas pretenden describir el proceso mediante el cual aumenta la disposición para el cambio y, por tanto, las probabilidades de tener éxito. En otras palabras, antes de realizar alguna acción se debe tener verdadera disposición y motivación para modificar un comportamiento. Y si el proceso se realiza en ese orden —primero la motivación y después la acción— las posibilidades de tener éxito serán mucho mayores.

Hecho

No todas las personas avanzan en línea recta hacia el cambio a una vida saludable. Por ejemplo, una persona puede avanzar a la etapa de acción y luego devolverse a la etapa de contemplación. Lo importante es seguir intentándolo siempre y no permitir que los retrocesos se vuelvan permanentes.

Etapa previa a la contemplación

¡Felicitaciones! Si está leyendo este libro ya ha avanzado más allá de la etapa previa a la contemplación. Una persona en la etapa previa a la contemplación no está efectuando ningún cambio de comportamiento y no tiene la intención de realizar alguno. Una persona en esta etapa no está motivada y no cuenta con las herramientas ni la información necesarias para hacer un cambio positivo. Esta persona considera que es más fácil permanecer en su situación e, incluso, correr el riesgo de tener una salud deficiente o una vida más corta que hacer algún cambio. Usted puede tener amigos o seres queridos que están en esta etapa.

Contemplación

En esta etapa, la persona comienza a entender que es mejor tener un estilo de vida más saludable. Aunque piensa en ello, todavía no ha dado ningún paso para hacer realidad este cambio. Durante esta etapa, está dedicada a reunir la mayor cantidad de información y sopesar los aspectos positivos y negativos de realizar cualquier acción. Todavía no ha asumido ningún compromiso para cambiar, si bien está pensando en hacerlo. Sin embargo, es una etapa muy importante.

Si considera que se encuentra en la etapa de contemplación, entonces está haciendo lo correcto al leer y aprender más acerca de los beneficios de efectuar cambios positivos para un estilo de vida más saludable.

Pregunta

¿Cómo puedo ayudar a mis amigos y seres queridos que se encuentran en la etapa de contemplación? La mejor forma de dar apoyo es compartir información acerca de los beneficios específicos que se derivan de adoptar comportamientos más saludables. Por ejemplo, coménteles que una persona que inicia un programa de ejercicio moderado dormirá mejor en las noches y tendrá más energía durante el día. Estos son beneficios con los que normalmente todos se pueden identificar y quieren disfrutar.

Preparación

Las personas que están en la etapa de preparación ya han comenzado a dar pequeños pasos para adquirir nuevos hábitos saludables. Por ejemplo, una persona quiere ser más activa y decide salir a comprar un nuevo par de zapatos para caminar. O, cuando desea alimentarse más saludablemente y compra un libro como este, lleno de recetas beneficiosas para el corazón y de consejos para comer mejor entre comidas.

La mejor manera de ayudar a alguien que se encuentre en la etapa de preparación es darle apoyo y ánimo para que siga avanzando. Deje sugerencias e insinuaciones visibles en lugares obvios. Por ejemplo, coloque fotos de frutas, verduras y granos integrales sobre el refrigerador o fotos de modelos saludables y en forma. Deje elementos para hacer ejercicio, como zapatos, tanto en la casa como en la oficina a manera de recordatorios. Insista en aprender acerca de los beneficios derivados de consumir alimentos nutritivos, realizar ejercicio, controlar el estrés y sentirse en condiciones óptimas.

Acción

En la etapa de acción, las cosas comienzan a ser emocionantes. Es el primer periodo de seis meses al iniciar un nuevo programa de ejercicio, un nuevo patrón de alimentación, o al integrar nuevos métodos de relajación en su día. Los estudios muestran que, normalmente, se necesitan dos meses para desarrollar un hábito nuevo, y que el 50% de las personas que inician un nuevo programa lo abandonan dentro de los primeros seis meses. Las estrategias para tener éxito durante ese lapso incluyen buscar apoyo en amigos, familia y compañeros de trabajo o tener recordatorios útiles para seguir con sus nuevas rutinas y prácticas en los sitios que ve frecuentemente.

Mantenimiento

La conclusión ideal de un esfuerzo concentrado en efectuar cambios en los comportamientos es llegar a la fase de mantenimiento. En el ejemplo de incorporar actividad regular, la persona llega a la fase de mantenimiento cuando se ha ejercitado regularmente durante al menos seis meses. Las posibilidades de abandonar este nuevo hábito después de ese periodo de tiempo son bajas. El comportamiento se motiva a sí mismo porque es fácil sentir los beneficios y recompensas de la actividad saludable. Todavía es importante incorporar diversión y diferentes actividades para mantener altos los niveles de motivación, pero mientras más tiempo continúe con el comportamiento es menos probable que lo abandone.

Manejo de las recaídas

Como dice el dicho, "el ser humano es un animal de costumbres". El cambio no es fácil. Recaer es una parte normal del proceso. De hecho, los estudios muestran que las personas que lograron dejar el cigarrillo normalmente habían intentado hacerlo al menos en tres ocasiones.

Acérquese al proceso de cambio como a una experiencia de aprendizaje. Con cada paso hacia adelante, averigüe qué funcionó. Con cada paso hacia atrás, en vez de castigarse, trate de averiguar la razón de su retroceso. Si asume la transformación de sus hábitos como un viaje y una aventura de autoaprendizaje, tendrá más probabilidades de éxito. Recuerde perdonarse y seguir adelante.

Información esencial

Sus nuevas prácticas saludables, como comer una fruta en el desayuno o completar una sesión de *lagartijas* en la mañana, no son molestos "problemas" o "medicamentos recetados". Asúmalas como soluciones que mejorarán su vida, no como un deber más para su lista de quehaceres.

Encuentre formas de incorporar hábitos saludables que funcionen para usted de manera que los siga poniendo en práctica. Por ejemplo, si no le agradan las uvas pasas, no decida comerlas todas las mañanas con su avena al desayuno. Se sentirá como tomando una medicina que odia. En cambio, busque algo que le agrade comer y que también sea bueno para usted, e inclúyalo más a menudo en su dieta.

Si considera que necesita ayuda de alguien para seguir su programa de dieta y ejercicio, consulte a un dietista o contrate a un entrenador personal para trabajar de manera regular. No se programe para fallar, sino para vencer. No se castigue, recompénsese. Busque soluciones que le funcionen y le permitan sentirse bien con usted.

Crea en usted

Otro concepto importante que los investigadores han identificado como fundamental para el cambio exitoso es cuánto cree en su propia capacidad para lograrlo. La confianza en uno mismo es importante. Cuanto más crea que puede tener éxito, más probable será que lo tenga. En cambio, si se percibe como una persona que sencillamente no puede comer alimentos nutritivos o a quien le es imposible sacar un tiempo para moverse durante el día, entonces así será. La percepción de uno mismo es algo poderoso.

Aún más, el poder de la confianza en uno mismo depende de comportamientos específicos. Por ejemplo, usted puede tener mucha confianza en poder caminar al menos 30 minutos al día casi todos los días de la semana. Al mismo tiempo, puede no tener tanta confianza en poder comer más verduras y menos dulces cada día. Necesita construir su confianza en cada área particular en la que quiera tener éxito. También necesita creer que puede alcanzar las metas que se fijó.

¡Alerta!

Estudios demuestran que comprometerse con comportamientos que promueven la buena salud le puede añadir hasta 20 años a su expectativa de vida. Esto es cierto incluso si comienza a incorporar más comportamientos saludables a los 50 años.

Identifique sus prioridades

Este es un ejercicio interesante que le ayuda a ponerse en contacto con lo que es realmente importante en su vida. Tómese un momento para escribir las cinco cosas más importantes para usted. Algunos de los ejemplos que podría incluir son: su familia, su salud, la comunidad, la profesión, un pasatiempo, causas políticas o el trabajo voluntario. Luego, en la misma hoja de papel, haga una lista de las 5 actividades a las que dedica la mayor parte de su tiempo en un día promedio. Anote qué porcentaje de su tiempo dedica a cada una de ellas.

Dedique un momento a comparar en qué gasta su tiempo cada día y aquello que usted valora más en su vida. ¿Hubo coincidencias? ¿O se dio cuenta de que está descuidando algunas cosas que son muy importantes para usted? Una vez sea consciente de la manera como gasta su tiempo, puede empezar a hacer cambios. A medida que saca a la luz sus hábitos inconscientes y patrones de comportamiento, puede comenzar a evaluar de manera realista los pequeños pasos que puede dar hacia sus nuevas metas.

Por ejemplo, si se da cuenta de que pasa tres horas al día viendo televisión y no dedica ningún tiempo a caminar o a participar en alguna otra actividad física moderada, verá que tiene de dónde sacar tiempo para hacer ejercicio. Si realmente no puede dejar de ver la televisión, piense en maneras de hacer algunos ejercicios mientras ve sus programas favoritos. Luego, intente hacer esto al menos cuatro días a la semana.

Disfrute las recompensas de su esfuerzo

Y, por último, aunque no por ello es menos importante, recuerde recompensarse por su buen comportamiento. Por ejemplo, prométase que si se ciñe a su nuevo plan de alimentación o de ejercicio durante cuatro semanas consecutivas se recompensará con un buen masaje o se comprará ropa nueva para hacer ejercicio.

Vivir en una época en la que podemos esforzarnos para optimizar nuestra salud es realmente un privilegio. Cuando se mueva, sienta el gozo de experimentar la sensación de sus músculos en acción. Al comer un plato de alimentos frescos, perciba los sabores, colores, aromas y texturas que esos alimentos completos le aportan al placer de comer. Cuando se sienta más fuerte, con más energía o, simplemente, con más vida, sepa que es resultado directo de sus esfuerzos para crear una vida saludable. Puede hacerlo, sólo siga creyendo en usted y en que lo merece, porque usted lo vale.

Capítulo 8

Una nutrición saludable para mejorar sus niveles de colesterol

Lo que da a su organismo crea su salud. Los factores de alimentación están asociados a cuatro de las diez principales causas de muerte en los Estados Unidos: enfermedad cardiaca coronaria, accidente cerebrovascular, diabetes tipo 2 y ciertos tipos de cáncer. Los alimentos que consume pueden aumentar o reducir su riesgo de padecer enfermedad cardiaca, discapacidad y muerte. Una dieta que contribuya a la arteriosclerosis es un importante factor de riesgo modificable, lo que significa que usted puede hacer una verdadera diferencia con sólo escoger alimentos adecuados.

Recomendaciones de alimentación para una mejor salud

En 2000, la Asociación Estadounidense del Corazón expidió sus guías nutricionales para ayudar a que la gente siga hábitos de alimentación y estilos de vida que reduzcan el riesgo de enfermedad cardiovascular. (Estas guías reemplazan las antiguas recomendaciones de dieta del "paso 1" y "paso 2" de la organización). En las recomendaciones de 2000, la Asociación Estadounidense del Corazón apoya decididamente el "consumo de una dieta que contenga una variedad de alimentos de todas las categorías alimenticias y énfasis en frutas y verduras, productos lácteos sin grasa o bajos en grasa, cereales y granos, leguminosas y nueces, pescado, aves y carnes magras". Los investigadores coinciden en que las recomendaciones basadas en alimentos son más prácticas y fáciles de entender que las que se enfocan en el conteo de calorías, grasa o colesterol.

Hecho

Los seis grupos principales de alimentos incluyen: leche, yogur y queso; carnes rojas, aves, pescados, fríjoles, huevos y nueces; verduras; frutas; pan, cereales, arroz y pastas; y grasas, aceites y dulces. Dentro de cada grupo de alimentos, la meta es seleccionar una variedad de ellos para garantizar la obtención de todos los nutrientes esenciales que necesita.

La Asociación Estadounidense del Corazón recomienda los siguientes alimentos:

- Cinco porciones de frutas y verduras al día.
- Seis porciones de granos al día.
- Dos porciones de pescados grasos a la semana.
- Incluir productos lácteos sin grasa y bajos en grasa.
- Incluir leguminosas (como los fríjoles).
- Incluir aves.
- Incluir carnes rojas magras.

Estas recomendaciones hacen énfasis en la importancia de seleccionar una dieta balanceada con alimentos de todos los grupos, especialmente frutas, verduras y granos. Además de incluir el número recomendado de porciones de los tres primeros tipos de alimentos, incluya cantidades balanceadas de los demás en las opciones para sus comidas.

Las anteriores recomendaciones son adecuadas para cualquier persona a partir de los dos años de edad. Establecer las bases para unos patrones de alimentación saludables en los niños es de importancia crucial para ayudar a que construyan hábitos saludables y prevengan el desarrollo de enfermedades más adelante en la vida.

Beneficios de un patrón de alimentación saludable

Después de años de investigación, los especialistas están armando el rompecabezas de lo que se define como un patrón de alimentación diseñado para optimizar la salud. Cuando los científicos comenzaron a investigar las causas de la enfermedad cardiaca, las grasas fueron identificadas como el enemigo. Pero a medida que aumentan los estudios, el panorama se hace más complicado. De hecho, una dieta alta en grasa es el principal patrón de alimentación de algunas de las personas con las tasas más bajas de enfermedad cardiaca. La diferencia es que se trata de grasas de origen vegetal que protegen el corazón. El reconocimiento de los beneficios de este estilo de alimentación, conocido como "dieta mediterránea", representa un cambio fundamental en el pensamiento acerca de los efectos de la dieta sobre los lípidos sanguíneos. Actualmente, los investigadores apoyan el concepto de que una dieta basada principalmente en alimentos de origen vegetal, incluidos aceites vegetales y pescados grasos, es óptima para conservar una buena salud.

La dieta mediterránea

Los investigadores se sintieron intrigados con la dieta de los habitantes del sur de Europa (cerca del Mediterráneo) cuando se dieron cuenta de que la gente de esa región gozaba de una incidencia muy baja de enfermedad cardiaca y tendía a vivir más tiempo que los estadounidenses y los habitantes del norte de Europa. La dieta mediterránea se caracteriza por un consumo alto de frutas y verduras, nueces y cereales, y aceite de oliva. Además, incluye habitualmente pescado, lácteos y vino con las comidas. En cambio, el consumo de carnes rojas y aves es mínimo.

Los estudios demuestran que las personas que siguen la dieta mediterránea pueden reducir sus probabilidades de sufrir un nuevo ataque al corazón hasta en un 67%. En otro estudio, publicado en el *New England Journal of Medicine* en 2003, los investigadores evaluaron a 22.000 adultos griegos durante aproximadamente cuatro años y evaluaron en qué medida los participantes se ceñían a la dieta mediterránea. Los científicos encontraron que las personas que siguieron estrictamente la dieta mediterránea tenían un 33% menos posibilidades de morir de enfermedad cardiaca y un 24% menos posibilidades de morir de cáncer, que aquellos que no se adhirieron a una dieta mediterránea. Claramente, estas diferencias en la dieta tuvieron un fuerte impacto en el riesgo de los sujetos de padecer enfermedad cardiaca.

Información esencial

Estos estudios logran confirmar la influencia que tiene la dieta sobre la salud del corazón. Lo que resulta todavía más interesante es que, al examinar los componentes de la dieta, los investigadores no han encontrado un solo elemento que tenga el efecto de mejorar la salud. Más bien, se trata de la correcta combinación de alimentos en la dieta como un todo.

El enfoque dietético para detener la hipertensión: la dieta DASH

El estudio DASH (sigla en inglés para 'enfoque dietético para detener la hipertensión') es otra investigación importante que apoya una dieta con énfasis en alimentos de origen vegetal para reducir los riesgos de padecer presión arterial alta, forma de enfermedad cardiaca. Los investigadores dividieron a los participantes en el estudio en tres grupos: uno de control, uno que comió muchas frutas y verduras, y uno de dieta combinada que comió muchas frutas, verduras y lácteos bajos en grasa.

Los investigadores encontraron que la reducción en la presión arterial en el grupo de dieta combinada fue tan importante como la lograda con cualquier medicamento. Mientras que los participantes en el grupo de frutas y verduras experimentaron modestas reducciones en la presión arterial, estas no fueron tan significativas como las de quienes, además, obtuvieron calcio y otros minerales de los productos lácteos. Los miembros del grupo de dieta combinada también redujeron sus niveles de colesterol LDL en un 9% más que las personas del grupo de control. En otras palabras, el riesgo de enfermedad cardiaca pudo ser reducido no gracias a suplementos o a un solo alimento mágico, sino mediante una dieta que se basó en una variedad de alimentos frescos no procesados, e incluyó algunos ricos en calcio.

Riesgos de los alimentos de origen animal y las comidas procesadas

Para obtener niveles saludables de colesterol, la primera línea de acción es evitar los alimentos con componentes que eleven el nivel de colesterol LDL. Esta prioridad se basa en la evidencia de que los niveles altos de colesterol total y colesterol LDL aumentan el riesgo de enfermedad cardiaca y accidente cerebrovascular, y que la reducción de los niveles de colesterol LDL reduce estos riesgos.

Hecho

Los componentes de los alimentos de origen animal y procesados cuyo consumo debe limitar o evitar incluyen los siguientes: ácidos grasos saturados, ácidos grasos insaturados trans, y (en menor grado) colesterol.

Ácidos grasos saturados

Existe una relación directa entre el aumento del consumo de ácidos grasos saturados, a menudo llamados grasas saturadas, y un aumento en los niveles de colesterol LDL. Los ácidos grasos saturados se encuentran en alimentos de origen animal, como carnes rojas y lácteos. Filetes y chuletas, hamburguesas, embutidos, carnes procesadas –carnes frías, salchichas, salami y cortes de carne con alto contenido de grasa–, son fuentes comunes de grasas saturadas, como lo es también la piel de las aves. Los lácteos ricos en grasas saturadas incluyen quesos, mantequilla, leche entera, leche con 2% de grasa, helados, cremas y yogures de leche entera. Los alimentos de origen vegetal no contienen ninguna grasa saturada.

Para quienes no padecen enfermedad cardiaca o niveles altos de colesterol LDL, la Asociación Estadounidense del Corazón recomienda que el consumo de grasas saturadas represente menos del 10% del total diario de calorías. Para quienes sepan que tienen enfermedad cardiaca o niveles altos de colesterol LDL, la recomendación de consumo diario de grasas saturadas es mucho más bajo, menos del 7% del total de calorías. Si padece alguna enfermedad o trastorno cardiaco, trabaje estrechamente con su médico o con un dietista para crear unas guías nutricionales individualizadas para su situación personal.

Los siguientes pasos muestran un ejemplo de cómo una persona sin niveles altos de colesterol puede determinar su cantidad diaria recomendada de grasas saturadas. En este ejemplo, asuma una ingesta diaria recomendada de calorías de alrededor de 2.000 al día, con base en la actividad y en las necesidades metabólicas:

1. Calcule el número total de calorías de grasa saturada, como menos de 10% del total de calorías diarias, así:
   10% (0,10) x 2.000 calorías = 200
2. Luego, calcule el número total de gramos de grasa saturada, como menos de 10% del total de calorías diarias, mediante la siguiente fórmula:
   200 calorías de grasa saturada ÷ 9 calorías por gramo = 22,22

Esta persona debe consumir menos de 22 gramos de grasa saturada en total al día.

Los siguientes pasos muestran cómo determinar las calorías y gramos para una dieta con menos del 7% de grasa saturada. Este ejemplo se aplicaría a una persona con enfermedad cardiovascular o niveles altos de colesterol sanguíneo, y de nuevo asume una dieta de 2.000 calorías al día.

1. Calcule el número total de calorías de grasa saturada en menos del 7% del total de calorías diarias, así:
   7% (0,7) x 2.000 calorías = 140
2. Luego, calcule el número total de gramos de grasa saturada, en menos del 7% del total de calorías diarias, mediante la siguiente fórmula:
   140 calorías de grasa saturada ÷ 9 calorías por gramo = 15,55

Esta persona debe consumir menos de 16 gramos de grasa saturada en total al día.

A continuación se descompone una hamburguesa para poder observar cómo se aplican estas cifras a una porción de alimentos verdaderos. El pan de una hamburguesa de 85 gramos contiene aproximadamente 7 gramos de grasa saturada. Una tajada de queso cheddar de 28 gramos contiene 6 gramos de grasa saturada. Una cucharada de mayonesa tiene aproximadamente 2 gramos de grasa saturada. Hasta ahora, la hamburguesa contiene 15 gramos de grasa saturada, ¡y todavía no hemos terminado de armarla! Al descomponer los números, es muy fácil ver que los gramos de grasa saturada se acumulan rápidamente si consume mucha carne y muchos lácteos en sus comidas.

¡Alerta!

Como es difícil o casi imposible analizar cada bocado de comida, un buen método para limitar las grasas saturadas en su dieta es simplemente reducir la cantidad de alimentos de origen animal que consume. En el capítulo 9 encontrará estrategias específicas que le ayudarán a reducir su consumo de alimentos de origen animal. Al escoger más alimentos de origen vegetal, necesariamente comerá menos alimentos de origen animal. Además, vivir sin tener que hacer todos esos cálculos es ciertamente más fácil y hace mucho más placentera la hora de las comidas.

Ácidos grasos insaturados trans

Los ácidos grasos insaturados trans, a menudo denominados grasas trans, son más perjudiciales para su salud que las grasas saturadas. Como con las grasas saturadas, hay una relación directa entre el aumento en el consumo de grasas trans y el aumento de los niveles de colesterol LDL. Además, existe una relación directa entre el aumento en el consumo de grasas trans y una reducción de los niveles de colesterol HDL. Por tanto, una dieta rica en grasas trans hace un daño doble, primero al aumentar sus niveles de colesterol malo y segundo al reducir simultáneamente sus niveles de colesterol bueno.

Las grasas trans se encuentran principalmente en alimentos procesados disponibles en el comercio como tartas, rosquillas, galletas, papas fritas, dulces, bizcochos, hojaldres, manteca vegetal y comidas rápidas fritas. Los fabricantes de alimentos crean la grasa trans a través de un proceso llamado hidrogenación que convierte los aceites, que de otro modo serían líquidos, en una sustancia más sólida. Esta hidrogenación es útil para los fabricantes de alimentos porque aumenta la duración de los mismos, les da forma a sustancias normalmente líquidas y aporta sabor. Los estudios, sin embargo, han confirmado que no hay un nivel de consumo de grasas trans que pueda considerarse seguro.

De acuerdo con el reporte del Instituto de Medicina, una organización sin ánimo de lucro instituida por la Academia Nacional de Ciencias, existe una relación directa entre el consumo de ácidos grasos trans y un aumento en los niveles de colesterol total y colesterol LDL. Esto significa que el consumo de ácidos grasos trans aumenta el riesgo de padecer enfermedad cardiaca coronaria y, por tanto, debe ser evitado. Sin embargo, la Academia Nacional de Ciencias reconoce que es casi imposible sortear por completo los ácidos grasos trans en los alimentos que tenemos disponibles actualmente, y recomienda que el consumo de grasas trans sea tan bajo como sea posible.

La investigación que sustenta la afirmación de que no hay niveles seguros de grasas trans en la dieta es tan sólida que la Administración de Alimentos y Drogas de los Estados Unidos (FDA) estableció un requisito para las etiquetas de los alimentos con respecto a las grasas trans, vigente desde 2006. Los fabricantes de alimentos deben informar la cantidad presente en todo producto alimenticio.

Hecho

Desde 2006, las etiquetas actualizadas de los alimentos deben aclarar la cantidad de grasas trans, además de las grasas totales y las grasas saturadas que ya aparecen en la lista. Las reglas, sin embargo, no exigen que se incluyan en la etiqueta las cantidades de grasas trans inferiores a 0,5 gramos por porción.

La buena noticia es que los fabricantes de alimentos ya se están involucrando y respondiendo a la evidencia de que estas grasas son dañinas para la salud. PepsiCo., uno de los productores más grandes de alimentos y bebidas, ha emprendido una iniciativa para eliminar las grasas trans de sus bocadillos, que incluyen líneas populares como las frituras Frito-Lay, Doritos, Lays, Ruffles, Cheetos y Cracker Jack, entre otras.

Kenneth Cooper, M. D., M. P. H., fundador de la Clínica Cooper en Dallas, Texas y padre del movimiento de los "aeróbicos", ha venido trabajando con PepsiCo."Se ha encontrado que las grasas trans aumentan el tipo más dañino de colesterol LDL, el de partículas densas pequeñas, y existe un aumento directo en el riesgo de ataque al corazón con el aumento en el consumo de las grasas trans", afirma el Dr. Cooper."Debemos atacar todas las grasas trans en la dieta. Estos productos llegan al mercado en 2004 y reducen en miles de kilos el consumo de grasas trans en el mundo anualmente".

Información esencial

Para escoger lo más saludable, a cambio de bocadillos con o sin grasas trans, elija bocadillos hechos de alimentos enteros con un mínimo de procesamiento. Esta elección le garantiza obtener fibras, vitaminas, minerales y nutrientes que contribuyen a mejorar su salud.

El colesterol de los alimentos de origen animal

Así como las células del cuerpo humano contienen colesterol, también las de los demás animales. Las verduras y los alimentos de origen vegetal, sin embargo, no lo contienen. Una buena regla para recordar es que muchos alimentos que tienen un contenido alto de grasas saturadas también tienen un contenido alto de colesterol. Los alimentos ricos en colesterol incluyen vísceras (como el hígado), ciertos mariscos, aves de corral, lácteos y huevos. Un estudio reciente, sin embargo, mostró que el consumo de un huevo al día en personas que no tengan enfermedad cardiaca o niveles elevados de lípidos no contribuye a elevar los niveles de colesterol en la sangre.

El consumo de alimentos con alto contenido de colesterol puede aumentar los niveles de colesterol LDL, pero nunca tanto como el consumo de alimentos ricos en grasas saturadas y grasas trans. En otras palabras, usted mejorará más sus niveles de colesterol al limitar el consumo de alimentos ricos en grasas saturadas y grasas trans que al reducir el consumo de alimentos que contengan colesterol.

La Asociación Estadounidense del Corazón recomienda un consumo diario promedio de colesterol de menos de 300 mg para las personas sanas. Para aquellas con enfermedad cardiaca, diabetes o niveles elevados de lípidos, la recomendación es de menos de 200 mg. Actualmente, el consumo diario promedio de colesterol en los Estados Unidos es de 256 mg. La cantidad consumida por los hombres es ligeramente mayor (331 mg), que la de las mujeres (213 mg). Por lo tanto, el actual consumo promedio de alimentos ricos en colesterol entre los estadounidenses sanos se encuentra dentro de rangos apropiados para conservar una buena salud.

Alimentos para un corazón sano

Alimentos que deben escogerse con mayor frecuencia	Alimentos que deben escogerse con menor frecuencia
Panes y cereales (6 porciones, o menos, al día, según las necesidades calóricas)	
Panes integrales, cereales y pasta	Productos de panadería hechos con harina refinada (rosquillas, cruasanes, rollos dulces, panecillos daneses)
Arroz integral	Tortas, tartas, galletas
Papas	Bizcochos, rollos de mantequilla, panecillos
Fríjoles y arvejas secos	—
Galletas saladas integrales	Bocadillos de granos procesados y refinados (papas fritas, bolitas de queso, mezclas de pasabocas, galletas saladas comunes, palomitas de maíz con mantequilla)

Verduras (3-5 porciones al día)	
Verduras frescas, congeladas o enlatadas, sin adición de grasa, salsas o sal	Verduras fritas o preparadas con mantequilla, queso o crema

Frutas (2-4 porciones al día)	
Frutas frescas, congeladas, enlatadas o deshidratadas, sin adición de azúcar	Frutas enlatadas con almíbares espesos

Lácteos (2-3 porciones al día)	
Leche descremada, leche con 0,5% de grasa, leche con 1% de grasa, suero de leche, yogur, requesón	Leche entera, leche con 2% de grasa, yogur de leche entera
Queso sin grasa o bajo en grasa	Helado corriente, crema, queso

Huevos* (no más de dos yemas de huevo a la semana)	
Claras de huevo o sustitutos de huevo	Yemas de huevos, huevos completos

Carnes rojas, aves, pescado (140 gramos o menos al día)	
Cortes magros de carnes de animales alimentados con comida de origen vegetal	Cortes con mayor contenido de grasa de animales alimentados con concentrados de origen animal
Lomo, pierna	Costillas, bife de costilla, tocino
Hamburguesa extramagra	Hamburguesa corriente
Carnes frías hechas con carne magra o proteína de soya	Carnes frías, salami, mortadela, salchichas
Aves sin piel alimentadas con granos	Aves con piel
-	Vísceras (hígado, sesos, mollejas)
Pescado silvestre (no cultivado)	Pescado frito

Grasas y aceites (cantidad según las necesidades calóricas)	
Aceites insaturados	Aceite de coco
Margarinas suaves o líquidas	Margarinas sólidas
Aceites vegetales para untar	Mantequilla, manteca vegetal
Aderezos para ensaladas, semillas y nueces	—

* Recomendación para personas con niveles elevados de lípidos

Beneficios de los alimentos de origen vegetal y enteros

Los expertos en nutrición consideran que la mejor forma de lograr una dieta saludable es pensar en términos de los tipos de alimento que hay que comer, más que en los que hay que eliminar. Ellos recomiendan tener en cuenta que la dieta más sana consiste principalmente en alimentos enteros de origen vegetal, con la que consumirá grandes cantidades de granos, nueces, frutas y vegetales. Enfocarse en una dieta de alimentos de origen vegetal no significa adoptar una dieta vegetariana. Sólo significa que la dieta ideal para mejorar la salud contiene más alimentos de origen vegetal y menos de origen animal.

Frutas y verduras

Estudios demuestran que los patrones alimenticios que incluyen alto consumo de frutas y verduras están asociados con riesgos más bajos de desarrollar enfermedad cardiaca, accidente cerebrovascular e hipertensión. A diferencia de muchos alimentos procesados altos en grasa y en azúcar, las frutas frescas y las verduras son densas en nutrientes y bajas en calorías. Además, tienen un alto contenido de agua. Esto ayuda a mantener unos adecuados niveles de hidratación y contribuye a la sensación de saciedad. Este tipo de patrón de alimentación le aportará abundante fibra saludable, nutrientes esenciales, fitoquímicos y antioxidantes beneficiosos.

Los fitoquímicos son sustancias que dan color a las plantas y contribuyen a mantenerlas saludables. De la misma manera que evitan enfermedades, oxidación e inflamación, en las plantas también lo hacen en los seres humanos. Los diferentes fitoquímicos mantienen la salud del corazón gracias a diferentes efectos protectores. Los antioxidantes, como ciertas vitaminas, carotenoides y flavonoides, evitan la oxidación y reducen la probabilidad de que el colesterol LDL oxidado se adhiera a las paredes arteriales. Recuerde que cuando el colesterol LDL se oxida forma la placa arterial (como se describe en el capítulo 1). Las vitaminas C y E son ricas en antioxidantes. Sin embargo, es preferible obtener estos antioxidantes de alimentos que de suplementos.

Hecho

Las fuentes alimenticias de vitamina C incluyen frutas cítricas, tomates, kiwis y brócoli. Entre los alimentos ricos en vitamina E están los granos integrales, nueces, semillas, aguacates y aceites vegetales. El selenio, un mineral antioxidante, se encuentra en los granos, semillas y mariscos.

Las verduras y frutas son, además, una rica fuente de complejo B. El ácido fólico, en particular, es esencial para la salud ya que ayuda a prevenir los niveles altos de la perjudicial homocisteína en el torrente sanguíneo, que dañan la salud de las arterias. Consumir alimentos ricos en ácido fólico previene los niveles altos de homocisteína. Aunque las investigaciones aún no han comprobado que al tratar los niveles altos de homocisteína se reduzca el riesgo de padecer enfermedad cardiaca, sabemos que los niveles elevados son un marcador de riesgo aumentado. Los alimentos ricos en ácido fólico incluyen fríjoles, espárragos, hojas verdes frescas y naranjas. Muchos cereales para el desayuno vienen fortificados con vitaminas del complejo B, incluido el ácido fólico, lo que significa que durante su procesamiento, se le añaden al producto estas vitaminas.

Otros minerales cumplen un papel valioso en la regulación de la presión arterial y el mantenimiento de la buena salud de los vasos sanguíneos. Recuerde que otra condición para la arteriosclerosis es que las paredes de los vasos sanguíneos estén inflamadas o dañadas para que la placa arterial pueda adherirse a ellas. Minerales como calcio, magnesio y potasio pueden ayudar a mantener estas paredes sanas. Como lo han mostrado los estudios, las personas que tienen niveles de presión arterial más saludables tienden a tener una dieta llena de frutas y verduras ricas en estos nutrientes. Entre los alimentos que son fuentes de calcio, magnesio y potasio están las alcachofas, melones, brócoli, bananos, coliflor, pimentón y muchos otros.

Granos integrales

Los granos integrales aportan fibra, vitaminas, carbohidratos complejos y minerales. Estudios demuestran que las personas que consumen más granos integrales tienen un riesgo más bajo de padecer enfermedad cardiaca. Un grano integral aún tiene la cubierta exterior o salvado del grano y el germen, que se transformará en una plántula. Los granos integrales son superiores a los granos procesados ya que durante la refinación se pierden muchos nutrientes.

Cuando adquiera productos hechos de granos, busque la palabra "integral" junto al nombre del grano en la lista de ingredientes, para garantizar que está obteniendo el mejor valor nutricional por su dinero. Si debe comer granos procesados, entonces escoja aquellos que hayan sido enriquecidos, particularmente con vitaminas del complejo B, para reemplazar los nutrientes que se hayan perdido durante el proceso de refinación.

Las dietas altas en carbohidratos simples, como harinas refinadas y pastas, pueden ocasionar niveles altos de triglicéridos y niveles bajos de colesterol HDL o colesterol bueno. Esto aumenta los riesgos para la salud cardiaca y explica por qué en las dietas recomendadas se están cambiando las severas restricciones al consumo de grasas y poniendo más énfasis en los carbohidratos elevados. Notablemente, este efecto adverso no ocurre cuando los carbohidratos de la dieta vienen de fuentes de carbohidratos complejos, como los granos integrales. Por tanto, debe consumir estos últimos para una salud óptima, y evitar los granos altamente refinados tanto como sea posible.

Información esencial

Como los granos son ricos en fibra y bajos en grasa, también contribuyen a una dieta saludable baja en calorías. Por consiguiente, cuando consume las cantidades recomendadas de granos, siente saciedad sin haber consumido un exceso de calorías. Esto contrasta notablemente con las comidas altamente procesadas y refinadas que se digieren rápidamente, son altas en calorías y no generan la misma sensación de saciedad.

Nutrientes presentes en los alimentos enteros

Cuando elige alimentos de origen vegetal y enteros, hay varios nutrientes importantes que pasan a ser parte de su dieta. Entre ellos está la fibra soluble presente en los alimentos de origen vegetal, los ácidos grasos omega-3 presentes en el pescado, y otros más.

Fibra soluble

Una inmensa variedad de granos contribuyen a la salud, no sólo como fuente de vitaminas y minerales, sino también como valiosa fuente de carbohidratos complejos y fibra soluble. El trigo integral, avena integral, cebada, centeno, salvado de avena, salvado de arroz, salvado de maíz y las semillas de ispágula (psyllium), contienen fibra soluble. Ciertas frutas, como las manzanas, ciruelas, peras y naranjas también contienen fibras solubles.

Los estudios demuestran que el consumo de alimentos que contienen fibra soluble puede reducir los niveles de colesterol LDL. De hecho, el aumento de cinco a diez gramos de fibra soluble al día ha demostrado reducir el colesterol LDL hasta en un 5%. Se puede lograr una reducción aún más significativa en el nivel de colesterol al aumentar el consumo diario de 10 a 25 gramos al día. Debido a estos beneficios para los niveles de colesterol, las guías del gobierno federal recomiendan el uso de fuentes de fibra soluble como opción terapéutica para reducir el colesterol LDL en personas con niveles altos del mismo.

La razón por la que la fibra soluble ayuda a reducir el colesterol LDL es que actúa en gran medida de la misma forma que los secuestrantes de los ácidos biliares. (Vea más información en el capítulo 18). En los intestinos, la fibra soluble se liga al colesterol impidiendo que este sea absorbido por el organismo. El colesterol entonces es excretado, lo que obliga al hígado a recurrir a sus reservas de colesterol para fabricar más ácidos biliares para la digestión, con lo que se produce una reducción general del colesterol en el cuerpo.

Hecho

El consumo de alimentos ricos en fibras solubles, como los productos de avena, semillas de ispágula, pectina (en las manzanas y otras frutas) y goma guar reduce el colesterol LDL, sobre todo en personas con colesterol alto. Estudios demuestran que por cada gramo de fibra soluble consumido al día, el colesterol LDL baja en promedio 2,2 mg/dL. Además, las dietas altas en fibra no reducen el colesterol HDL ni elevan los triglicéridos.

Ácidos grasos poliinsaturados omega-3

Numerosos estudios indican los beneficios de aumentar los alimentos ricos en ácidos grasos omega-3 en la dieta para la reducción del riesgo de padecer enfermedad cardiaca. Los pescados de agua fría, como salmón, atún, arenque y macarela, son fuentes particularmente buenas de ácidos grasos omega-3. La Asociación Estadounidense del Corazón recomienda al menos dos porciones de pescado a la semana. Otras fuentes de origen vegetal incluyen la linaza, los aceites de linaza, canola y soya, y las nueces.

Los estudios demuestran que el consumo de alimentos ricos en ácidos grasos omega-3 aporta múltiples beneficios para la salud del corazón. Entre los efectos positivos están la reducción de los niveles de triglicéridos, del riesgo de muerte súbita, de la tendencia a la formación de coágulos sanguíneos y de la posibilidad de arritmia (irregularidad en la frecuencia cardiaca), y el mejoramiento de la dilatación de los vasos sanguíneos. Otro beneficio del consumo de pescado es que se trata de una buena fuente de proteínas que no contiene grasas animales saturadas dañinas. El aceite de pescado, además, parece aliviar la inflamación y es recomendado a las personas que sufren de dolor en las articulaciones relacionado con la artritis. No son claras las razones por las que estas grasas producen estos resultados beneficiosos.

Comer pescado es mejor que consumir cápsulas de aceite de pescado; sin embargo, existen preocupación por los altos niveles de mercurio en la oferta actual de pescado, por lo que las cápsulas de aceite de pescado sometidas a filtración y monitoreo son una alternativa viable. Otras preocupaciones relacionadas con la presencia de carcinógenos en los peces cultivados hacen que algunos expertos sugieran que el pescado silvestre es más saludable.

Proteína de soya

Múltiples estudios muestran que la proteína de soya, consumida diariamente como parte de una dieta baja en grasas animales, puede reducir los niveles de colesterol total y colesterol LDL en personas con niveles altos de colesterol. Sin embargo, las razones de estos resultados no son claras. Un artículo publicado en *New England Journal of Medicine*, que revisa 31 estudios acerca de la soya y el colesterol, concluyó que "el consumo de soya a cambio de proteína animal reduce el colesterol alto, lo que puede reducir el riesgo de enfermedad cardiaca entre un 10 y un 30%". Con base en esos estudios, la FDA aprobó incluir en las etiquetas de los alimentos la aseveración de que el consumo de 25 gramos de proteína de soya al día reduce el riesgo de enfermedad cardiaca, principalmente debido a su efecto sobre el colesterol sanguíneo.

¡Alerta!

Los efectos beneficiosos de la proteína de soya pueden ser destruidos durante el procesamiento de los alimentos. Al comprar soya, lea cuidadosamente las etiquetas. Algunos fabricantes de alimentos lavan los fríjoles de soya con etanol, y ese proceso elimina los componentes benéficos (las isoflavonas) de la soya. Verifique que el fabricante aclare que la soya fue procesada con agua o de forma tal que se conserven los nutrientes originales.

Es posible que la proteína de soya en la dieta sea beneficiosa para la salud debido a que es rica en fitoestrógenos (o estrógenos vegetales) del tipo isoflavonas, que pueden tener un efecto protector para el corazón similar al del estrógeno humano. No obstante, la presencia de esta cualidad nutricional depende de la manera en la que se procese el fríjol de soya. No adquiera productos que hayan sido preparados por lavado con etanol, pues esto elimina todas las isoflavonas beneficiosas. A cambio, escoja productos de soya que hayan sido procesados con agua.

Los fríjoles de soya son buena fuente de vitaminas, minerales, proteína y grasa insaturada, y no contienen colesterol. Un beneficio adicional del consumo de alimentos ricos en proteína de soya es que pueden contribuir a cumplir con las necesidades proteicas y reemplazar el consumo de productos de origen animal ricos en grasas saturadas. Los nutricionistas aconsejan que en tanto logremos comprender por completo el potencial para la salud de la proteína de soya, es mejor escoger alimentos a base de soya que suplementos de soya que no contienen todos los componentes del fríjol de soya.

Estanoles y esteroles vegetales

Los estudios han revelado aún más beneficios de los alimentos de origen vegetal al demostrar los efectos de los esteroles vegetales en la dieta. Los estanoles y esteroles vegetales son componentes aislados a partir del aceite de los fríjoles de soya y de los pinos altos. Son fotoquímicos, o químicos de las plantas, que se añaden como suplementos a ciertos alimentos.

El colesterol es un esterol animal que hace parte integral de la estructura de las membranas celulares de los animales; los esteroles vegetales cumplen la misma función en la membrana celular de las plantas. Debido a su similitud estructural con el colesterol, los esteroles y estanoles vegetales se ligan al colesterol durante el proceso de digestión. Pero diferencias sutiles con el colesterol impiden que los esteroles vegetales sean absorbidos fácilmente a través del intestino humano. Por tanto, si un esterol vegetal se liga al colesterol, impide efectivamente la absorción de este último a través del intestino y promueve su excreción del organismo, lo que reduce los niveles de colesterol que circulan en el torrente sanguíneo.

Los alimentos que incorporan estas sustancias incluyen ciertas margarinas y, más recientemente, algunos jugos de naranja. Esta práctica ha dado origen a toda una nueva categoría de alimentos, conocidos como "alimentos funcionales" o alimentos con un efecto médico. Sin embargo, Christopher Gardner, Ph. D., director de Estudios de la Nutrición en el Centro Stanford de Investigación para la Prevención señala que debemos pensar cuidadosamente si debemos adicionar alimentos individuales a nuestra dieta:

> Los beneficios potenciales de estos fitoquímicos deben ser considerados en el contexto de cómo se consumen. Por ejemplo, la simple adición de margarina a su dieta aumentará su ingesta de energía, ocasionará un aumento de peso y, a la postre, más problemas que beneficios. Por otro lado, si se reemplaza

una cantidad equivalente de mantequilla con estas margarinas, existe una buena probabilidad de un beneficio neto. Si está pensando en dejar de comer brócoli en la cena para reemplazarlo por margarina, de nuevo estará peor que al comienzo. El beneficio potencial, por lo tanto, depende del contexto.

La evidencia basada en la investigación demuestra que el consumo de 2 a 3 gramos de esteroles vegetales al día puede reducir el colesterol LDL del 6 al 15%, sin modificar los niveles de colesterol HDL o triglicéridos, aunque los resultados varían entre individuos. Los adultos mayores generalmente presentan una mayor reducción en el colesterol LDL que los jóvenes. Para maximizar el efecto reductor de colesterol LDL, la cantidad ideal de esteroles vegetales en la dieta es de 2 gramos al día.

Hecho

Algunos estudios sugieren que, por periodos de mínimo un año, el éster de estanol para untar es un tanto más efectivo que los esteroles para untar. En estudios a corto plazo, los dos reducen el colesterol de manera similar.

Con base en la investigación actual, la FDA ha autorizado la inclusión en las etiquetas de la aseveración de que el consumo de alimentos con contenido de esteroles y estanoles reduce los niveles de colesterol. Sin embargo, se necesita más información para examinar el efecto de su consumo a largo plazo. Entre las preocupaciones relacionadas con el uso de estos componentes está que los esteroles y estanoles no sólo impiden la absorción del colesterol, sino que también parecen reducir la absorción de carotenoides beneficiosos y de algunas vitaminas solubles en grasa. Aún no es claro si esto puede tener algún efecto adverso.

Debido a la contundencia de su impacto positivo sobre el colesterol sanguíneo, las guías del gobierno federal recomiendan que estos productos deben ser usados sólo por las personas que necesiten reducir sus niveles de colesterol LDL por razones terapéuticas. Consulte a su médico si tiene alguna duda sobre los posibles beneficios de los alimentos con suplemento de estos productos en su caso particular.

Grasas vegetales monoinsaturadas

La investigación demuestra que una dieta que incluya grasas monoinsaturadas reduce los niveles de colesterol total y colesterol LDL y no afecta los niveles del colesterol bueno. El consumo de alimentos ricos en grasas monoinsaturadas tampoco eleva los triglicéridos. Se cree que este efecto protector del corazón por parte de las grasas monoinsaturadas explica en algo por qué las personas que siguen la dieta mediterránea rica en aceite de oliva tienen vidas largas y saludables.

Las grasas monoinsaturadas son líquidas a temperatura ambiente, e incluyen las grasas vegetales y las de nueces. Los alimentos ricos en grasas monoinsaturadas incluyen nueces, aguacates y aceites vegetales como los de oliva, canola y maní.

Información esencial

Las grasas monoinsaturadas presentes en los alimentos de origen vegetal pueden reemplazar a las grasas saturadas, de acuerdo con las recomendaciones de la Asociación Estadounidense del Corazón. El consumo recomendado de estas grasas de origen vegetal puede ser de hasta el 20% del total de calorías en la dieta.

Grasas vegetales poliinsaturadas

Evidencia proveniente de investigaciones demuestra que una dieta que incluye alimentos ricos en grasas poliinsaturadas reduce los niveles de colesterol LDL y aumenta los niveles de colesterol HDL. Otros estudios han demostrado que la sustitución por grasas poliinsaturadas reduce el riesgo de enfermedad cardiaca.

Los alimentos que contienen ácidos grasos poliinsaturados incluyen nueces, semillas y algunos aceites vegetales como los de maíz, girasol y soya. Los pescados también contienen aceites poliinsaturados. La Asociación Estadounidense del Corazón recomienda reemplazar las grasas saturadas con grasas poliinsaturadas hasta un 10% del total de calorías.

Capítulo 9

Estrategias para una alimentación saludable para el corazón

Saber cuáles alimentos son saludables sólo es la mitad de la historia; el reto está en averiguar cómo comerlos regularmente. El cambio de rutina nunca es fácil, pero podrá lograrlo si da pequeños pasos firmes. Los consejos de este capítulo le ayudarán a avanzar hacia un patrón de alimentación más saludable. Una vez empiece a sentir los beneficios de disfrutar alimentos más frescos y sanos, sus nuevos hábitos se encargarán de reforzarse a sí mismos. Disfrute su viaje hacia un estado más saludable.

Consuma alimentos saludables de origen vegetal

Una dieta nutritiva es una de las claves más importantes para crear su salud a largo plazo. La nutrición deficiente es una de las causas de la enfermedad cardiaca. El viejo adagio "eres lo que comes", realmente es bastante cierto. Su cuerpo obtiene los nutrientes, los materiales de construcción para la reparación de las células y para el crecimiento, y el combustible para todas las actividades directamente de los alimentos que usted consume.

La conexión entre los alimentos y sus niveles de colesterol sanguíneo es directa y poderosa. El consumo excesivo de alimentos ricos en grasas saturadas, grasas trans y colesterol ocasiona la sobreproducción de colesterol LDL en el hígado y la liberación de cantidades excesivas de triglicéridos al torrente sanguíneo. Las grasas saturadas y el colesterol sólo se encuentran en los alimentos de origen animal. Las grasas trans sólo están presentes en los alimentos procesados (como se describe en el capítulo 8).

Cuando usted modifica sus hábitos alimenticios para incluir más alimentos de origen vegetal y menos alimentos procesados o de origen animal, da un importante paso para mejorar la salud de su torrente sanguíneo. Estudios han demostrado que los factores nutricionales por si solos pueden reducir el colesterol sanguíneo total hasta en un 30% en individuos con niveles altos. Este cambio es casi tan importante como el que se obtendría con los mejores medicamentos prescritos. La diferencia significativa es que el mejoramiento de la nutrición no tiene los riesgos de efectos secundarios adversos del consumo a largo plazo de medicamentos. Además, es mucho menos costoso.

Hecho

En un estudio de Harvard, el aumento de la ingesta de colesterol en 200 mg por cada 1.000 calorías en la dieta, que equivale aproximadamente a un huevo al día, no aumentó de manera apreciable el riesgo de enfermedad cardiaca entre 80.000 enfermeras sanas. Sin embargo, para quienes padecen diabetes, no se recomiendan más de dos o tres huevos a la semana.

Numerosos estudios nutricionales demuestran que los alimentos de origen vegetal mejoran nuestra salud, especialmente la cardiovascular. El animal humano no puede existir sin alimentos de origen vegetal. Aunque es posible tener una vida saludable sin consumir carne, no es posible sobrevivir sin consumir alimentos de origen vegetal.

Aléjese de las carnes y las grasas animales

Aunque los investigadores han demostrado que una dieta variada con alimentos enteros frescos es la más beneficiosa para su salud, usted puede disfrutar la carne como parte de una dieta saludable para el corazón. Sólo necesita usarla de manera cuidadosa. En lo que debe concentrarse es en crear platos con cortes magros y en disfrutar las carnes como un acompañamiento más que como un plato principal. Adquiera carnes de animales alimentados con pastos, también llamados "de campo", en lugar de grasas animales y derivados animales.

Si está acostumbrado a una típica dieta de comidas rápidas, es un desafío pasar a una dieta de alimentos enteros frescos. El resto de este capítulo le ofrecerá estrategias específicas para que esta transición sea lo más sencilla posible. Tenga en cuenta que un patrón de dieta no es una prescripción médica. Si requiere asesoría personal para cumplir con sus necesidades dietarias, pídale a su doctor que lo remita a un dietista. Lo que usted come afecta su vida de manera definitiva. Debe disfrutar sus comidas y bocadillos sin castigarse y sin sentir que se está privando de algo. Tómese el tiempo que necesite para incorporar a su dieta alimentos más sanos que disfrute y para crear cambios duraderos.

Reduzca las grasas saturadas de las carnes

Comer grasas saturadas aumenta la cantidad de colesterol LDL dañino. Al mismo tiempo, evitar por completo estos alimentos en su dieta puede ayudar a reducir su colesterol LDL dañino y su riesgo de padecer enfermedad cardiaca.

Al preparar carnes, trate de hacerlo de manera que reduzcan en vez de aumentar la cantidad de grasa. Por ejemplo, bañe con vinos o marinadas y sazone con hierbas; prepare las carnes a la plancha o a la parrilla en vez de freírlas o apanarlas; saltéelas o dórelas en sartenes rociados con aceite vegetal. Si agrega carne a otros platos, como a los espaguetis, dórela primero y escurra la grasa antes de agregarla a la salsa. A continuación, más consejos para reducir las grasas saturadas en las carnes:

- Limpie el exceso de grasa de las carnes.
- Evite comprar carnes llenas de grasa.
- Retire la piel de las aves.
- Prepare las carnes a la parrilla, a la plancha o al horno, sobre rejillas que permitan que las grasas escurran.
- Retire la grasa de la superficie de los estofados o cacerolas.
- Limite o evite el consumo de vísceras como hígado, sesos, mollejas y riñones.
- Limite o evite el consumo de carnes procesadas, como carne enlatada, salami, mortadela, salchichón y salchichas.
- Sirva porciones más pequeñas de las carnes ricas en grasas.

Con estos consejos, no sólo reducirá las grasas saturadas dañinas en su dieta sino que, además, disminuirá la grasa total que consume, lo que le permitirá controlar exitosamente su peso.

¡Alerta!

Las reses son animales que se alimentan naturalmente de pastos. La carne de ganado alimentado con pastos tiene entre la mitad y una tercera parte de la grasa de la del ganado alimentado con granos. La carne de animales alimentados con pastos es más baja en calorías y más rica en vitamina E, ácidos grasos omega-3 y ácido linoleico conjugado, otro ácido graso saludable. Pídale a su carnicero carne de animales alimentados con pastos o de campo.

Disminuya las grasas saturadas de los lácteos

Aunque los lácteos son una valiosa fuente de calcio y proteínas, no son la única. Tenga en cuenta que comer gran cantidad de productos lácteos enteros aumenta los niveles de grasa saturada en su dieta, lo que directamente aumenta sus niveles de colesterol LDL o colesterol malo. Pero aún puede disfrutar de los productos lácteos. Escoja versiones sin grasa o bajas en grasa, y busque leche de vacas alimentadas con pastos.

El queso, particularmente, es un alimento muy alto en grasa, incluso más que la carne. Aunque darse ocasionalmente un gusto con quesos cremosos no va a afectar su salud general, mimarse regularmente con ellos aumentará su riesgo de enfermedad cardiaca. A continuación algunos consejos para reducir la cantidad de grasa saturada de los lácteos en su dieta:

- Escoja la leche sin grasa, con sólo 0,5% ó 1%, preferiblemente de vacas alimentadas con pastos.
- Escoja el yogur bajo en grasa, crema agria, requesón y queso de untar bajo en grasa.
- Para cocinar, utilice quesos bajos en grasa, como el mozzarella semidescremado, requesón o parmesano.
- Disfrute de quesos cremosos o fuertes sólo en ocasiones especiales.
- Limite el uso de mantequilla y úsela con moderación.

Verifique que los productos lácteos vengan de ganado alimentado con pastos y granos en vez de derivados animales. Busque otras fuentes de calcio para su dieta. Verduras como brócoli, acelga, hojas verdes y alcachofas son todos grandes fuentes de calcio, así como el jugo de naranja fortificado con calcio y algunos cereales integrales. Revise las etiquetas.

Evite las grasas trans

Recuerde que todo consumo de grasas trans es dañino para la salud. Estas grasas aumentan sus niveles de colesterol LDL y reducen sus niveles de colesterol HDL. Las grasas trans se encuentran de manera natural en algunos productos lácteos y cárnicos, pero la mayor parte ha sido creada artificialmente a través de un proceso llamado hidrogenación, el cual convierte una grasa líquida en sólida.

Pregunta

¿Por qué los fabricantes de alimentos usan la hidrogenación? La ventaja para los fabricantes de alimentos de convertir los aceites vegetales a un estado sólido es que esto le da consistencia a alimentos que de esta forma pueden comerse con la mano. El proceso conserva el producto, extiende su duración y le añade sabor. Sin embargo, pronto los fabricantes tendrán que informar en las etiquetas los perjuicios ocasionados por las grasas trans.

Las grasas trans se encuentran en alimentos procesados como cereales, papas fritas, galletas saladas, margarinas, manteca vegetal, manteca de cerdo y comidas rápidas fritas. Recuerde que las grasas trans pueden ser fabricadas a partir de aceites vegetales, así que el que un fabricante de alimentos indique que algo está preparado con aceite vegetal no quiere decir que no contiene grasas trans.

Al leer las etiquetas de los artículos alimenticios, busque ingredientes como aceites hidrogenados o parcialmente hidrogenados.

Si debe comprar un producto con ese tipo de ingredientes, asegúrese de que el ingrediente hidrogenado aparezca al final de la lista, lo que indica que esta presente en cantidades muy bajas.

Aunque, probablemente, sea imposible eliminar por completo las grasas trans de su dieta, puede dar los siguientes pasos para reducir las cantidades que consume:

- Evite o reduzca el consumo de productos comerciales de panadería, como tortas, galletas, bocadillos, alimentos procesados y comidas rápidas.
- Seleccione aceites vegetales líquidos que no contengan grasas trans.
- Lea cuidadosamente las etiquetas de las margarinas y evite las que contengan aceites hidrogenados.
- Evite cocinar con manteca de cerdo, manteca vegetal o margarina; use aceite vegetal en aerosol o margarina suave sin grasas trans.

Información esencial

Por cada cosa que elimine de su dieta, debe introducir algo para reemplazarla. Comience haciendo cambios pequeños en sus patrones alimenticios. Con el tiempo, pase de una dieta que gira en torno a alimentos de origen animal, como la carne y los productos lácteos, a una que consista principalmente de alimentos de origen vegetal y pescado.

Reduzca el consumo de colesterol en la dieta

El colesterol de la dieta no eleva tanto los niveles de colesterol sanguíneo como la grasa saturada. Para la mayoría de personas, el exceso de colesterol en la dieta no es un problema. La principal fuente de colesterol dietario en los Estados Unidos son los huevos. Estudios demuestran que, en individuos sanos, el consumo de un huevo al día no produce niveles elevados de colesterol. Sin embargo, si usted considera que puede estar consumiendo colesterol en exceso, aquí hay algunos consejos para reducir su ingesta en la dieta:

- No coma más de un huevo al día, o coma una yema con dos claras.
- Compre huevos de gallinas alimentadas con una dieta vegetariana en lugar de una dieta de grasas y derivados animales.

- Lea las etiquetas de los empaques de huevos y compare las diferentes marcas para adquirir los más nutritivos.
- Cocine con las claras de huevo, utilice sustitutos de huevo o utilice una yema por cada dos claras.
- Limite el consumo de mariscos altos en colesterol, como camarones, abulones, cangrejos de río y calamares (otros tipos de mariscos no contienen colesterol en exceso y aportan nutrientes valiosos).

Aumente el consumo de verduras y frutas

Al reducir la cantidad de carne que consume, aumente gradualmente la cantidad de verduras. Con el tiempo, sus papilas gustativas evolucionarán y disfrutará más los sabores sutiles de las verduras y las frutas. Sus comidas serán igual de sabrosas, más coloridas e incluirán más fibra y nutrientes de origen vegetal. Esto reduce los riesgos de padecer enfermedad cardiaca y ciertos tipos de cáncer.

Trate de incluir frutas o verduras en cada comida y como bocadillos. Reduzca la cantidad de carne o pollo en combinaciones de platos tradicionales. Por ejemplo, en los espaguetis, reduzca la cantidad de carne y sustitúyala por pavo molido. Luego aumente el contenido de verduras en sus salsas añadiendo más hongos, pimentones verdes, apio y zanahorias.

Otros consejos para incluir más verduras en su dieta diaria:

- En el desayuno, mezcle medio banano en rodajas o revuelva algunos frutos rojos y uvas pasas con su cereal.
- Agregue frutas congeladas, como melocotones o frutos rojos al cereal caliente.
- De merienda, consuma zanahoria y apio picados con un vaso de jugo de verduras frescas.
- En las comidas, sirva porciones más grandes de verduras, o prepare varios platos con verduras, e incluya la carne como acompañamiento.
- Prepare las carnes con salsas o marinadas de frutas en vez de mantequilla.
- Disfrute postres a base de frutas, como peras escalfadas, manzanas al horno o sorbetes de frutas frescas.
- Lleve verduras lavadas y cortadas en rodajas o frutas enteras a su trabajo.

- Agregue verduras, como arvejas o fríjoles, a las preparaciones de arroz o pasta.
- Disfrute un batido de frutas o verduras como bocadillo.

Tenga en cuenta que todas estas frutas y verduras contribuyen a tener menos peso, menos enfermedades, menos incapacidad, más energía y una apariencia saludable y radiante.

Información esencial

Las frutas y verduras son una gran fuente de fibra soluble e insoluble. La fibra soluble, como parte de una dieta saludable, puede reducir los niveles de colesterol sanguíneo. Algunas frutas y verduras que contienen fibra soluble, además de otros numerosos nutrientes beneficiosos, incluyen manzanas con cáscara, naranjas, higos, ciruelas, arvejas, brócoli y zanahoria.

Disfrute los granos integrales

Los alimentos de granos integrales tienen un mínimo de procesamiento y, por tanto, son ricos en vitaminas, minerales y fibra. Entre ellos están el trigo y arroz integral, cebada, centeno, avena y maíz. Los granos integrales aportan carbohidratos complejos, esenciales como fuente de energía, y otros nutrientes importantes. Estos alimentos son ricos en fibras soluble e insoluble, sobre todo en esta última, la cual contribuye a la digestión, mantiene su colon sano y le hace sentir saciedad, lo que ayuda al control de su peso. Los granos procesados, en cambio, son carbohidratos simples y han perdido muchos de sus nutrientes y fibras.

La avena con salvado es una fuente rica en fibra soluble, que puede ayudar a reducir los niveles de colesterol. Los fabricantes de alimentos generalmente eliminan el salvado en las variedades de avena instantánea. Asegúrese de comprar avena entera o salvado de avena para obtener resultados en la reducción del colesterol.

Idealmente, usted debe consumir seis porciones de granos al día. A continuación algunos consejos para incluir más granos integrales en su dieta diaria:

- Incluya un alimento a base de granos en todas las comidas.
- Pruebe, como bocadillos, rollos, palitos de pan y panecillos integrales.

- Compre galletas integrales para las comidas o como bocadillos.
- Disfrute, como bocadillos, de las tortas de arroz o de las palomitas de maíz sin grasas trans.
- Prepare postres con frutas y granos integrales.
- Rocíe germen de trigo en sus cereales y batidos.
- Use tortillas integrales o pan pita para preparar tostadas saludables para remojar en salsas.

Hecho

La avena integral es una rica fuente de fibra soluble. Estudios demuestran que el consumo de 10 a 25 gramos de fibra soluble al día puede reducir el colesterol en 10%. Las porciones con tan solo 5 a 10 gramos de fibra soluble pueden reducir los niveles de colesterol LDL hasta en un 5%. Tres cuartos de taza de avena cruda o media taza de salvado de avena contienen 3 gramos de fibra soluble.

Aumente las grasas buenas: aceites vegetales, nueces y pescado

La investigación demuestra que el tipo de grasas que consume afecta contundentemente sus niveles de colesterol. Mientras que las grasas saturadas y trans aumentan su colesterol LDL o colesterol malo, las grasas insaturadas (incluidas las grasas monoinsaturadas y poliinsaturadas) en realidad reducen los niveles de colesterol malo y aumentan los del bueno. Las grasas insaturadas están presentes en los productos de origen vegetal, como la mayoría de aceites vegetales, nueces, semillas y granos enteros. La única fuente no vegetal de estas grasas buenas es el pescado de agua dulce o pescado graso, que es rico en grasas poliinsaturadas.

La grasa de la dieta no es el "enemigo". La clave es tratar de cuidar el *tipo* de grasa que consume: reducir las grasas saturadas, eliminar las grasas trans y reemplazarlas por grasas insaturadas en la dieta. Históricamente, las guías de dieta han recomendado una ingesta de grasa de entre un 20 y 30%. Sin embargo, con esta nueva información acerca de los beneficios de las grasas insaturadas, la cantidad recomendada de ingesta de grasas por expertos que sugieren el consumo de grasas saludables para el corazón se ha elevado hasta más del 30%.

A continuación, algunos consejos para incorporar las grasas insaturadas en su dieta diaria:

- Cocine con aceites vegetales insaturados líquidos como el de oliva, canola o cártamo.
- Compre margarinas suaves o líquidas que tengan como primer ingrediente un aceite vegetal insaturado, como el de soya.
- Agregue algunas nueces o semillas de canola en su cereal en la mañana.
- Unte con mantequilla de maní bastones de apio o pimentón verde para comer como bocadillos saludables.
- Úntele aceite de oliva al pan en lugar de mantequilla.

Las grasas poliinsaturadas son aceites que permanecen líquidos a pesar de la temperatura. Los aceites de maíz, cártamo, girasol, algodón y soya son grasas poliinsaturadas. El pescado de agua dulce también contiene grasas poliinsaturadas.

Las grasas monoinsaturadas son aceites que se solidifican a temperatura baja. Los aceites de oliva, canola y maní, la mayoría de las nueces y el aguacate son grasas monoinsaturadas. Los alimentos que contienen grasas monoinsaturadas incluyen almendras, marañones, maní y nueces de nogal.

Ácidos grasos omega-3

Otro importante beneficio para la salud del corazón se encuentra en las grasas poliinsaturadas, que incluyen los ácidos grasos omega-3 (linolénico) y omega-6 (linoleico). Los investigadores han encontrado que los ácidos grasos omega-3 tienen un efecto antiinflamatorio. También reducen la probabilidad de formación de coágulos, ayudan a la relajación y dilatación de los vasos sanguíneos, y pueden reducir los niveles de colesterol LDL. La fuente principal de ácidos grasos omega-3 es el pescado. El pescado proveniente de aguas frías y profundas es la mejor fuente de omega-3. La Asociación Estadounidense del Corazón recomienda consumir pescados grasos al menos dos veces por semana. Sin embargo, la información más reciente acerca de los niveles altos de mercurio en el pescado y los niveles altos de carcinógenos en los peces cultivados es preocupante, por lo que debe tener cuidado con el pescado que compra. A menudo el pescado silvestre es más seguro que el cultivado.

Linaza y aceite de linaza

La linaza también contiene altos niveles de ácidos grasos omega-3 y no presenta los mismos problemas con el mercurio y los carcinógenos del pescado.

El uso de la linaza, sin embargo, requiere de ciertos cuidados. La linaza debe molerse para que el cuerpo pueda absorber los aceites, y no debe cocinarse pues el calor los destruye.

Información esencial

También puede tomar suplementos de aceite de pescado. Una dosis de 4 gramos de aceite de pescado se considera beneficiosa. Sin embargo, siempre es un problema encontrar suplementos de alta calidad. Busque los de fabricantes reconocidos, que le hayan extraído al aceite toxinas como el mercurio.

Si decide incluir la linaza en su dieta, asegúrese de molerla antes de consumirla. Puede rociar linaza molida sobre el cereal. Recuerde almacenar la linaza en la nevera para que el aceite no se ponga rancio. Si compra aceite de linaza, puede usarlo para aderezar ensaladas o pastas, pero no para cocinar. Con base en los resultados de investigaciones, la cantidad que debe consumirse para lograr una reducción del colesterol es de 50 gramos al día.

Un brindis por los beneficios de beber con moderación

El consumo excesivo de alcohol nunca es buena práctica. Beber en exceso puede ocasionar presión arterial alta y problemas con la frecuencia cardiaca, así como lesión en el hígado. En las mujeres, los estudios muestran que el consumo de alcohol aumenta el riesgo de cáncer de seno. De acuerdo con estadísticas gubernamentales, un 10% de los adultos estadounidenses abusan del alcohol. La abstención es la mejor opción para quienes no pueden disfrutarlo con moderación.

Sin embargo, para quienes saben moderarse a la hora de tomar bebidas alcohólicas, los estudios muestran que el consumo de alcohol está asociado a un riesgo más bajo de muerte por enfermedad cardiaca. La cantidad de alcohol que concede este beneficio se encuentra en el rango bajo a moderado. Una cantidad moderada se define como no más de un trago al día para las mujeres y no más de dos tragos al día para los hombres. La razón para la diferencia entre hombres y mujeres es que normalmente se supone que los hombres son más corpulentos. Se considera que cuatro a cinco tragos al día es beber en exceso.

Curiosamente, los estudios muestran que consumir alcohol con moderación concede beneficios moderados a los adultos jóvenes, de mediana edad y mayores. Los científicos no han identificado las razones precisas por las que el consumo moderado de alcohol reduce los riesgos de padecer enfermedad cardiaca. Algunos expertos sugieren que puede deberse a que aumenta el colesterol HDL. Además, los beneficios no dependen del tipo de bebida alcohólica que se consuma. Simplemente, el etanol presente en las bebidas produce resultados positivos.

Hecho

Un trago es igual a 148 mililitros (5 onzas) de vino, 355 mililitros (12 onzas) de cerveza o 44 mililitros (1,5 onzas) de whisky con 40% de alcohol. Para beneficiar al corazón, consuma el alcohol con las comidas.

Para los entusiastas del vino, las noticias son aún mejores. Además de los beneficios del alcohol para el aumento del colesterol HDL, el vino tinto contiene fitoquímicos. Se trata de químicos de origen vegetal cuyo consumo es beneficioso para la salud. Los hollejos de las uvas utilizadas para la elaboración del vino tinto están llenos de compuestos conocidos como flavonoides. Se sabe que estos ayudan a evitar la oxidación del colesterol LDL, que lo convierte en una sustancia que puede adherirse a las paredes arteriales. Los flavonoides también evitan la formación de coágulos de sangre, lo que reduce aún más el riesgo de sufrir un ataque al corazón o un accidente cerebrovascular.

Cómo leer las etiquetas de los alimentos

Comer bien hará que se sienta mejor, con más energía, controlará mejor su peso y le ayudará a vivir una vida más larga, con menos riesgos de padecer incapacidad o enfermedad. Ya sabe que quiere reducir las grasas saturadas, grasas trans y azúcares simples de su dieta y aumentar las grasas mono y poliinsaturadas, los alimentos enteros y los carbohidratos complejos. Pero, ¿por dónde comenzar? Primero, debe entender cómo leer las etiquetas de los alimentos. Luego, necesita algunos consejos para navegar entre las islas de su supermercado favorito.

Qué debe buscar

La FDA regula las etiquetas de los alimentos, las cuales no sólo deben incluir una lista de nutrientes, sino también una lista de ingredientes. Ambas son fuentes de valiosa información. En la lista de nutrientes, los elementos que se deben revisar son las grasas totales y su subdivisión en diferentes tipos, así como los carbohidratos totales y su subdivisión en fibra y azúcar.

En la sección de grasas totales, verifique la cantidad de grasa saturada y grasa total. A partir de año 2006, los fabricantes deben, además, incluir las grasas trans en la lista. Algunos comenzaron a introducir esta información en las etiquetas antes de esa fecha. Recuerde que las grasas "malas" cuyo consumo debe limitar o evitar incluyen las grasas saturadas, las grasas trans y, en menor medida, el colesterol. Las grasas "buenas" que se deben incluir son las grasas mono y poliinsaturadas.

¡Alerta!

Tenga en cuenta que los fabricantes no están obligados a incluir en la lista las grasas trans si la cantidad total es de 0,5 gramos por porción o menos. Esto explica las etiquetas que rezan "sin grasas trans" pero que, al mismo tiempo, muestran el aceite vegetal hidrogenado en su lista de ingredientes.

En la sección de carbohidratos de la etiqueta, revise la cantidad de fibra y azúcar en el producto. Escoja alimentos altos en fibra y lo más bajos posible en azúcar. Al decidir qué comprar, compare los productos para encontrar aquellos que contienen grasas buenas en lugar de malas y que sean altos en fibra y granos integrales.

Cómo entender la lista de ingredientes

La lista de ingredientes también ofrece valiosa información. Ellos aparecen en orden de magnitud, con los utilizados en grandes cantidades en primer lugar y los más escasos al final. Trate de escoger alimentos en los que las grasas y aceites aparezcan al final de la lista.

Escoja los productos que especifiquen el tipo de aceite vegetal (aceite de soya, por ejemplo) en lugar de aquellos con etiquetas en las que sólo aparece un "aceite vegetal" genérico. A menudo, cuando los fabricantes utilizan el término "aceite vegetal", el producto incluye aceites tropicales como los de palma o de coco que contienen grasas saturadas, en lugar de grasas mono y poliinsaturadas más saludables. Para evitar las grasas trans, aléjese de los productos que tengan aceites vegetales hidrogenados o parcialmente hidrogenados.

En cuanto a productos de grano, escoja aquellos con las palabras "integral" o "de grano entero"junto al nombre del grano, así como los términos"salvado" o "germen". En ocasiones, los fabricantes de alimentos usan harina enriquecida tinturada de color oscuro para hacerla parecer integral. Si en la lista de ingredientes aparece harina enriquecida como el ingrediente principal, los granos son altamente procesados. No son granos enteros, y, probablemente, el producto es alto en azúcar y bajo en fibra. Lea cuidadosamente.

Tómese su tiempo

Hágase a la idea de tardar un poco más en sus compras leyendo las etiquetas. Sin embargo, cuando haya seleccionado los alimentos de su gusto que contengan principalmente ingredientes saludables, podrá volver a su anterior estilo de moverse rápidamente entre las diferentes secciones lanzando artículos a su canastilla de compras. Mientras lee la letra pequeña en las etiquetas, recuerde que usted es lo que come. Esta tarea de hacer compras cuidadosas, aunque tediosa y cansona al comienzo, en el largo plazo le pagará altos dividendos a su salud.

Su lista de compras

Una estrategia importante, que puede significar importantes avances en el mejoramiento de su elección de alimentos, es preparar una lista de compras antes de ir a la tienda. Eso le ayudará a resistirse a los productos más nuevos, deslumbrantes y de moda, diseñados para captar su atención

Tenga en cuenta las áreas de la tienda que tienden a concentrar los alimentos más saludables. Entre ellos están las frutas frescas y las verduras, carnes, panes y productos lácteos. Las islas centrales suelen estar llenas de alimentos procesados y preparaciones listas para comer, llenas de grasas saturadas, grasas trans, azúcar y sal. Recuerde que quiere seleccionar alimentos equilibrados provenientes de los diferentes grupos.

En el grupo del pan y los cereales, recuerde escoger productos de grano entero, como panes y panecillos. También puede comprar pan pita, pasta y tortas de arroz integrales. Escoja harina integral para hornear y productos como arroz integral o salvaje, y tortillas de maíz o harina integrales. Escoja cereales integrales sin dulce o cereales integrales calientes como la avena.

Información esencial

Al hacer compras de manera cuidadosa, con el tiempo puede familiarizarse con los fabricantes de alimentos que ofrecen los productos más sanos. Puede acudir a esas marcas con mayor seguridad de estar seleccionando productos que tienen buen sabor y que, además, son buenos para usted.

Del grupo de frutas y verduras, seleccione una variedad de alimentos frescos. Las verduras congeladas y enlatadas de hoy pueden tener tanto valor nutricional como las frescas. Si usted es una persona ocupada, puede preocuparle que abastecerse con frutas y verduras frescas sea un despilfarro de tiempo. Compre entonces productos congelados. Si adquiere verduras enlatadas, consiga variedades bajas en sodio o enjuague las verduras antes de servirlas. Las frutas enlatadas deben venir en jugo, no en almíbar.

Otra opción para ahorrar tiempo son las verduras empacadas, prelavadas y cortadas, que son ideales como bocadillos y para ensaladas. Pueden ser ligeramente más costosas, pero si contribuyen a que incluya más verduras en su dieta, ahorrará más a largo plazo considerando los beneficios para su salud a medida que envejece. Los jugos de frutas y verduras también son buena elección, especialmente si los puede encontrar frescos. Asegúrese de que tengan 100% de jugo de fruta o jugo y agua.

Al escoger lácteos y carnes, recuerde las recomendaciones del comienzo de este capítulo. Busque leche, queso y yogur bajos en grasa o sin grasa y cortes magros de carne. También puede seleccionar fuentes alternas de proteínas como los fríjoles, lentejas, tofu (queso de soya) y otros productos de soya.

Planee las comidas para una buena salud

Mantener una nutrición saludable requiere algo de planeación. Sin embargo, con un mínimo de organización, puede tener alimentos beneficiosos para la salud en su nevera y su alacena. Ahora veamos cómo puede utilizar estos consejos para planear comidas saludables. Incorpore aunque sea unas pocas de estas sugerencias en su vida diaria y, antes de que se dé cuenta, habrá cambiado a un patrón general de alimentación más saludable.

Pregunta

¿Qué tipos de aceite de cocina debo comprar? Escoja aceites vegetales monoinsaturados, como los de canola, maní, aguacate, almendra, avellana y nuez de pecán, o poliinsaturados, como los de maíz, cártamo, girasol, ajonjolí, soya y algodón.

Desayuno

El desayuno es la comida más importante del día. También es una maravillosa oportunidad para comer alimentos ricos en fibra. Planee incluir una combinación de alimentos ricos en fibra y en proteína, junto a una porción de fruta o verdura. Una excelente fuente de fibra para el desayuno son los cereales fríos o calientes. La proteína del desayuno puede venir de productos lácteos sin grasa o bajos en grasa, como la leche de vaca o de soya. Puede añadir frutas y verduras tomando un vaso de jugo o mezclando frutas con su cereal.

Otra excelente opción para el desayuno es un batido. Son fáciles de preparar en una licuadora, con leche de vaca o de soya, algunas frutas y germen de trigo o linaza molida. Todas estas opciones pueden ayudarle a comenzar el día con el pie derecho.

Almuerzo

El almuerzo es otra gran oportunidad para una fuente rica en proteína y más frutas y verduras. Pruebe emparedados con panes integrales robustos, tomates frescos, lechuga y raíces chinas. Como fuentes vegetales de proteína, use salsas de leguminosas, como el hummus (pasta a base de garbanzos) en el emparedado. La mantequilla de maní también es excelente en los emparedados, o puede probar con aguacates.

Si va a preparar un almuerzo para llevar, incluya una verdura y algo de fruta. Por ejemplo, incluya algunas zanahorias cortadas en palitos o bastones de apio prelavados y empacados. Entre las frutas fáciles de llevar están las manzanas, bananos, naranjas, duraznos, uvas y peras. Trate de comer frutas frescas y en cosecha.

Las ensaladas son un excelente almuerzo que puede satisfacerle aún más si le agrega fríjoles, huevos duros o almidones, como pastas integrales. También puede añadir cubos de tofu o tempeh (pastel de soya fermentada) a sus ensaladas. O adicionar tofu a las verduras al vapor, sopas y salsas. Si combina las sopas o ensaladas con algo de pan integral robusto o panecillos, puede tener una comida satisfactoria y nutritiva para llevar. Como postre, pruebe con algo de fruta fresca, escalfada, al horno o congelada, como peras, manzanas o sorbetes de frutas frescas.

Hecho

Los azúcares simples no son "malos" en sí mismos, pero al consumirlos en exceso pueden tener un efecto dañino sobre los niveles de colesterol. Los estudios muestran que una dieta alta en azúcares simples, que incluye carbohidratos refinados (panes y pastas de harinas enriquecidas) y caramelos, realmente aumenta los niveles de triglicéridos y reduce los de colesterol HDL o colesterol bueno.

Cena

Para la cena intente poner énfasis en un plato principal de verduras y granos con alguna carne como acompañante. O, en las comidas que requieren salsas, use una combinación de verduras y carnes para reducir la cantidad de carne que consume. Por ejemplo, puede reducir a la mitad la cantidad de carne en un estofado, y, en su lugar, agregar zanahoria, apio y hongos. Puede intentar preparar el chile sólo con fríjoles y sin carne, o utilizar pavo molido en lugar de carne de res, y verduras a cambio de carnes. Trate de disfrutar de platos con verduras salteadas con sólo una cantidad pequeña de pollo sin piel o, simplemente, utilice tofu en lugar de cualquier carne.

Tenga en cuenta que cuando come fríjoles, arvejas o lentejas junto a un lácteo o a granos como el pan o el arroz, puede obtener la misma cantidad de proteína de su comida que si hubiera consumido un plato de carne. Otros beneficios de comer leguminosas en vez de carne es que son más económicas, no contienen grasas saturadas ni colesterol, son densas en nutrientes y una valiosa fuente de fibra en la dieta.

Si utiliza fríjoles enlatados en sus comidas, trate de comprar variedades bajas en sodio, y utilice para cocinarlos el líquido en que vienen. Ese líquido es rico en fibra soluble que lo hace espeso.

¡Alerta!

Para evitar estreñimiento y exceso de gases, introduzca gradualmente alimentos ricos en fibra a su dieta (leguminosas y granos enteros), tome abundante líquido.

Resultados exitosos con una cocina saludable para el corazón

Los cambios en la dieta son muy poderosos. Los niveles de colesterol sanguíneo muestran señales de mejoría en tres o cuatro semanas. A continuación, el testimonio de Joanne, de 54 años, acerca del poder de la nutrición:

> Quedé sorprendida y consternada cuando en mi revisión anual mi médico me dijo que tenía el colesterol alto. Siempre había cuidado mi salud, no tenía exceso de peso, y nadaba al menos cuatro veces a la semana. Mi madre, antes de morir de cáncer, había sufrido de colesterol alto, para lo cual tomó medicamentos. Como yo ya estaba sintiendo los síntomas de la menopausia, no quería ingerir ningún medicamento.
>
> Mi médico estuvo de acuerdo en que podía intentar reducir mi colesterol total sin medicamentos. Comencé un régimen de avena al desayuno. Le agregué almendras a mi dieta y, ocasionalmente, tomaba Metamucil. Aumenté mi consumo de aceite de oliva para reemplazar el aceite vegetal. Dejé de comer galletas, panecillos, papas fritas y galletas saladas. Incluí un día adicional de caminata a la semana y reduje la natación a tres días.
>
> Cuando volví al médico dos meses después, mi nivel de colesterol se había reducido en un 20%.

Sin embargo, tenga en cuenta que debe hacer un cambio en su estilo de vida, dirigido a un patrón de alimentación más saludable, y no asumirlo como una dieta a corto plazo para perder peso. Alimentarse sanamente de por vida es un compromiso con usted y con sus seres queridos, de hacer diariamente una diferencia en su estado de salud a través de los alimentos que consume. Los pequeños antojos son parte de este panorama. Pero, en su mayor parte, la dieta diaria estará llena de alimentos densos en nutrientes y beneficiosos para la salud.

Diviértase leyendo las recetas saludables para el corazón en los siguientes capítulos, para tener más ideas de cómo planear comidas sabrosas, agradables y nutritivas para la salud y el disfrute de toda su familia. Estas recetas, del Instituto Nacional del Corazón, Pulmón y Sangre, fueron desarrolladas bajo la dirección de reconocidos médicos y científicos de la nutrición como parte de investigaciones y proyectos de educación patrocinados por el gobierno y dirigidos a mantener sanos a los estadounidenses. Estas recetas fueron específicamente diseñadas y sometidas a prueba para promover la salud. Ahora usted puede usar los resultados de esta importante investigación para mejorar su salud personal.

Esta recopilación incluye una variedad de platos étnicos para que encuentre algo para satisfacer todos los gustos. Incluso a los niños les encantan estas recetas. Además, cada una incluye un listado de nutrientes para que sepa exactamente lo que está comiendo. Recuerde, cocinar saludablemente para el corazón no significa sacrificar el sabor o el placer.

Capítulo 10
Recetas de sopas, aperitivos y acompañamientos

- SOPA DE FRÍJOLES Y MACARRONES
- SOPA DE MAÍZ
- GAZPACHO
- POZOLE MEXICANO
- SOPA CASERA DE PAVO
- SOPA MINESTRONE
- SOPA DE PESCADO AL ESTILO ROCKPORT
- CURTIDO (DE REPOLLO) SALVADOREÑO
- PAPUSAS REVUELTAS
- ENSALADA FRESCA DE REPOLLO Y TOMATE
- HABICHUELAS SALTEADAS
- VERDURAS ITALIANAS AL HORNO
- FRÍJOLES LIMA CON ESPINACAS
- CALDO CON HOJAS VERDES
- ESTOFADO DE VERDURAS
- VERDURAS CON UN TOQUE DE LIMÓN
- ÑAMES ACARAMELADOS
- DELICIOSAS PAPAS A LA FRANCESA AL HORNO
- PURÉ DE PAPA CON AJO
- ENSALADA DE PAPINES
- APETITOSA ENSALADA DE PAPA
- FANTÁSTICAS PAPAS RELLENAS
- ARROZ ORIENTAL

Fuente: Keep the Beat: Heart Healthy Recipes, NIH Publication N° 03-2921. (Más información en el sitio web del Instituto Nacional del Corazón, Pulmón y Sangre en <www.nhlbi.nih.gov>.).

Sopa de fríjoles y macarrones

- 2 latas (450 gramos o 16 onzas) de fríjoles norteños
- 1 cucharada de aceite de oliva
- ½ libra de hongos frescos tajados
- 1 taza de cebolla picada en trozos grandes
- 2 tazas de zanahorias en rodajas
- 1 taza de apio picado en trozos grandes
- 1 diente de ajo picado finamente
- 3 tazas de tomates frescos pelados y picados (o 1 ½ libra de tomates enlatados picados)*

- 1 cucharadita de salvia seca
- 1 cucharadita de tomillo seco
- ½ cucharadita de orégano seco
- Pimienta negra recién molida al gusto
- 1 hoja de laurel
- 4 tazas de macarrones cocidos

* Si se usan tomates enlatados, el contenido de sodio será más alto. Pruebe con tomates enlatados sin adición de sal para mantener más bajo el sodio.

1. Escurra los fríjoles y reserve el líquido. Enjuague los fríjoles.
2. Caliente aceite en una olla de 6 litros. Agregue los hongos, la cebolla, las zanahorias, el apio y el ajo, y saltee durante 5 minutos.
3. Adicione los tomates, la salvia, el tomillo, el orégano, la pimienta y el laurel. Tape y deje cocinar a fuego medio durante 20 minutos.
4. Prepare los macarrones de acuerdo con las instrucciones del empaque, utilizando agua sin sal. Escúrralos cuando estén listos. No los cocine de más.
5. Combine el líquido de los fríjoles con agua hasta completar 4 tazas.
6. Agregue el líquido, los fríjoles y los macarrones a la mezcla de verduras.
7. Ponga a hervir. Tape y deje hervir a fuego lento hasta que la sopa esté completamente caliente. Revuelva ocasionalmente.

Número de porciones: 16
Tamaño de la porción: 1 taza
Cada porción aporta:
Calorías: 158
Grasa total: 1 g
Grasa saturada: Menos de 1 g
Colesterol: 0 mg
Sodio: 154 mg
Fibra total: 5 mg
Proteína: 8 mg
Carbohidratos: 29 g
Potasio: 524 mg

Este plato, que realmente satisface, prácticamente está libre de grasa, pues sólo utiliza 1 cucharada de aceite para 16 porciones.

Sopa de maíz

- *1 cucharada de aceite vegetal*
- *2 cucharadas de apio, cortado finamente en cubos*
- *2 cucharadas de cebolla cortada finamente en cubos*
- *2 cucharadas de pimentón verde, cortado finamente en cubos*
- *1 paquete (280 gramos o 10 onzas) de maíz congelado*
- *1 taza de papas crudas, peladas y cortadas en cubos de 1,5 centímetros*
- *2 cucharadas de perejil picado*
- *1 taza de agua*
- *¼ de cucharadita de sal*
- *Pimienta negra al gusto*
- *¼ de cucharadita de páprika*
- *2 cucharadas de harina*
- *2 tazas de leche baja en grasa o descremada.*

1. Caliente el aceite en una olla de tamaño medio. Agregue el apio, la cebolla y el pimentón verde y saltee durante 2 minutos.
2. Agregue el maíz, las papas, el agua, la sal, la pimienta y la páprika. Lleve a hervor y reduzca a fuego medio. Deje cocinar con la tapa durante 10 minutos o hasta que las papas estén tiernas.
3. Vierta ½ taza de leche en un envase con tapa de cierre hermético. Agregue la harina y agite vigorosamente.
4. Gradualmente agregue la mezcla de leche y harina a las verduras cocidas. Luego añada el resto de la leche.
5. Cocine, revolviendo constantemente, hasta que la mezcla hierva y espese.
6. Sirva adornada con perejil fresco picado.

Número de porciones: 4
Tamaño de la porción: 1 taza
Cada porción aporta:
Calorías: 186
Grasa total: 5 g
Grasa saturada: 1 g
Colesterol: 5 mg
Sodio: 205 mg
Fibra total: 4 g
Proteína: 7 g
Carbohidratos: 29 g
Potasio: 455 mg

Es una sopa cremosa, sin necesidad de grasa o crema.

Gazpacho

- 3 tomates medianos pelados y picados
- ½ taza de pepino cohombro picado y sin semillas
- ½ taza de pimentón verde picado
- 2 cebollas largas cortadas
- 2 tazas de jugo de verduras bajo en sodio
- 1 cucharada de jugo de limón
- ½ cucharadita de albahaca seca
- ¼ de cucharadita de salsa de ají
- 1 diente de ajo picado finamente

1. Combinar todos los ingredientes en un tazón grande.
2. Tapar y llevar a la nevera por varias horas.

Número de porciones: 4
Tamaño de la porción: 1 ¼ tazas
Cada porción aporta:
Calorías: 52
Grasa total: Menos de 1 g
Grasa saturada: Menos de 1 g
Colesterol: 0 mg
Sodio: 41 mg
Fibra total: 2 g
Proteína: 2 g
Carbohidratos: 12 g
Potasio: 514 mg

Esta sopa fría de tomate es un clásico, lleno de verduras frescas de la huerta.

Pozole mexicano

- 2 libras de carne magra de res en cubos*
- 1 cucharada de aceite de oliva
- 1 cebolla grande picada
- 1 diente de ajo finamente picado
- ¼ de cucharadita de sal
- ⅛ de cucharadita de pimienta
- ¼ de taza de cilantro

- 1 lata (425 gramos o 15 onzas) de tomates cocidos (guisados)
- 60 gramos o 2 onzas de pasta de tomate
- 1 lata (1 libra o 13 onzas) de maíz pelado

* Se pueden utilizar pechugas de pollo deshuesadas, sin piel, en vez de la carne en cubos.

1. Caliente el aceite en una olla grande y saltee la carne.
2. Agregue la cebolla, el ajo, la sal, la pimienta, el cilantro y agua suficiente para cubrir la carne. Tape la olla y deje cocinar a fuego bajo hasta que la carne esté tierna.
3. Agregue los tomates y la pasta de tomate. Deje cocinar durante 20 minutos.
4. Agregue el maíz pelado y deje cocinar a fuego lento durante otros 15 minutos, revolviendo ocasionalmente. Si está muy espesa, agregue agua hasta obtener la consistencia deseada.

Número de porciones: 10
Tamaño de la porción: 1 taza
Cada porción aporta:
Calorías: 253
Grasa total: 10 g
Grasa saturada: 3 g
Colesterol: 52 mg
Sodio: 425 mg
Fibra total: 4 g
Proteína: 22 g
Carbohidratos: 19 g
Potasio: 485 mg

Pruebe un nuevo sabor con esta suculenta sopa mexicana.

Sopa casera de pavo

- 6 libras de pechuga de pavo con hueso (con al menos 2 tazas de carne)
- 2 cebollas medianas
- 3 tallos de apio
- 1 cucharadita de tomillo seco
- ½ cucharadita de romero seco
- ½ cucharadita de salvia seca
- 1 cucharadita de albahaca
- ½ cucharadita de mejorana seca
- ½ cucharadita de estragón seco
- ½ cucharadita de sal
- Pimienta negra al gusto
- ½ libra de pasta para sopa

1. Coloque la pechuga de pavo en una olla grande de 6 litros. Cúbrala con agua hasta completar por lo menos 3 litros.
2. Pele las cebollas, córtelas en trozo grandes y agréguelas a la olla. Lave los tallos de apio, córtelos en rodajas y agréguelos.
3. Hierva tapado a fuego lento durante 2 horas y media.
4. Retire de la olla los huesos. Reparta la sopa en contenedores más pequeños para que se enfríen más rápidamente en la nevera.
5. Cuando se haya enfriado, extraiga la grasa.
6. Mientras la sopa se enfría, retire la carne que quede aún en los huesos y córtela en trozos.
7. Agregue la carne, las hierbas y las especias a la sopa desgrasada.
8. Lleve a hervor y agregue la pasta. Cocine a fuego lento durante 20 minutos, hasta que la pasta esté lista. Sirva o refrigérela para calentarla después.

Número de porciones: 16 (cerca de 4 litros de sopa) Tamaño de la porción: 1 taza
Cada porción aporta:
Calorías: 201
Grasa total: 2 g
Grasa saturada: 1 g
Colesterol: 101 mg
Sodio: 141 mg
Fibra total: 1 g
Proteína: 33 g
Carbohidratos: 11 g
Potasio: 344 mg

En esta conocida sopa se utiliza un método de "enfriamiento rápido" que le permite extraer la grasa de la superficie para hacerla más saludable.

Sopa minestrone

- ¼ de taza de aceite de oliva
- 1 diente de ajo picado finamente (o ⅛ de cucharadita de ajo en polvo)
- 1 ⅓ taza de cebolla, picada en trozos grandes
- 1 ½ taza de apio con las hojas, picado en trozos grandes
- 1 lata (170 gramos o 6 onzas) de pasta de tomate
- 1 cucharadita de perejil fresco picado
- 1 taza de zanahorias picadas, frescas o congeladas
- 4 ¾ tazas de repollo desmenuzado
- 1 lata (1 libra) de tomates cortados
- 1 taza de fríjoles rojos enlatados, escurridos y lavados
- 1 ½ taza de arvejas congeladas
- 1 ½ taza de habichuelas frescas
- 1 pizca de salsa picante
- 11 tazas de agua
- 2 tazas de espaguetis crudos partidos

1. Caliente aceite en una olla de 4 litros. Agregue el ajo, la cebolla y el apio y saltee durante 5 minutos.
2. Agregue los demás ingredientes, excepto los espaguetis. Revuelva hasta mezclar los ingredientes.
3. Lleve a hervor y baje el fuego; tape y deje hervir a fuego lento durante 45 minutos o hasta que las verduras estén tiernas.
4. Agregue los espaguetis crudos y deje hervir a fuego lento durante 2 a 3 minutos.

Número de porciones: 16
Tamaño de la porción: 1 taza
Cada porción aporta:
Calorías: 112
Grasa total: 4 g
Grasa saturada: 0 g
Colesterol: 0 mg
Sodio: 202 mg
Fibra total: 4 g
Proteína: 4 g
Carbohidratos: 17 g
Potasio: 393 mg

Esta versión sin colesterol de la clásica sopa italiana es abundante en fríjoles, arvejas y zanahorias ricos en fibra.

Sopa de pescado al estilo Rockport

- 2 cucharadas de aceite vegetal
- ¼ de taza de cebolla picada
- ½ taza de apio picado
- 1 taza de zanahorias en rodajas
- 2 tazas de papas crudas, peladas y cortadas en cubos
- ¼ de cucharadita de tomillo
- ½ cucharadita de páprika
- 2 tazas de jugo de ostras embotellado
- 8 granos de pimienta
- 1 hoja de laurel
- 1 libra de filetes de bacalao o abadejo frescos o recién descongelados, cortados en cubos de 2 centímetros
- ¼ de taza de harina
- 3 tazas de leche baja en grasa
- 1 cucharada de perejil fresco picado

1. Caliente el aceite. Agregue las cebollas y el apio y saltee 3 minutos.
2. Agregue las zanahorias, las papas, el tomillo, la páprika y el jugo de ostras. Envuelva los granos de pimienta y la hoja de laurel en una estopilla y agréguelos a la olla. Lleve a hervor, baje el fuego y deje hervir a fuego lento durante 15 minutos; agregue el pescado y deje hervir otros 15 minutos o hasta que el pescado se deshaga y esté opaco.
3. Saque el pescado y las verduras. Corte el pescado en trozos. Lleve el caldo a hervor y déjelo hervir hasta que su volumen se reduzca a 1 taza. Saque la hoja de laurel y los granos de pimienta.
4. Agite en un envase con tapa ½ taza de leche y la harina hasta que se disuelva. Agréguelas al caldo, junto al resto de la leche. Cocine a fuego medio, revolviendo constantemente, hasta que hierva y espese.
5. Coloque de nuevo las verduras y los trozos de pescado en el caldo y caliente. Sirva caliente y rocíe con el perejil picado.

Número de porciones: 8
Tamaño de la porción: 1 taza
Cada porción aporta:
Calorías: 186
Grasa total: 6 g
Grasa saturada: 1 g
Colesterol: 34 mg
Sodio: 302 mg
Fibra total: 2 g
Proteína: 15 g
Carbohidratos: 18 g
Potasio: 602 mg

Sirva esta sopa como aperitivo o como plato principal.

Curtido (de repollo) salvadoreño

- *1 repollo mediano picado*
- *2 zanahorias pequeñas ralladas*
- *1 cebolla pequeña cortada en rodajas*
- *½ cucharadita de pimentón rojo seco (opcional)*
- *½ cucharadita de orégano*

- *1 cucharadita de aceite de oliva*
- *1 cucharadita de sal*
- *1 cucharadita de azúcar morena*
- *½ cucharada de vinagre*
- *½ cucharada de agua*

1. Blanquee el repollo con agua hirviendo durante 1 minuto. Deseche el agua.
2. Coloque el repollo en un tazón grande. Agregue las zanahorias ralladas, la cebolla en rodajas, el pimentón rojo, el orégano, el aceite de oliva, la sal, el azúcar morena, el vinagre y el agua.
3. Lleve a la nevera durante mínimo 2 horas antes de servir.

Número de porciones: 8
Tamaño de la porción: 1 taza
Cada porción aporta:
Calorías: 41
Grasa total: 1 g
Grasa saturada: Menos de 1 g
Colesterol: 0 mg
Sodio: 293 mg
Fibra total: 2 g
Proteína: 2 g
Carbohidratos: 7 g
Potasio: 325 mg

Sorprenda a sus papilas gustativas con este sabroso plato.

Sírvalo con papusas revueltas (vea la receta a continuación).

Papusas revueltas

- 1 libra de pechuga de pollo molida
- 1 cucharada de aceite vegetal
- ½ libra de queso mozzarella bajo en grasa, rallado
- ½ cebolla pequeña cortada en cubos
- 1 diente de ajo picado finamente
- 1 pimentón verde mediano sin semillas y picado finamente
- 1 tomate pequeño picado finamente
- ½ cucharadita de sal
- 5 tazas de harina instantánea de maíz (harina para masa)
- 6 tazas de agua

1. En una olla antiadherente, saltee el pollo con el aceite a fuego bajo hasta que se ponga blanco. Revuelva constantemente para evitar que se pegue.
2. Agregue la cebolla, el ajo, el pimentón verde y el tomate. Siga cocinando. Retire la olla y deje que la mezcla se enfríe en la nevera.
3. Mientras tanto, coloque la harina en un tazón grande y revuélvala con agua suficiente como para hacer una masa firme, parecida a la de las tortillas.
4. Cuando la mezcla del pollo esté fría, mézclela con el queso.
5. Divida la masa en 24 porciones. Con sus manos, forme bolas y aplánelas para formar círculos de 1 centímetro de espesor. Coloque una cucharada de la mezcla de pollo en cada círculo y una los bordes en el centro. Aplane la bola nuevamente hasta un espesor de 1 centímetro.
6. En un caldero bien caliente, cocine las papusas por cada lado hasta que doren. Sírvalas calientes.

Número de porciones: 12
Tamaño de la porción: 2 papusas
Cada porción aporta:
Calorías: 290
Grasa total: 7 g
Grasa saturada: 3 g
Colesterol: 33 mg
Sodio: 223 mg
Fibra total: 5 g
Proteína: 14 g
Carbohidratos: 38 g
Potasio: 272 mg

El pollo molido y el queso bajo en grasa ayudan a que este plato sea bajo en grasas y calorías. Pruébelo con el curtido salvadoreño (receta anterior).

Ensalada fresca de repollo y tomate

- *1 repollo pequeño picado finamente*
- *2 tomates medianos cortados en cubos*
- *1 taza de rábanos cortados en rodajas*
- *¼ de cucharadita de sal*
- *2 cucharaditas de aceite de oliva*

- *2 cucharadas de vinagre de arroz (o jugo de limón)*
- *½ cucharadita de pimienta negra*
- *½ cucharadita de pimienta roja*
- *2 cucharadas de cilantro fresco picado*

1. En un tazón grande, mezcle el repollo, los tomates y los rábanos.
2. En otro tazón, mezcle el resto de los ingredientes y vierta sobre las verduras.

Número de porciones: 8
Tamaño de la porción: 1 taza
Cada porción aporta:
Calorías: 43
Grasa total: 1 g
Grasa saturada: Menos de 1 g
Colesterol: 0 mg
Sodio: 88 mg
Fibra total: 3 g
Proteína: 2 g
Carbohidratos: 7 g
Potasio: 331 mg

Haga que sus hijos coman más verduras con esta refrescante y sabrosa ensalada.

Habichuelas salteadas

- 1 libra de habichuelas frescas o congeladas, cortadas en trozos de 2,5 centímetros o 1 pulgada
- 1 cebolla amarilla cortada por la mitad, picada finamente
- ½ cucharadita de sal
- ⅛ cucharadita de pimienta negra
- 1 cucharada de perejil fresco
- 1 cucharada de aceite vegetal

1. Si usa habichuelas frescas, cocínelas en agua hirviendo por 10 a 12 minutos, o al vapor entre 2 y 3 minutos, hasta que estén tiernas. Escúrralas bien. Si usa habichuelas congeladas, descongélelas primero.
2. Caliente aceite en una olla grande. Saltee la cebolla hasta que dore.
3. Agregue las habichuelas, la sal y la pimienta y revuelva. Caliente todo.
4. Antes de servir, rocíe con perejil.

Número de porciones: 4
Tamaño de la porción: ¼ de taza
Cada porción aporta:
Calorías: 64
Grasa total: 4 g
Grasa saturada: Menos de 1 g
Colesterol: 0 mg
Sodio: 282 mg
Fibra total: 3 g
Proteína: 2 g
Carbohidratos: 8 g
Potasio: 161 mg

En este plato, se saltean las habichuelas y las cebollas en sólo una cucharada de aceite.

Verduras italianas al horno

- 1 lata (795 gramos o 28 onzas) de tomates enteros
- 1 cebolla mediana picada
- ½ libra de habichuelas picadas
- ½ libra de quingombó, cortado en trozos de 1 centímetro o 0,5 pulgada
- ¾ de taza de pimentón verde, picado finamente
- 2 cucharadas de jugo de limón
- 1 cucharada de albahaca fresca, picada o 1 cucharadita de albahaca seca triturada
- 1 ½ cucharaditas de hojas de orégano fresco picadas (o ½ cucharadita de orégano seco triturado)
- 3 calabacines medianos (de 18 centímetros o de 7 pulgadas de largo) cortados en cubos de 2,5 centímetros
- 1 berenjena mediana pelada y cortada en cubos de 2,5 centímetros
- 2 cucharadas de queso parmesano rallado

1. Escurra y pique en trozos grandes los tomates. Reserve el líquido. Mezcle los tomates, el líquido que reservó, la cebolla, las habichuelas, el quingombó, el pimentón verde, el jugo de limón y las hierbas. Tape y hornee a 325 °F (160 °C) durante 15 minutos.
2. Agregue el calabacín y la berenjena. Deje hornear la mezcla tapada entre 60 y 70 minutos o hasta que las verduras estén tiernas. Revuelva ocasionalmente.
3. Antes de servir, rocíe con queso parmesano.

Número de porciones: 18
Tamaño de la porción: ½ taza
Cada porción aporta:
Calorías: 27
Grasa total: Menos de 1 g
Grasa saturada: Menos de 1 g
Colesterol: 1 mg
Sodio: 86 mg
Fibra total: 2 g
Proteína: 2 g
Carbohidratos: 5 g
Potasio: 244 mg

Pruebe este plato colorido y bajo en sodio,
preparado sin adicionar grasa.

Fríjoles lima con espinacas

- *2 tazas de fríjoles lima*
- *1 cucharada de aceite vegetal*
- *1 taza de hinojo cortado en tiras de 114 gramos o 4 onzas*
- *½ taza de cebolla picada*
- *¼ taza de caldo de pollo bajo en sodio*
- *4 tazas de hojas de espinaca bien lavadas*
- *1 cucharada de vinagre destilado*
- *$1/_8$ cucharadita de pimienta negra*
- *1 cucharada de cebollín crudo*

1. Cocine al vapor o hierva los fríjoles lima en agua sin sal, alrededor de 10 minutos.
2. En una olla, saltee en aceite la cebolla y el hinojo.
3. Agregue los fríjoles y el caldo a las cebollas y tape. Cocine durante 2 minutos.
4. Agregue las espinacas y revuelva. Tape y cocine hasta que las espinacas se marchiten (cerca de 2 minutos).
5. Agregue el vinagre y la pimienta. Tape y deje reposar durante 30 segundos.
6. Rocíe el cebollín por encima y sirva.

Número de porciones: 7
Tamaño de la porción: ½ taza
Cada porción aporta:
Calorías: 93
Grasa total: 2 g
Grasa saturada: Menos de 1 g
Colesterol: 0 mg
Sodio: 84 mg
Fibra total: 6 g
Proteína: 5 g
Carbohidratos: 15 g
Potasio: 452 mg

A su familia le encantarán las verduras cocinadas de esta manera.

Caldo con hojas verdes

- 3 tazas de agua
- ¼ de libra de pechuga ahumada de pavo, sin piel
- 1 cucharada de ají fresco picado
- ¼ de cucharadita de pimienta de cayena
- ¼ de cucharadita de clavos de olor molidos

- 2 dientes de ajo aplastados
- ½ cucharadita de tomillo
- 1 chalote picado
- 1 cucharadita de jengibre molido
- ¼ de taza de cebolla picada
- 2 libras de hojas verdes (de mostaza, de nabo, col rizada, kale o una mezcla)

1. Excepto las hojas verdes, coloque los ingredientes en una olla grande y lleve a hervor.
2. Lave cuidadosamente las hojas verdes y quíteles los tallos.
3. Desmenuce o pique las hojas verdes en pedazos pequeños.
4. Agregue las hojas verdes al caldo de pavo. Cocine entre 20 y 30 minutos hasta que esté tierno.

Número de porciones: 5
Tamaño de la porción: 1 taza
Cada porción aporta:
Calorías: 80
Grasa total: 2 g
Grasa saturada: Menos de 1 g
Colesterol: 16 mg
Sodio: 378 mg
Fibra total: 4 g
Proteína: 9 g
Carbohidratos: 9 g
Potasio: 472 mg

Estas saludables hojas verdes toman su sabor
del pavo ahumado en lugar de tocino.

Estofado de verduras

- 3 tazas de agua
- 1 cubo de caldo de verduras bajo en sodio
- 2 tazas de papas cortadas en tiras de 5 centímetros
- 2 tazas de zanahorias cortadas
- 4 tazas de calabaza cortada en cuadrados de 2,5 centímetros
- 1 taza de calabaza cortada en 4 pedazos
- 1 lata (425 gramos o 15 onzas) de maíz lavado y escurrido (o 2 mazorcas frescas desgranadas, 1 ½ taza)
- 1 cucharadita de tomillo
- 2 dientes de ajo picados finamente
- 1 chalote picado
- ½ ají pequeño picado
- 1 taza de cebolla picada en trozos grandes
- 1 taza de tomates cortados en cubos (agregue otras verduras de su gusto como brócoli o coliflor)

1. Vierta el agua y el cubo de caldo en una olla grande y llévelos a hervor.
2. Agregue las papas y las zanahorias y deje hervir a fuego lento durante 5 minutos.
3. Agregue el resto de los ingredientes, excepto el tomate, y deje cocinar durante 15 minutos a fuego medio.
4. Saque los 4 trozos de calabaza y hágalos puré en la licuadora.
5. Regrese el puré a la olla y deje cocinar durante 10 minutos más.
6. Agregue los tomates y cocine durante otros 5 minutos.
7. Retire del fuego y deje reposar durante 10 minutos para que espese.

Número de porciones: 8
Tamaño de la porción: ¼ de taza
Cada porción aporta:
Calorías: 119
Grasa total: 1 g
Grasa saturada: Menos de 1 g
Colesterol: 0 mg
Sodio: 196 mg
Fibra total: 4 g
Proteína: 4 g
Carbohidratos: 27 g
Potasio: 524 mg

Esta es una nueva y excelente manera de utilizar las verduras de verano.

ñosa de lo que se disimula detrás de la fachada; esos edificios son mamparas que enmascaran las miles de casuchas
apiladas unas contra otras a lo largo de sórdidas callejuelas.
Me recordaban los vecindarios de México, patios rodeados
de muros que esconden los cuartuchos miserables de los
pobres.

La gran vía continúa más allá del portal Léogane, antigua
puerta sur de la ciudad, hasta Carrefour, barrio periférico de
mala fama. Una enorme ciudad perdida ha surgido alrededor de los burdeles y crece todos los días hacia el sur, ya que
la ciudad no tiene otro espacio para extenderse.

En el centro de la ciudad, un ancho bulevar flanqueado de
palmeras costea frente al mar. Este bulevar, construido y
ganado a la bahía se inunda frecuentemente y su revestimiento está lleno de baches. Las palmeras reales se mueren,
sus raíces se ven ahogadas por las toneladas de basura y
sedimentos arrojados desde lo alto y que se acumulan debajo de la ciudad después de cada aguacero.

El aspecto de la capital mejora considerablemente unas
cuadras arriba de la gran vía. Un jardín público, el Campo
Marte, rodea a un edificio de un blanco cegador: el palacio
presidencial. Vaga réplica del Petit-Palais de los Campos
Elíseos de París, es el único edificio imponente de la capital. La Catedral episcopal queda a algunos minutos a pie.
Bellas pinturas murales de audaces colores decoran el interior, entre ellas una Última Cena en la que los apóstoles son
todos negros a excepción de Judas, que es blanco. El mundo
visto a través de los ojos de los pintores primitivos haitianos
es maravilloso: cálidos colores, imaginación y alegría des-
bordantes.

Cerca de ahí la Catedral católica no ofrece gran interés.
Durante largo tiempo en descuido, esta gran iglesia rosada
recibió su limpieza del siglo en 1980, en ocasión de las
bodas del presidente Jean-Claude Duvalier.

más descansado de la universidad y luego al muy excitante ensayo de danza. Me sentía feliz ya que cada una de esas actividades me llenaba de forma diferente.

Puerto Príncipe es la única gran ciudad de Haití; ofrece todas las ventajas que se encuentran en una capital, pero a una escala más modesta. La metrópoli domina la vida económica, política y cultural del país como sucede en todas las capitales de América Latina. Todos los caminos llevan a Puerto Príncipe, pivote de la República; su puerto marítimo y su aeropuerto constituyen los únicos lazos con el mundo exterior.

Una constante ola de campesinos de la provincia emigran allí, todos con la esperanza de mejorar su condición de vida. Más de un millón de habitantes se amontonan en el centro de la ciudad en una superficie de unos cuantos kilómetros cuadrados o viven en las ciudades perdidas que rodean la capital.

Puerto Príncipe está construida en un sitio grandioso, a la orilla de una bahía deslumbrante rodeada de altas montañas. Pero la ciudad tiene más bien un aspecto lastimero: "Panorama espléndido, pero la ciudad es nada más que una mierda", para citar los términos de un periodista francés. Según los cronistas, Puerto Príncipe siempre ha sido una ciudad decrépita. No se encuentra en ella un solo monumento histórico y la arquitectura no tiene un carácter particular.

La gran vía, paralela a la bahía, atraviesa la ciudad de norte a sur. Edificios de dos pisos la bordean por ambas partes. A la altura de la calle, las arcadas protegen al peatón del ardiente sol y de los repentinos aguaceros tropicales. Estas galerías se han convertido en verdaderos bazares; hay tantos mercaderes que el peatón se ve obligado a descender, con gran riesgo y peligro constantemente, de la acera a la calle atestada de vehículos. El aspecto relativamente cuida-do de los edificios de la calle principal, da una idea enga-

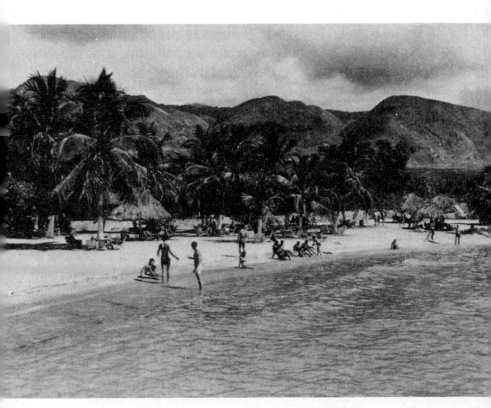

Kyona Beach al norte de Puerto Príncipe.
(Fotografía de Luc Chessex)

suerte, un vendedor ambulante pasó y ofrecí bebida a todo mundo; de tal modo pude retirar mi maleta.

A pesar de todo, me sentí muy rápidamente en casa en Haití y, desde hace un cuarto de siglo, sigo teniendo un cariño muy particular por este país. Es una isla llena de fantasía: "Yo adoro a mi país; hay un espíritu misterioso que se esconde detrás de cada árbol", me confió un amigo artista. Un médico agregó: "Ciertamente la pobreza es angustiosa, pero el pueblo no es verdaderamente desdichado. Algunos problemas sociales serios que afectan a otras naciones más afortunadas que nosotros, no existen aquí. Prácticamente no tenemos alcoholismo, abuso de drogas, alienación mental, suicidios o crímenes violentos. Yo me siento bien en mi país."

La seguridad personal se ha convertido en un lujo en gran parte del mundo de hoy, pero en la época en que yo vivía en Haití, uno se sentía seguro y cualquiera podía atravesar sin temor, en plena noche, los peores bajos fondos de Puerto Príncipe.

Entonces yo me instalé, me puse a aprender el criollo y me adapté bien que mal a la complejidad de la vida haitiana. En un país en el que el 90% de la población son analfabetos, los que forman parte de la restringida clase instruida, se reconocen entre ellos. Una vez admitido en sus filas, uno se siente privilegiado y ya no es un simple peón de ajedrez, como sucede a menudo en América del Norte o en Europa. Nuestra vanidad se siente halagada al saber que se desempeña un papel particular en una comunidad.

Gracias a mis actividades variadas, las puertas se me abrieron en círculos muy diversos. Recopilaba yo un material destinado a una tesis de doctorado; enseñaba en la Universidad; ayudaba la primera compañía de danza folklórica del país y durante cierto tiempo, incluso fui editor en un semanario de lengua inglesa. Tenía un horario muy recargado y huía del ambiente agitado de la oficina de redacción al

Verduras con un toque de limón

- ½ coliflor pequeña separada en cogollos
- 2 tazas de brócoli separado en cogollos
- 2 cucharadas de jugo de limón
- 1 cucharada de aceite de oliva
- 1 diente de ajo picado finamente
- 2 cucharaditas de perejil fresco picado

1. Cocine al vapor el brócoli y la coliflor hasta que estén tiernos (durante 10 minutos).
2. En una olla pequeña mezcle el jugo de limón, el aceite, el ajo y cocine a fuego bajo entre 2 y 3 minutos.
3. Sirva las verduras en un plato. Báñelos con la salsa de limón y adórnelos con el perejil.

Número de porciones: 6
Tamaño de la porción: ½ taza
Cada porción aporta:
Calorías: 22
Grasa total: 2 g
Grasa saturada: Menos de 1 g
Colesterol: 0 mg
Sodio: 7 mg
Fibra total: 1 g
Proteína: 1 g
Carbohidratos: 2 g
Potasio: 49 mg

Esta salsa utiliza jugo de limón y hierbas para obtener un sabor fuerte y picante.

Ñames acaramelados

- 3 ñames medianos (o 1 ½ taza)
- ¼ de taza de azúcar morena
- 1 cucharadita de harina cernida
- ¼ de cucharadita de sal
- ¼ de cucharadita de canela molida
- ¼ de cucharadita de nuez moscada molida
- ¼ de cucharadita de ralladura de cáscara de naranja
- ¼ de cucharadita de margarina suave
- ½ taza de jugo de naranja

1. Corte los ñames en mitades y hiérvalos hasta que estén tiernos, pero firmes (alrededor de 20 minutos). Cuando se hayan enfriado, pélelos y córtelos en tajadas de 0,5 centímetros de espesor.
2. Combine el azúcar, la harina, la sal, la canela, la nuez moscada y la ralladura de cáscara de naranja.
3. Coloque la mitad de los ñames tajados en una cacerola mediana. Rocíe con la mezcla del azúcar y las especias.
4. Cubra con trocitos de margarina.
5. Agregue una segunda capa de ñames, usando el resto de los ingredientes en el mismo orden anterior. Agregue el jugo de naranja.
6. Hornee sin cubrir, durante 20 minutos, en el horno precalentado a 350 °F (160 °C).

Número de porciones: 6
Tamaño de la porción: ¼ de taza
Cada porción aporta:
Calorías: 110
Grasa total: 1 g
Grasa saturada: Menos de 1 g
Colesterol: 0 mg
Sodio: 115 mg
Fibra total: 2 g
Proteína: 1 g
Carbohidratos: 25 g
Potasio: 344 mg

Un poco de margarina y algo de jugo de naranja le dan dulzura a este plato.

Deliciosas papas a la francesa al horno

- *4 papas grandes (o 2 libras)*
- *8 tazas de agua helada*
- *1 cucharadita de ajo en polvo*
- *1 cucharadita de cebolla en polvo*
- *¼ de cucharadita de sal*
- *1 cucharadita de pimienta blanca*
- *¼ de cucharadita de pimienta de Jamaica*
- *1 cucharadita de ají en hojuelas*
- *1 cucharada de aceite vegetal*

1. Lave las papas y córtelas en tiras de 1,5 centímetros o ½ pulgada.
2. Coloque las tiras de papa en agua con hielo, tape y déjelas enfriar 1 hora o más.
3. Saque las papas y séquelas cuidadosamente.
4. Coloque el ajo en polvo, la cebolla en polvo, la sal, la pimienta blanca, la pimienta de Jamaica y el ají en hojuelas en una bolsa plástica.
5. Mueva las papas dentro de la mezcla de especias.
6. Unte las papas con aceite.
7. Coloque las papas en un molde bajo antiadherente para hornear.
8. Cubra con papel aluminio y llévelo al horno a 475 °F (250 °C) durante 15 minutos.
9. Retire el papel aluminio y deje hornear entre 15 y 20 minutos adicionales o hasta que doren. Voltee ocasionalmente las papas para que se doren de manera uniforme.

Número de porciones: 5
Tamaño de la porción: 1 taza
Cada porción aporta:
Calorías: 238
Grasa total: 4 g
Grasa saturada: 1 g
Colesterol: 0 mg
Sodio: 163 mg
Fibra total: 5 g
Proteína: 5 g
Carbohidratos: 48 g
Potasio: 796 mg

¿Le parece imposible resistirse a las papas a la francesa? Con esta versión no tendrá que hacerlo.

Puré de papa con ajo

- *2 papas grandes (o 1 libra) peladas y partidas en cuartos*
- *2 tazas de leche descremada*
- *2 dientes grandes de ajo picados*
- *½ cucharadita de pimienta blanca*

Preparación en olla:

1. Cocine las papas con cáscara, en una cantidad reducida de agua hirviendo, entre 20 y 25 minutos o hasta que estén blandas. Retire del calor. Escúrralas y cúbralas con agua de nuevo.
2. Mientras tanto, en una olla pequeña cocine a fuego bajo la leche y el ajo hasta que este último esté blando (alrededor de 30 minutos).
3. Agregue la mezcla de leche y ajo y la pimienta blanca a las papas. Mezcle con una batidora eléctrica a velocidad baja, o hágalas puré con un prensapapas.

Preparación en el microondas

1. Lave las papas, séquelas y pínchelas con un tenedor.
2. Sobre un plato, cocine las papas en alto sin cubrirlas hasta que estén blandas (alrededor de 12 minutos), dándoles vuelta una vez.
3. Déjelas reposar durante 5 minutos, luego pélelas y córtelas en cuartos.
4. Mientras tanto, combine la leche y el ajo en un recipiente medidor de 4 tazas. Cocine sin tapa hasta que el ajo ablande (alrededor de 4 minutos).
5. Siga la instrucción # 3 de la preparación en olla.

Número de porciones: 4
Tamaño de la porción: ¾ de taza
Cada porción aporta:
Calorías: 142
Grasa total: Menos de 1 g
Grasa saturada: Menos de 1 g
Colesterol: 2 mg
Sodio: 69 mg
Fibra total: 2 g
Proteína: 6 g
Carbohidratos: 29 g
Potasio: 577 mg

Ya sea en una olla o en el microondas, puede preparar este sabroso plato sin agregar mantequilla ni sal.

Ensalada de papines

- *16 papines (o 5 tazas)*
- *2 cucharadas de aceite de oliva*
- *¼ de taza de cebolla larga picada*
- *¼ de cucharadita de pimienta negra*
- *1 cucharadita de eneldo seco*

1. Limpie cuidadosamente los papines con agua y un cepillo para verduras.
2. Hierva los papines durante 20 minutos hasta que ablanden.
3. Escurra y deje enfriar durante otros 20 minutos.
4. Corte los papines en cuartos y mézclelos con el aceite de oliva, las cebollas y las especias.
5. Refrigere y sirva.

Número de porciones: 5
Tamaño de la porción: 1 taza
Cada porción aporta:
Calorías: 187
Grasa total: 6 g
Grasa saturada: 1 g
Colesterol: 0 mg
Sodio: 12 mg
Fibra total: 3 g
Proteína: 3 g
Carbohidratos: 32 g
Potasio: 547 mg

Las cebollas y las especias vigorizan el sabor de este plato muy bajo en sodio.

Apetitosa ensalada de papa

- 6 papas medianas (o 2 libras)
- 2 tallos de apio picados finamente
- 2 cebolletas picadas finamente
- ¼ de taza de pimentón rojo picado en trozos grandes
- ¼ de taza de pimentón verde picado en trozos grandes
- 1 cucharada de cebolla picada finamente
- 1 huevo duro picado
- 6 cucharadas de mayonesa baja en grasa
- 1 cucharada de mostaza
- ½ cucharadita de sal
- ¼ de cucharadita de pimienta negra
- ¼ de cucharadita de eneldo seco

1. Lave las papas, córtelas en mitades y colóquelas en una olla con agua fría.
2. Cocine con tapa, a fuego medio, entre 25 y 30 minutos o hasta que ablanden.
3. Escurra las papas y córtelas en cubos cuando estén frías.
4. Agregue las verduras y el huevo a las papas y revuelva.
5. Mezcle la mayonesa con la mostaza, la sal, la pimienta y el eneldo.
6. Vierta el aderezo sobre la mezcla de papas y revuelva para distribuirlo de manera uniforme.
7. Refrigere al menos durante una hora antes de servir.

Número de porciones: 10
Tamaño de la porción: ½ taza
Cada porción aporta:
Calorías: 98
Grasa total: 2 g
Grasa saturada: Menos de 1 g
Colesterol: 21 mg
Sodio: 212 mg
Fibra total: 2 g
Proteína: 2 g
Carbohidratos: 18 g
Potasio: 291 mg

Es una ensalada de papa tradicional y, al mismo tiempo, novedosa, con mucho sabor y poca grasa.

Fantásticas papas rellenas

- 4 papas para hornear medianas
- ¾ de taza de requesón bajo en grasa
- ¼ de taza de leche baja en grasa (1%)
- 2 cucharadas de margarina suave
- 1 cucharadita de eneldo
- ¾ de cucharadita de aliño de hierbas
- 4-6 gotas de salsa de ají
- 2 cucharaditas de queso parmesano molido

1. Pinche las papas con un tenedor. Hornéelas a 425 °F (220 °C) durante 60 minutos o hasta que el tenedor penetre con facilidad.
2. Corte las papas en mitades a lo largo. Con cuidado ahuéquelas con una cuchara, y deje alrededor de 2,5 centímetros de pulpa adherida a la cáscara. En un tazón grande, haga un puré con la pulpa.
3. A mano, mezcle el resto de los ingredientes, excepto el queso parmesano, y ponga la mezcla dentro de las papas ahuecadas.
4. Rocíe ¼ de cucharadita de queso parmesano sobre cada papa.
5. Coloque las papas sobre una lata de hornear y llévelas de nuevo al horno. Hornee entre 15 y 20 minutos o hasta que doren.

Número de porciones: 8
Tamaño de la porción: ½ papa
Cada porción aporta:
Calorías: 113
Grasa total: 3 g
Grasa saturada: 1 g
Colesterol: 1 mg
Sodio: 151 mg
Fibra total: 2 g
Proteína: 5 g
Carbohidratos: 17 g
Potasio: 293 mg

Arroz oriental

- 1 ½ taza de agua
- 1 taza de caldo de pollo desgrasado
- 1 ⅓ de taza de arroz blanco de grano largo crudo
- 2 cucharaditas de aceite vegetal
- 2 cucharadas de cebolla picada finamente
- 1 taza de apio picado finamente
- 2 cucharadas de pimentón verde picado
- ½ taza de nueces de pécan picadas
- ¼ de cucharadita de salvia molida
- ½ taza de castañas cortadas en tajadas
- ¼ de cucharadita de nuez moscada
- Pimienta negra al gusto

1. En una olla mediana, ponga a hervir el agua y el caldo.
2. Agregue el arroz y revuelva. Tape y deje hervir a fuego lento durante 20 minutos.
3. Retire la olla del fuego. Deje reposar con la tapa puesta durante 5 minutos o hasta que todo el líquido se absorba. Reserve.
4. Caliente aceite en una sartén antiadherente grande.
5. Saltee a fuego moderado la cebolla y el apio durante 3 minutos. Agregue el resto de ingredientes, incluido el arroz cocido. Afloje el arroz con un tenedor antes de servir.

Número de porciones: 10
Tamaño de la porción: ½ taza
Cada porción aporta:
Calorías: 139
Grasa total: 5 g
Grasa saturada: Menos de 1 g
Colesterol: 0 mg
Sodio: 86 mg
Fibra total: 1 g
Proteína: 3 g
Carbohidratos: 21 g
Potasio: 124 mg

Capítulo 11

Recetas de platos fuertes a base de carne y aves

- CARNE A LA BÁVARA
- CHILE CON CARNE Y FRÍJOLES
- CARNE STROGANOFF
- POSTA NEGRA CON HOJAS VERDES Y PAPAS ROJAS
- CACEROLA RÁPIDA DE CARNE
- DELICIOSO ROLLO DE CARNE
- CARNE SALTEADA CON PAPAS
- PINCHOS
- CARNE SALTEADA CON VERDURAS CHINAS
- CHULETAS DE CERDO AL HORNO
- ASADO DE TERNERA CON ESPECIAS
- POLLO A LA BARBACOA
- ESTOFADO DE POLLO
- GUMBO DE POLLO
- ARROZ CON POLLO
- POLLO MARSALA
- POLLO ORIENTAL
- RATATOUILLE DE POLLO
- POLLO CRUJIENTE AL HORNO
- POLLO AL CURRY PARA CHUPARSE LOS DEDOS
- POLLO A LA PLANCHA CON SALSA VERDE PICANTE
- POLLO JAMAIQUINO CON ESPECIAS
- POLLO AL LIMÓN
- ESTOFADO DE POLLO YOSEMITE CON MASITAS
- ROLLO DE PAVO
- REPOLLO RELLENO DE PAVO

Fuente: Keep the Beat: Heart Healthy Recipes, NIH Publication Nº 03-2921. (Más información en el sitio web del Instituto Nacional del Corazón, Pulmón y Sangre en <www.nhlbi.nih.gov>.).

Carne a la bávara

- 1 ¼ libra de carne de res para estofar, sin grasa, cortada en trozos de 2,5 centímetros
- 1 cucharada de aceite vegetal
- 1 cebolla grande picada finamente
- 1 ½ taza de agua
- ¾ de cucharadita de semillas de alcaravea
- ½ cucharadita de sal
- ⅛ de cucharadita de pimienta negra
- 1 hoja de laurel
- ¼ de taza de vinagre blanco
- 1 cucharada de azúcar
- ½ repollo rojo pequeño cortado en cuartos
- ¼ de taza de galletas de jengibre molidas

1. En una cacerola grande, dore la carne con el aceite. Retire la carne y saltee la cebolla hasta que dore. Devuelva la carne a la cacerola. Agregue el agua, las semillas de alcaravea, la sal, la pimienta y el laurel. Lleve a hervor. Reduzca el fuego, tape y deje hervir a fuego lento por 1 ¼ hora.
2. Agregue el vinagre y el azúcar, y revuelva. Coloque el repollo sobre la carne. Tape y deje hervir a fuego lento durante otros 45 minutos.
3. Retire la carne y el repollo y manténgalos tibios.
4. Desprenda los restos de la cocción del fondo de la cacerola y escurra la grasa. Agregue suficiente agua a los restos de la cocción hasta completar 1 taza de líquido.
5. Coloque el agua con los restos de cocción y las galletas molidas de jengibre en la cacerola. Cocine y revuelva hasta que la mezcla espese y hierva. Bañe la carne y las verduras con esta salsa y sirva.

Número de porciones: 5
Tamaño de la porción: 140 gramos o 5 onzas
Cada porción aporta:
Calorías: 218
Grasa total: 7 g
Grasa saturada: 2 g
Colesterol: 60 mg
Sodio: 323 mg
Fibra total: 2 g
Proteína: 24 g
Carbohidratos: 14 g
Potasio: 509 mg

Este clásico estofado alemán está hecho con carne magra y repollo.

Chile con carne y fríjoles

- *2 libras de carne de res para estofar sin grasa, cortada en cubos de 2,5 centímetros*
- *3 cucharadas de aceite vegetal*
- *2 tazas de agua*
- *2 cucharaditas de ajo picado finamente*
- *1 cebolla grande picada finamente*
- *1 cucharada de harina*

- *2 cucharaditas de ají en polvo*
- *1 pimentón verde picado*
- *2 libras de tomates picados (o 3 tazas)*
- *1 cucharada de orégano*
- *1 cucharadita de comino*
- *2 tazas de fríjoles rojos enlatados**

* Para reducir el sodio, use fríjoles enlatados "sin adición de sal" o preparados en casa sin sal.

1. En una cacerola grande, dore la carne en la mitad del aceite. Agregue el agua. Tape y deje hervir a fuego lento durante 1 hora, hasta que la carne esté blanda.
2. Caliente el resto del aceite en otra cacerola. Agregue el ajo y la cebolla, y cocine a fuego bajo hasta que la cebolla esté blanda. Añada la harina y cocine durante 2 minutos.
3. Agregue la mezcla de ajo, cebolla y harina a la carne. Añada el resto de ingredientes a la mezcla anterior. Deje hervir a fuego lento durante ½ hora.

Número de porciones: 9
Tamaño de la porción: 230 gramos o 8 onzas
Cada porción aporta:
Calorías: 284
Grasa total: 10 g
Grasa saturada: 2 g
Colesterol: 76 mg
Sodio: 162 mg
Fibra total: 4 g
Proteína: 33 g
Carbohidratos: 16 g
Potasio: 769 mg

Un chile bajo en grasa que no ha perdido su picante.

Carne Stroganoff

- 1 libra de carne magra de res (cadera) en cubos
- 2 cucharadas de aceite vegetal
- ¾ de cucharada de cebolla picada finamente
- 1 libra de hongos en tajadas
- ¼ de cucharadita de sal
- Pimienta al gusto
- ¼ de cucharadita de nuez moscada
- ½ cucharadita de albahaca seca
- ¼ de taza de vino blanco
- 1 taza de yogur natural bajo en grasa
- 6 tazas de macarrones cocidos en agua sin sal

1. Corte la carne en cubos de 2,5 centímetros.
2. Caliente una cucharadita de aceite en una cacerola antiadherente. Saltee la cebolla durante 2 minutos.
3. Agregue la carne y saltee durante otros 5 minutos. Dele vuelta para que dore uniformemente. Retírela de la cacerola y manténgala caliente.
4. Agregue el resto del aceite a la cacerola y saltee los hongos.
5. Agregue la carne, las cebollas y los condimentos a la cacerola.
6. Agregue el vino y el yogur, y revuelva suavemente. Caliente la preparación, pero no la deje hervir.* Sirva con los macarrones.

Número de porciones: 5
Tamaño de la porción: 170 gramos o 6 onzas
Cada porción aporta:
Calorías: 499
Grasa total: 10 g
Grasa saturada: 3 g
Colesterol: 80 mg
Sodio: 200 mg
Fibra total: 4 g
Proteína: 41 g
Carbohidratos: 58 g
Potasio: 891 mg

* Si desea que la salsa quede espesa, use 2 cucharaditas de fécula de maíz. La fécula de maíz tiene las mismas calorías de la harina, pero el doble de poder espesante. Las calorías de la fécula de maíz no están contabilizadas en la tabla de nutrientes. Para agregar la fécula, tome un poco de la mezcla de vino y yogur y déjela enfriar. Agregue un poco de la mezcla tibia a la fécula y revuelva. Luego agregue esta mezcla a la cacerola.

La carne magra y el yogur natural bajo en grasa transforman este plato suculento en una comida saludable para el corazón.

Posta negra con hojas verdes y papas rojas

- *1 libra de carne de res (cadera o posta)*
- *1 cucharada de páprika*
- *1 ½ cucharadita de orégano*
- *½ cucharadita de ají en polvo*
- *¼ cucharadita de ajo en polvo*
- *¼ de cucharadita de pimienta negra*
- *⅛ de cucharadita de pimienta roja*
- *⅛ de cucharadita de mostaza seca*
- *8 papas rojas en mitades*
- *3 tazas de cebolla picada finamente*
- *2 tazas de caldo de carne*
- *2 dientes grandes de ajo picados finamente*
- *2 zanahorias grandes peladas y cortadas finamente en tiras de 6 centímetros*
- *2 manojos (1/2 libra) de hojas de mostaza, kale u hojas de nabo sin los tallos y rasgadas en trozos grandes*
- *Aceite en aerosol*

1. Congele parcialmente la carne. Corte, en contra del sentido de las fibras, tiras de 3 milímetros de espesor y 8 centímetros de ancho.
2. Combine la páprika, el orégano, el ají, el ajo, las pimientas y la mostaza seca. Cubra las tiras de carne con la mezcla de especias.
3. Rocíe una cacerola grande y pesada con el aceite en aerosol. Precaliente la cacerola a fuego alto. Agregue la carne y cocine revolviendo durante 5 minutos. Luego agregue las papas, la cebolla, el caldo, el ajo y cocine con tapa a fuego medio durante 20 minutos. Agregue las zanahorias y revuelva. Coloque encima las hojas verdes y deje cocinar con tapa hasta que se ablanden las zanahorias (alrededor de 15 minutos).
4. Sirva en un tazón grande con trozos de pan para remojar.

Número de porciones: 6
Tamaño de la porción: 200 gramos o 7 onzas
Cada porción aporta:
Calorías: 340
Grasa total: 5 g
Grasa saturada: 2 g
Colesterol: 64 mg
Sodio: 109 mg
Fibra total: 8 g
Proteína: 30 g
Carbohidratos: 45 g
Potasio: 1,278 mg

Una comida completa en un solo plato,
que sabe aún mejor de lo que suena.

Cacerola rápida de carne

- *½ libra de carne magra, molida, de res*
- *1 taza de cebolla picada*
- *1 taza de apio picado*
- *1 taza de pimentón verde en cubos*
- *3 ½ tazas de tomate en cubos*
- *¼ de cucharadita de sal*
- *½ cucharadita de pimienta negra*
- *¼ de cucharadita de páprika*
- *1 taza de arvejas congeladas*
- *2 zanahorias pequeñas en cubos*
- *1 taza de arroz crudo*
- *1 ½ taza de agua*

1. En una cacerola, dore la carne molida y escúrrale la grasa.
2. Agregue el resto de ingredientes. Mezcle bien. Tape y cocine a fuego medio hasta que hierva. Reduzca el fuego y deje hervir a fuego lento durante 35 minutos. Sirva caliente.

Número de porciones: 8
Tamaño de la porción: 1 tazas
Cada porción aporta:
Calorías: 201
Grasa total: 5 g
Grasa saturada: 2 g
Colesterol: 16 mg
Sodio: 164 mg
Fibra total: 3 g
Proteína: 9 g
Carbohidratos: 31 g
Potasio: 449 mg

¿Cansado? ¿Ocupado? No necesita horas para preparar platos saludables. Pruebe esta maravilla en una cacerola.

Delicioso rollo de carne

- *1 libra de carne de res molida extra magra*
- *½ taza (115 gramos o 4 onzas) de pasta de tomate*
- *¼ de taza de cebolla picada*
- *¼ de taza de pimentón verde picado*
- *¼ de taza de pimentón rojo picado*
- *1 taza de tomates frescos blanqueados y picados*
- *½ cucharadita de mostaza baja en sodio*
- *¼ de cucharadita de pimienta negra molida*

- *½ cucharadita de ají picado*
- *2 dientes de ajo picados*
- *2 chalotes picados*
- *½ cucharadita de jengibre molido*
- *⅛ cucharadita de nuez moscada molida*
- *1 cucharadita de cáscara de naranja rallada*
- *½ cucharadita de tomillo molido*
- *¼ de taza de pan rallado finamente*

1. Mezcle todos los ingredientes.
2. Coloque la mezcla en un molde para pan de una libra (preferiblemente con rejilla para goteo), y hornéela tapada a 350 °F (220 °C) durante 50 minutos.
3. Destape el molde y deje hornear durante otros 12 minutos.

Número de porciones: 6
Tamaño de la porción: 6 tajadas de 3 centímetros de espesor
Cada porción aporta:
Calorías: 193
Grasa total: 9 g
Grasa saturada: 3 g
Colesterol: 45 mg
Sodio: 91 mg
Fibra total: 2 g
Proteína: 17 g
Carbohidratos: 11 g
Potasio: 513 mg

¿Le aburre el rollo de carne? Esta receta transforma lo común en algo extraordinario. Para comer un rollo de carne diferente, pruebe la versión con pavo que aparece más adelante en este capítulo.

Carne salteada con papas

- *1 ½ libra de lomo de res*
- *2 cucharaditas de aceite vegetal*
- *1 diente de ajo picado finamente*
- *1 cucharadita de vinagre*
- *¼ de cucharadita de sal*
- *⅛ de cucharadita de pimienta*
- *2 cebollas grandes en rodajas*
- *1 tomate grande en rodajas*
- *3 tazas de papas hervidas en cubos*

1. Limpie de grasa la carne y córtela en trozos pequeños y delgados.
2. En una cacerola grande, caliente aceite y saltee el ajo hasta que dore.
3. Agregue la carne, el vinagre, la sal y la pimienta. Cocine durante 6 minutos, revolviendo la carne hasta que dore.
4. Agregue la cebolla y el tomate. Cocine hasta que la cebolla esté transparente. Sirva con las papas hervidas.

Número de porciones: 6
Tamaño de la porción: 1 ¼ taza
Cada porción aporta:
Calorías: 274
Grasa total: 5 g
Grasa saturada: 1 g
Colesterol: 56 mg
Sodio: 96 mg
Fibra total: 3 g
Proteína: 24 g
Carbohidratos: 33 g
Potasio: 878 mg

El vinagre y el ajo hacen delicioso este plato tan fácil de preparar.

Pinchos

- 2 cucharadas de aceite de oliva
- ½ taza de caldo de pollo
- ¼ de taza de vino
- El jugo de un limón
- 1 cucharadita de ajo picado
- ¼ de cucharadita de sal
- ½ cucharadita de romero
- ⅛ de cucharadita de pimienta negra
- 2 libras de cordero magro en cubos de 2,5 centímetros
- 24 tomates cherry
- 24 champiñones
- 24 cebollas pequeñas

1. Combine el aceite, el caldo, el vino, el jugo del limón, el ajo, la sal, el romero y la pimienta. Vierta sobre el cordero, los tomates, los champiñones y las cebollas. Deje marinar en la nevera por varias horas o de un día para otro.
2. Arme los pinchos intercalando el cordero, las cebollas, los champiñones y los tomates. Áselos a 7 centímetros del fuego durante 15 minutos, dándoles vuelta cada 5.

Número de porciones: 8
Tamaño de la porción: 1 pincho con 85 gramos o 3 onzas de carne
Cada porción aporta:
Calorías: 274
Grasa total: 12 g
Grasa saturada: 3 g
Colesterol: 75 mg
Sodio: 207 mg
Fibra total: 3 g
Proteína: 26 g
Carbohidratos: 16 g
Potasio: 728 mg

El delicioso sabor de estos pinchos viene de la vigorosa marinada en vino, jugo de limón, romero y ajo.

Carne salteada con verduras chinas

- *2 cucharadas de vino tinto seco*
- *1 cucharada de salsa de soya*
- *½ cucharadita de azúcar*
- *1 ½ cucharadita de jengibre, pelado y rallado*
- *1 libra de cadera de res, sin hueso, sin grasa, cortada en tiras de 4 centímetros*
- *2 cucharadas de aceite vegetal*
- *2 cebollas medianas, cada una cortada en 8 trozos*
- *½ libra de champiñones frescos lavados y cortados en tajadas*
- *2 tallos (½ taza) de apio, cortados al sesgo en tajadas de 6 milímetros*
- *2 pimientos verdes pequeños cortados a lo largo en tiras delgadas*
- *1 taza de castañas de agua escurridas y picadas*
- *2 cucharadas de fécula de maíz*
- *¼ de taza de agua*

1. Para el adobo mezcle el vino, la salsa de soya, el azúcar y el jengibre.
2. Deje marinar la carne en esta mezcla mientras prepara las verduras.
3. Caliente 1 cucharada de aceite en una cacerola grande o en un wok. Saltee las cebollas y los hongos durante 3 minutos, en fuego medio-alto.
4. Agregue el apio y cocine durante 1 minuto. Añada el resto de las verduras y cocine durante 2 minutos o hasta que los pimentones verdes estén blandos, pero aún crocantes. Pase las verduras a un tazón tibio.
5. Agregue el resto del aceite a la cacerola. Saltee la carne en el aceite durante 2 minutos o hasta que pierda su color rosado.
6. Mezcle la fécula de maíz y el agua y agréguela a la carne. Cocine hasta que espese. Coloque de nuevo las verduras en la cacerola. Saltee y sirva.

Número de porciones: 6
Tamaño de la porción: 170 gramos o 6 onzas
Cada porción aporta:
Calorías: 200
Grasa total: 9 g
Grasa saturada: 2 g
Colesterol: 40 mg
Sodio: 201 mg
Fibra total: 3 g
Proteína: 17 g
Carbohidratos: 12 g
Potasio: 552 mg

Para saltear se necesita muy poco aceite, como lo demuestra este plato.

Chuletas de cerdo al horno

- 6 chuletas de cerdo de 1,25 centímetros o ½ pulgada de espesor*
- 1 clara de huevo
- 1 taza de leche evaporada descremada
- ¾ de taza de hojuelas de maíz molidas
- ¼ de taza de miga de pan viejo
- 4 cucharaditas de páprika
- 2 cucharaditas de orégano
- ¾ de cucharadita de ají en polvo
- ½ cucharadita de ajo en polvo
- ½ cucharadita de pimienta negra
- ⅛ cucharadita de pimienta roja
- ⅛ cucharadita de mostaza seca
- ½ cucharadita de sal
- Aceite de cocina en aerosol

* Ensaye esta receta con pollo o pavo deshuesados y sin piel, o con pescado. Hornee sólo durante 20 minutos.

1. Precaliente el horno a 375 °F (190 °C).
2. Limpie el exceso de grasa de las chuletas de cerdo.
3. Bata la clara de huevo con la leche. Coloque las chuletas en la mezcla de leche y deje reposar durante 5 minutos; voltéelas una vez.
4. Mientras, mezcle las hojuelas, la miga de pan, las especias y la sal.
5. Rocíe un molde para hornear de 30 x 20 cm con el aceite en aerosol.
6. Saque las chuletas de la mezcla de leche y cúbralas con la mezcla de hojuelas y el pan.
7. Coloque las chuletas en el molde y hornee a 375 °F durante 20 minutos.
8. Voltee las chuletas y hornee durante otros 15 minutos o hasta que desaparezca el color rosado.

Número de porciones: 6
Tamaño de la porción: 1 chuleta
Cada porción aporta:
Calorías: 216
Grasa total: 8 g
Grasa saturada: 3 g
Colesterol: 62 mg
Sodio: 346 mg
Fibra total: 1 g
Proteína: 25 g
Carbohidratos: 10 g
Potasio: 414 mg

Realmente puede sumergir las costillas en esta mezcla de clara de huevo, leche y hierbas, para que queden jugosas y con un sabor picante.

Asado de ternera con especias

- ¼ de cucharadita de sal
- ½ cucharadita de pimienta negra
- ½ cucharadita de canela
- 1 ½ cucharadita de comino
- 3 libras de paleta magra de ternera con hueso, enrollada y atada
- 4 cucharaditas de aceite de oliva
- ½ libra de cebollas peladas
- ½ diente de ajo pelado
- 2 cucharaditas de estragón seco
- 4 ramilletes de perejil fresco
- 1 cucharadita de tomillo
- 1 hoja de laurel

1. Mezcle la sal, la pimienta, la canela y el comino. Frote la carne con esta mezcla.
2. Caliente dos cucharaditas de aceite en una cacerola grande. Agregue las cebollas, el ajo y el estragón. Tape y cocine a fuego bajo durante 10 minutos. Reserve.
3. Caliente las dos cucharadas de aceite restantes en una refractaria lo suficientemente grande para contener todos los ingredientes. Dore la carne por todos los lados.
4. Agregue la mezcla de ajo y cebollas. Añada el perejil, el tomillo y la hoja de laurel, y tape.
5. Hornee a 325 °F (160 °C) durante 1½ hora, o hasta que la carne esté tierna.
6. Lleve la carne a una bandeja. Retire la grasa de los jugos de la cocción, la hoja de laurel y el perejil. Corte el asado en tajadas de ½ a 1 centímetro. Bañe el asado con un poco del jugo y sirva el resto al lado.

Número de porciones: 12
Tamaño de la porción: 85 gramos o 3 onzas
Cada porción aporta:
Calorías: 206
Grasa total: 8 g
Grasa saturada: 3 g
Colesterol: 124 mg
Sodio: 149 mg
Fibra total: 1 g
Proteína: 30 g
Carbohidratos: 2 g
Potasio: 459 mg

Extraer la grasa de los jugos de cocción ayuda a reducir el contenido de grasa.

Pollo a la barbacoa

- *3 libras de presas de pollo (pechuga, pierna y muslo) sin piel y sin grasa*
- *1 cebolla grande picada finamente*
- *3 cucharadas de vinagre*
- *3 cucharadas de salsa inglesa*
- *2 cucharadas de azúcar morena*
- *Pimienta negra al gusto*
- *1 cucharada de ají en hojuelas*
- *1 cucharada de ají en polvo*
- *1 taza de caldo de pollo o caldo desgrasado*

1. Coloque el pollo en un molde de 30 x 20 x 5 cm. Ponga la cebolla encima.
2. Mezcle el vinagre, la salsa inglesa, el azúcar morena, la pimienta, el ají en hojuelas, el ají en polvo y el caldo.
3. Bañe el pollo con esta mezcla y hornee a 350 °F (180 °C) durante 1 hora o hasta que esté listo. Mientras se cocina, remoje ocasionalmente con los jugos de cocción.

Número de porciones: 8
Tamaño de la porción: 1 presa con salsa
Cada porción aporta:
Calorías: 176
Grasa total: 6 g
Grasa saturada: 2 g
Colesterol: 68 mg
Sodio: 240 mg
Fibra total: 1 g
Proteína: 24 g
Carbohidratos: 7 g
Potasio: 360 mg

No olvide retirar la piel y la grasa para que este gustoso plato sea saludable para el corazón.

Estofado de pollo

- *8 presas de pollo (pechugas o piernas)*
- *1 taza de agua*
- *2 dientes de ajo pequeños, picados finamente*
- *1 cebolla pequeña picada*
- *1 ½ cucharadita de sal*
- *½ cucharadita de pimienta*
- *3 tomates medianos*
- *1 cucharadita de perejil picado*
- *¼ de taza de apio picado finamente*
- *2 papas medianas peladas y picadas*
- *2 zanahorias pequeñas*
- *2 hojas de laurel*

1. Retire la piel y todo exceso de grasa del pollo. En una cacerola grande combine el pollo, el agua, el ajo, la cebolla, la sal, la pimienta, los tomates y el perejil. Tape bien y cocine a fuego bajo durante 25 minutos.

2. Agregue el apio, las papas, las zanahorias y las hojas de laurel, y deje cocinar durante otros 15 minutos o hasta que el pollo y las verduras estén tiernos. Saque las hojas de laurel antes de servir.

Número de porciones: 8 Tamaño de la porción: 1 presa
Cada porción aporta:
Calorías: 206
Grasa total: 6 g
Grasa saturada: 2 g
Colesterol: 75 mg
Sodio: 489 mg
Fibra total: 2 g
Proteína: 28 g
Carbohidratos: 10 g
Potasio: 493 mg

Este estofado es tan vigoroso como cualquier otro,
pero más saludable que la mayoría.

Gumbo de pollo

- 1 cucharada de aceite vegetal
- ¼ de taza de harina
- 3 tazas de caldo de pollo bajo en grasa
- 1 ½ libra de pechuga de pollo deshuesada y sin piel, cortada en tiras de 2,5 centímetros
- 1 taza (½ libra) de papas en cubos
- 1 taza de cebolla picada
- 1 taza (½ libra) de zanahoria picada en trozos grandes
- ½ zanahoria mediana rallada
- ¼ de taza de apio picado
- 4 dientes de ajo picados finamente
- 2 tallos de chalote picados
- 1 hoja entera de laurel
- ½ cucharadita de tomillo
- ½ cucharadita de pimienta negra molida
- 2 cucharaditas de ají jalapeño
- 1 taza (½ libra) de quingombó cortado en trozos de 1 centímetro

1. Agregue aceite en una olla grande y caliente a fuego medio.
2. Agregue harina. Cocine, revolviendo constantemente, hasta que la harina comience a dorar.
3. Agregue lentamente el caldo y revuelva con un batidor de alambre. Cocine durante 2 minutos. El caldo no debe tener una textura grumosa.
4. Agregue el resto de los ingredientes, excepto el quingombó. Lleve a hervor, luego baje el fuego y deje hervir a fuego lento entre 20 y 30 minutos.
5. Agregue el quingombó y deje cocinar entre 15 y 20 minutos más.
6. Retire la hoja de laurel y sirva caliente en un tazón o sobre arroz.

Número de porciones: 8 Tamaño de la porción: ¾ de taza
Cada porción aporta:
Calorías: 165
Grasa total: 4 g
Grasa saturada: 1 g
Colesterol: 51 mg
Sodio: 81 mg
Fibra total: 2 g
Proteína: 21 g
Carbohidratos: 11 g
Potasio: 349 mg

Este sencillo plato realmente satisface.

Arroz con pollo

- 6 presas de pollo (piernas y pechugas) sin piel
- 2 cucharaditas de aceite vegetal
- 4 tazas de agua
- 2 tomates picados
- ½ taza de pimentones verdes picados
- ¼ de taza de pimentones rojos picados
- ¼ de taza de apio picado
- 1 zanahoria mediana picada
- ¼ de taza de maíz congelado
- ½ taza de cebolla picada
- ¼ de taza de cilantro fresco picado
- 2 dientes de ajo picados finamente
- ⅛ de cucharadita de sal
- ⅛ de cucharadita de pimienta
- 2 tazas de arroz
- ½ taza de arvejas congeladas
- 57 gramos o 2 onzas de aceitunas españolas
- ¼ de taza de uvas pasas

1. En una olla grande, dore las presas de pollo en el aceite.
2. Agregue el agua, los tomates, los pimentones, el apio, las zanahorias, el maíz, la cebolla, el cilantro, el ajo, la sal y la pimienta. Tape y cocine a fuego medio entre 20 y 30 minutos o hasta que el pollo esté listo.
3. Saque el pollo de la olla y llévelo a la nevera. Agregue el arroz, las arvejas y las aceitunas a la olla. Tape la olla y cocine a fuego bajo durante 20 minutos, hasta que el arroz esté listo.
4. Agregue el pollo y las uvas pasas, y cocine durante otros 8 minutos.

Número de porciones: 6
Tamaño de la porción: 1 taza de arroz y una presa de pollo
Cada porción aporta:
Calorías: 448
Grasa total: 7 g
Grasa saturada: 2 g
Colesterol: 49 mg
Sodio: 352 mg
Fibra total: 4 g
Proteína: 24 g
Carbohidratos: 70 g
Potasio: 551 mg

Deje que este plato, de inspiración latina, lleno de ingredientes saludables para el corazón, le inspire.

Pollo marsala

- *⅛ de cucharadita de pimienta negra*
- *¼ de cucharadita de sal*
- *¼ de taza de harina*
- *4 pechugas (140 gramos o 5 onzas en total) de pollo con hueso y sin piel*
- *1 cucharada de aceite de oliva*
- *½ taza de vino marsala*
- *½ taza de caldo de pollo desgrasado*
- *El jugo de ½ limón*
- *½ taza de champiñones tajados*
- *1 cucharada de perejil fresco picado*

1. Mezcle la pimienta, la sal y la harina. Cubra el pollo con esta mezcla.
2. En una cacerola de fondo pesado, caliente el aceite. Coloque las pechugas de pollo en la cacerola y dórelas por ambos lados, luego sáquelas y resérvelas.
3. Agregue el vino a la cacerola y revuelva hasta que se caliente. Agregue el jugo, el caldo y los hongos. Revuelva, baje el fuego y cocine durante 10 minutos, hasta que la salsa se reduzca parcialmente.
4. Coloque de nuevo las pechugas doradas en la cacerola. Bañe el pollo con la salsa.
5. Tape y deje cocinar entre 5 y 10 minutos o hasta que el pollo esté listo.
6. Sirva la salsa sobre el pollo. Adorne con el perejil picado.

Número de porciones: 4
Tamaño de la porción: 1 pechuga de pollo con ¹/₃ de taza de salsa
Cada porción aporta:
Calorías: 285
Grasa total: 8 g
Grasa saturada: 2 g
Colesterol: 85 mg
Sodio: 236 mg
Fibra total: 1 g
Proteína: 33 g
Carbohidratos: 11 g
Potasio: 348 mg

¿Quiere sabor sin demasiada sal ni grasa? Pruebe este plato que combina vino, jugo de limón y hongos en una deliciosa salsa.

Pollo oriental

- *8 pechugas de pollo deshuesadas y sin piel, cortadas en trozos*
- *8 champiñones frescos*
- *Pimienta negra al gusto*
- *8 cebollas enteras hervidas*
- *2 naranjas cortadas en cuartos*
- *8 rodajas de piña enlatada sin dulce*
- *8 tomates cherry*
- *1 lata (170 gramos o 6 onzas) de jugo de naranja concentrado*
- *1 taza de vino blanco seco*
- *2 cucharadas de salsa de soya baja en sodio*
- *Jengibre molido*
- *2 cucharadas de vinagre*
- *¼ de taza de aceite vegetal*

1. Rocíe las pechugas de pollo con la pimienta.
2. Arme 8 pinchos de la siguiente manera: pollo, champiñón, pollo, cebolla, pollo, naranja, pollo, piña, tomate cherry. Coloque los pinchos en una cacerola poco profunda.
3. Combine el resto de los ingredientes y bañe los pinchos. Deje marinar los pinchos en la nevera por mínimo 1 hora, luego escúrralos.
4. Ase los pinchos a 15 centímetros del fuego durante 15 minutos por cada lado. Úntelos con la marinada cada 5. Una vez listos, deseche la marinada restante y sirva los pinchos.

Número de porciones: 8
Tamaño de la porción: 1 pincho
Cada porción aporta:
Calorías: 359
Grasa total: 11 g
Grasa saturada: 2 g
Colesterol: 66 mg
Sodio: 226 mg
Fibra total: 3 g
Proteína: 28 g
Carbohidratos: 34 g
Potasio: 756 mg

Los pinchos, que saben tan bien como se ven, no tienen nada de sal y muy poco aceite para hacerlos saludables para el corazón.

Ratatouille de pollo

- *1 cucharada de aceite vegetal*
- *4 medias pechugas de pollo medianas, sin piel, sin grasa, deshuesadas y cortadas en trozos de 2,5 centímetros*
- *2 calabacines, de unos 18 centímetros, con cáscara y picados finamente*
- *1 berenjena pequeña pelada y cortada en cubos de 2,5 centímetros*
- *1 cebolla mediana picada finamente*
- *1 pimentón verde mediano cortado en trozos de 2,5 centímetros*
- *½ libra de champiñones frescos tajados*
- *1 lata (450 gramos o 16 onzas) de tomates enteros cortados*
- *1 diente de ajo picado finamente*
- *1 ½ cucharadita de albahaca seca molida*
- *1 cucharada de perejil fresco picado finamente*
- *Pimienta negra al gusto*

1. Caliente el aceite en una cacerola antiadherente grande. Agregue el pollo y saltee durante 3 minutos o hasta que se dore ligeramente.
2. Agregue el calabacín, la berenjena, la cebolla, el pimentón y los hongos. Cocine durante 15 minutos, revolviendo ocasionalmente.
3. Agregue los tomates, el ajo, la albahaca, el perejil y la pimienta. Revuelva y deje cocinar durante 5 minutos o hasta que el pollo esté tierno.

Número de porciones: 4
Tamaño de la porción: 1 ½ tazas
Cada porción aporta:
Calorías: 266
Grasa total: 8 g
Grasa saturada: 2 g
Colesterol: 66 mg
Sodio: 253 mg
Fibra total: 6 g
Proteína: 30 g
Carbohidratos: 21 g
Potasio: 1,148 mg

"Ratatouille" puede ser difícil de pronunciar,
pero el plato será muy fácil de comer.

Pollo crujiente al horno

- ½ taza de leche descremada o suero
- 1 cucharadita de aliño para aves
- 1 taza de hojuelas de maíz molidas
- 1 ½ cucharada de cebolla en polvo
- 1 ½ cucharada de ajo en polvo
- 2 cucharaditas de pimienta negra
- 2 cucharaditas de ají seco molido
- 1 cucharadita de jengibre molido
- 8 presas de pollo sin piel (4 pechugas, 4 piernas)
- 1 pizca de páprika
- 1 cucharadita de aceite vegetal

1. Precaliente el horno a 350 °F (180 °C).
2. Agregue 1 cucharadita del aliño para aves a la leche.
3. Combine las especias con las hojuelas de maíz en una bolsa plástica.
4. Lave el pollo y séquelo. Sumerja el pollo en la leche, agite y retire el exceso, luego agítelo dentro de la bolsa con los condimentos.
5. Refrigere por 1 hora.
6. Saque del refrigerador y espolvoree ligeramente con páprika.
7. Distribuya uniformemente el pollo en un molde engrasado.
8. Cubra con papel de aluminio y hornee durante 40 minutos. Retire el papel aluminio y siga horneando durante otros 30 a 40 minutos o hasta que pueda desprender fácilmente con un tenedor la carne del hueso. Las piernas pueden requerir menos tiempo de horneado que las pechugas. (No le dé la vuelta al pollo mientras se hornea).

Número de porciones: 6
Tamaño de la porción: ½ pechuga o dos piernas pequeñas
Cada porción aporta:
Calorías: 256
Grasa total: 5 g
Grasa saturada: 1 g
Colesterol: 82 mg
Sodio: 286 mg
Fibra total: 1 g
Proteína: 30 g
Carbohidratos: 22 g
Potasio: 339 mg

Las hojuelas molidas harán que la piel quede "crujiente". A los niños les encantará este pollo, que sabe como si lo hubiera bañado en mantequilla y lo hubiera freído, pero es realmente sano para el corazón.

Pollo al curry para chuparse los dedos

- 1 ½ cucharadita de polvo de curry
- 1 cucharadita de tomillo molido
- 1 chalote picado
- 1 cucharada de ají picado
- 1 cucharadita de pimienta negra molida
- 8 dientes de ajo aplastados
- 1 cucharada de jengibre rallado
- ¾ de cucharadita de sal
- 8 presas de pollo, sin piel (pechuga y pierna)
- 1 cucharada de aceite de oliva
- 1 taza de agua
- 1 papa mediana cortada en cubos
- 1 cebolla grande picada

1. Mezcle el polvo de curry, el tomillo, el chalote, el ají, la pimienta negra, el ajo, el jengibre, la cebolla y la sal.
2. Rocíe el pollo con la mezcla de condimentos.
3. Deje marinar durante al menos 2 horas en la nevera.
4. Caliente el aceite en una cacerola a fuego medio. Luego agregue el pollo y saltee.
5. Agregue el agua y deje cocinar el pollo, a fuego medio, durante 30 minutos.
6. Agregue la papa en cubos y cocine durante otros 30 minutos.
7. Agregue las cebollas y cocine durante 15 minutos más hasta que la carne esté tierna.

Número de porciones: 6
Tamaño de la porción: ½ pechuga o dos piernas pequeñas
Cada porción aporta:
Calorías: 213
Grasa total: 6 g
Grasa saturada: 2 g
Colesterol: 81 mg
Sodio: 363 mg
Fibra total: 1 g
Proteína: 28 g
Carbohidratos: 10 g
Potasio: 384 mg

El nombre lo dice todo; el jengibre y el curry hacen este plato irresistible.

Pollo a la plancha con salsa verde picante

- 4 *pechugas de pollo deshuesada y sin piel*
- ¼ *de taza de aceite de oliva*
- *Jugo de dos limas*
- ¼ *de cucharadita de orégano*
- ½ *cucharadita de pimienta negra*
- ¼ *de taza de agua*
- ½ *cebolla mediana en cuartos*
- *10-12 tomates verdes mexicanos sin cáscara, cortados en mitades*
- 2 *dientes de ajo picados finamente*
- 2 *ajíes jalapeños*
- 2 *cucharadas de cilantro picado*
- ¼ *de cucharadita de sal*
- ¼ *de taza de crema agria baja en grasa*

1. Combine el aceite, el jugo de una lima, el orégano y la pimienta negra en una refractaria de vidrio poco profunda. Revuelva.
2. Coloque las pechugas de pollo en la refractaria y voltéelas para cubrir los dos lados con la anterior mezcla.
3. Coloque el agua, los tomates y la cebolla en una olla. Lleve a hervor y cocine sin tapar durante 10 minutos o hasta que los tomates estén tiernos.
4. Licúe bien la cebolla, los tomates y el agua restante. Agregue ajo, ají, el cilantro, la sal y el jugo de la segunda lima. Refrigere.
5. Coloque el pollo sobre una plancha caliente y cocine hasta que esté listo. Póngalo en una bandeja, y sobre cada uno deposite una cucharada de la crema agria. Vierta la salsa sobre la crema.

Número de porciones: 4
Tamaño de la porción: 1 pechuga
Cada porción aporta:
Calorías: 210
Grasa total: 5 g
Grasa saturada: 1 g
Colesterol: 73 mg
Sodio: 91 mg
Fibra total: 3 g
Proteína: 29 g
Carbohidratos: 14 g
Potasio: 780 mg

En esta receta se adoba el pollo para hacerlo tierno sin necesidad de usar abundante grasa.

Pollo jamaiquino con especias

- ½ cucharadita de canela molida
- 1 ½ cucharadita de pimienta inglesa molida
- 1 ½ cucharadita de pimienta negra molida
- 1 cucharada de ají picado
- 1 cucharadita de ají seco molido
- 2 cucharaditas de orégano molido
- 1 cucharadita de tomillo molido
- ½ cucharadita de sal
- 6 dientes de ajo picado finamente
- 1 taza de cebolla en puré o picada finamente
- ¼ de taza de vinagre
- 3 cucharadas de azúcar morena
- 8 presas de pollo sin piel (4 pechugas, 4 piernas)

1. Precaliente el horno a 350 °F (180 °C).
2. Combine todos los ingredientes, excepto el pollo, en un tazón grande. Frote el pollo con los condimentos y deje marinar en la nevera durante 6 horas o más.
3. Distribuya uniformemente el pollo en un molde para hornear antiadherente o ligeramente engrasado.
4. Cubra con papel de aluminio y hornee durante 40 minutos. Retire el papel de aluminio y siga horneando durante otros 30 a 40 minutos o hasta que fácilmente pueda desprender con un tenedor la carne del hueso.

Número de porciones: 6
Tamaño de la porción: ½ pechuga o 2 piernas pequeñas
Cada porción aporta:
Calorías: 199
Grasa total: 4 g
Grasa saturada: 1 g
Colesterol: 81 mg
Sodio: 267 mg
Fibra total: 1 g
Proteína: 28 g
Carbohidratos: 12 g
Potasio: 338 mg

Las especias y el ají lo transportarán a un sabor completamente nuevo.

Pollo al limón

- 1 ½ libra de pechugas de pollo sin piel y sin grasa
- ½ taza de jugo fresco de limón
- 2 cucharadas de vinagre de vino blanco
- ½ taza de cáscara de limón fresca picada
- 3 cucharaditas de orégano fresco picado (o 1 cucharadita de orégano seco molido)
- 1 cebolla mediana en rodajas
- ¼ de cucharadita de sal
- Pimienta negra al gusto
- ½ cucharadita de páprika

1. Coloque el pollo en una refractaria de vidrio de 30 x 20 x 5 cm.
2. Mezcle el jugo de limón, el vinagre, la cáscara de limón, el orégano y la cebolla.
3. Vierta la mezcla anterior sobre el pollo, cúbralo y deje marinar en la nevera por varias horas o de un día para otro, dándole vuelta ocasionalmente.
4. Rocíelo con la sal, la pimienta y la páprika.
5. Tape y hornee a 300° F (150 °C) durante 30 minutos. Destape y hornee durante otros 30 minutos o hasta que esté listo.

Número de porciones: 4
Tamaño de la porción: 1 pechuga con salsa
Cada porción aporta:
Calorías: 179
Grasa total: 4 g
Grasa saturada: 1 g
Colesterol: 73 mg
Sodio: 222 mg
Fibra total: 2 g
Proteína: 28 g
Carbohidratos: 8 g
Potasio: 350 mg

Este sabroso pollo tiene un puntaje alto en sabor
y bajo en calorías, grasa saturada y colesterol.

Estofado de pollo Yosemite con masitas

Para el estofado:

- 1 libra de pollo deshuesado, sin piel y cortado en cubos de 2,5 centímetros
- ½ taza de cebolla picada en trozos grandes
- 1 zanahoria mediana pelada y picada finamente
- 1 tallo de apio picado finamente
- ¼ de cucharadita de sal
- Pimienta negra al gusto
- 1 pizca de clavos de olor molidos
- 1 hoja de laurel
- 3 tazas de agua

- 1 cucharadita de fécula de maíz
- 1 cucharadita de albahaca seca
- 1 paquete (285 gramos o 10 onzas) de arvejas secas

Para las masitas de harina de maíz:

- 1 taza de harina de maíz amarillo
- ¾ de taza de harina cernida
- 2 cucharaditas de polvo de hornear
- ½ cucharadita de sal
- 1 taza de leche baja en grasa
- 1 cucharadita de aceite vegetal

Para preparar el estofado:

1. Coloque el pollo, la cebolla, la zanahoria, el apio, la sal, la pimienta, los clavos de olor, la hoja de laurel y el agua en una olla grande. Lleve a hervor. Tape, baje el fuego y cocine durante 30 minutos o hasta que el pollo esté tierno.
2. Saque el pollo y las verduras del caldo. Cuele el caldo.
3. Extraiga la grasa del caldo. Si es necesario, agregue agua para completar 3 tazas de líquido.
4. Agregue la fécula de maíz a 1 taza de caldo frío y mezcle agitando vigorosamente en un envase con tapa hermética.
5. Vierta la mezcla en la olla junto al resto del caldo. Cocine revolviendo de manera constante hasta que el líquido hierva y espese.
6. Agregue a la salsa la albahaca, las arvejas y las verduras que reservó. Revuelva.
7. Agregue el pollo y caliente a fuego bajo hasta que hierva mientras prepara las masitas de harina de maíz.

Para preparar las masitas:

1. Coloque la harina de maíz, la harina, el polvo de hornear y la sal en un tazón grande.

2. Mezcle la leche y el aceite. Agregue la mezcla de la leche a los ingredientes secos. Revuelva lo suficiente para humedecer la harina y distribuir uniformemente el líquido. La masa debe estar suave.

3. Vierta cucharadas colmadas de la masa sobre el estofado. Tape bien la olla. Lleve a hervor. Baje el fuego para que hierva lentamente y libere vapor durante 20 minutos. No destape la olla.

Número de porciones: 6
Tamaño de la porción: 1 ¼ taza de estofado con 2 masitas
Cada porción aporta:
Calorías: 301
Grasa total: 6 g
Grasa saturada: 1 g
Colesterol: 43 mg
Sodio: 471 mg
Fibra total: 5 g
Proteína: 24 g
Carbohidratos: 37 g
Potasio: 409 mg

Este satisfactorio plato mantiene baja la grasa para que pueda disfrutar las masitas sin convertirse en una de ellas.

Rollo de pavo

- *1 libra de carne de pavo magra molida*
- *½ taza de avena corriente seca*
- *1 huevo grande*
- *1 cucharada de cebolla deshidratada*
- *¼ de taza de salsa de tomate*

1. Combine todos los ingredientes y mezcle bien.
2. Hornee en un molde para pan a 350 °F (180 °C) o para una temperatura interna de 165 °F por 25 minutos.
3. Corte en cinco rebanadas y sirva.

Número de porciones: 5
Tamaño de la porción: 1 tajada (85 gramos o 3 onzas)
Cada porción aporta:
Calorías: 192
Grasa total: 7 g
Grasa saturada: 2 g
Colesterol: 103 mg
Sodio: 214 mg
Fibra total: 1 g
Proteína: 21 g
Carbohidratos: 23 g
Potasio: 292 mg

Esta es una versión más saludable de un plato clásico.

Repollo relleno de pavo

- 1 repollo
- ½ libra de carne de res molida
- ½ libra de carne de pavo molida
- 2 cebollas pequeñas, una picada y la otra en rodajas
- 1 tajada desmoronada de pan integral viejo
- ¼ de taza de agua
- ⅛ de cucharadita de pimienta negra
- 1 lata (455 gramos o 16 onzas) de tomates cortados en cubos
- 1 taza de agua
- 1 zanahoria mediana en rodajas
- 1 cucharada de jugo de limón
- 2 cucharadas de azúcar morena
- 1 cucharada de fécula de maíz

1. Lave el repollo y quítele el corazón. Con cuidado, retire 10 hojas exteriores y colóquelas en una olla. Cúbralas con agua hirviendo y déjelas hervir a fuego lento durante 5 minutos. Saque las hojas de repollo cocidas y séquelas sobre papel absorbente.
2. Desmenuce ½ taza de repollo crudo y reserve.
3. Dore en una cacerola las carnes de res y de pavo, y la cebolla picada. Escurra la grasa.
4. Coloque en un tazón grande la mezcla de carne cocida y escurrida, el pan molido, el agua y la pimienta.
5. Escurra los tomates y reserve el líquido. Agregue a la mezcla de carne ½ taza de jugo del tomate enlatado. Mezcle bien. Coloque ¼ de cucharada de relleno en cada hoja de repollo hervida y seca. Doble la hoja y colóquela con el doblez hacia abajo en la cacerola.
6. Agregue los tomates, la cebolla en rodajas, el agua, el repollo desmenuzado y la zanahoria. Tape y deje hervir a fuego lento durante 1 hora o hasta que el repollo esté tierno, remojando ocasionalmente.
7. Lleve los rollos de repollo a una fuente y manténgalos calientes.
8. Mezcle el jugo de limón, el azúcar morena y la fécula de maíz en un tazón pequeño. Agregue las verduras y el líquido a la cacerola y cocine, revolviendo ocasionalmente hasta que la mezcla esté espesa y clara. Sirva sobre los rollos de repollo.

Número de porciones: 5
Tamaño de la porción: 2 rollos
Cada porción aporta:
Calorías: 235
Grasa total: 9 g
Grasa saturada: 3 g
Colesterol: 56 mg
Sodio: 235 mg
Fibra total: 3 g
Proteína: 20 g
Carbohidratos: 18 g
Potasio: 545 mg

Este plato reduce la grasa al mezclar carne de pavo y carne magra de res.

Capítulo 12

Recetas de platos fuertes de pescado, pasta y fríjoles

- SALMÓN HORNEADO A LA MOSTAZA
- TRUCHA AL HORNO
- ESTOFADO DE BAGRE CON ARROZ
- PESCADO VERONIQUE
- PESCADO MEDITERRÁNEO AL HORNO
- PESCADO AL HORNO PARA HACER AGUA LA BOCA
- PINCHOS DE OSTIONES
- REFRESCANTE ENSALADA DE PASTA
- LENGUADO RELLENO DE ESPINACAS

- CLÁSICOS MACARRONES CON QUESO
- CONCHITAS AGRIDULCES
- FRÍJOLES NEGROS CON ARROZ
- FRÍJOLES ROSADOS CARIBEÑOS
- SALSA VEGETARIANA PARA ESPAGUETIS
- FRÍJOLES ROJOS DE NUEVA ORLEANS
- ESPAGUETIS CON VERDURAS DE VERANO
- LASAÑA CON CALABACINES

Fuente: Keep the Beat: Heart Healthy Recipes, NIH Publication Nº 03-2921. (Más información en el sitio web del Instituto Nacional del Corazón, Pulmón y Sangre en <www.nhlbi.nih.gov>.).

Salmón horneado a la mostaza

- *1 taza de crema agria sin grasa*
- *2 cucharaditas de eneldo seco*
- *3 cucharadas de chalotes picados finamente*
- *2 cucharadas de mostaza de Dijon*
- *2 cucharadas de jugo de limón*

- *1 ½ libra de filete de salmón con piel, cortado por el centro*
- *½ cucharadita de ajo en polvo*
- *½ cucharadita de pimienta negra*
- *Aceite de cocina en aerosol*

1. Mezcle la crema agria, el eneldo, la cebolla, la mostaza y el jugo de limón en un tazón pequeño.
2. Precaliente el horno a 400 °F (200 °C). Rocíe ligeramente una lata para hornear con el aceite en aerosol.
3. Coloque el salmón sobre la lata, con la piel hacia abajo. Rocíe el ajo en polvo y la pimienta, luego imprégnelo con la salsa.
4. Hornee el salmón hasta que se vea ligeramente opaco en el centro, durante unos 20 minutos.

Número de porciones: 6
Tamaño de la porción: 1 pedazo (115 gramos o 4 onzas)
Cada porción aporta:
Calorías: 196
Grasa total: 7 g
Grasa saturada: 2 g
Colesterol: 76 mg
Sodio: 229 mg
Fibra total: 1 g
Proteína: 27 g
Carbohidratos: 5 g
Potasio: 703 mg

Esta entrada de salmón es fácil de preparar y la disfrutará toda la familia.

Trucha al horno

- *2 libras de filete de trucha cortada en 6 pedazos**
- *3 cucharadas de jugo de lima (alrededor de 2 limas)*
- *1 tomate mediano picado*
- *½ cebolla mediana picada*
- *3 cucharadas de cilantro picado*

- *½ cucharadita de aceite de oliva*
- *¼ de cucharadita de pimienta negra*
- *¼ de cucharadita de sal*
- *¼ de cucharadita de pimienta roja (opcional)*

* Puede usar cualquier tipo de pescado.

1. Precaliente el horno a 350 °F (180 °C).
2. Lave el pescado y seque el exceso de humedad. Colóquelo en una refractaria.
3. En un recipiente aparte, mezcle el resto de los ingredientes y vierta sobre el pescado.
4. Hornee entre 15 y 20 minutos o hasta que esté tierno.

Número de porciones: 6
Tamaño de la porción: 1 pedazo
Cada porción aporta:
Calorías: 236
Grasa total: 9 g
Grasa saturada: 3 g
Colesterol: 104 mg
Sodio: 197 mg
Fibra total: Menos de 1 g
Proteína: 34 g
Carbohidratos: 2 g
Potasio: 865 mg

Con este delicioso y nutritivo plato logrará que muerdan el anzuelo.

Estofado de bagre con arroz

- *2 papas medianas*
- *1 lata (410 gramos o 14 ½ onzas) de tomates cortados*
- *1 taza de cebolla picada*
- *1 taza (235 mililitros u 8 onzas) de jugo de almejas o agua*
- *1 taza de agua*
- *2 dientes de ajo picados finamente*
- *½ repollo picado en trozos gruesos*
- *1 libra de filetes de bagre*
- *Cebolla larga en rodajas (opcional)*
- *1 ½ cucharada de aliño con ají y especias (vea la página 238)*
- *2 tazas de arroz cocido (blanco o integral)*

1. Pele las papas y córtelas en cuartos.
2. En una olla grande, combine las papas, los tomates y su jugo, las cebollas, el jugo de almeja, el agua y el ajo. Lleve a hervor y reduzca el fuego. Cocine con tapa a fuego medio o bajo durante 10 minutos.
3. Agregue el repollo y deje hervir. Reduzca el fuego. Cocine con tapa a fuego medio o bajo durante 5 minutos, revolviendo ocasionalmente.
4. Mientras tanto, corte los filetes en tiras de 5 centímetros. Cúbralas con el aliño de ají y especias.
5. Agregue el pescado a las verduras. Reduzca el fuego y deje hervir a fuego lento con la tapa durante 5 minutos o hasta que el pescado se separe en capas fácilmente con el tenedor.
6. Sirva en platos de sopa. Si lo desea, adorne con la cebolla en rodajas. Sirva con una porción de arroz caliente.

Número de porciones: 4
Tamaño de la porción: 1 taza de estofado con ½ taza de arroz
Cada porción aporta:
Calorías: 363
Grasa total: 8 g
Grasa saturada: 2 g
Colesterol: 87 mg
Sodio: 355 mg
Fibra total: 4 g
Proteína: 28 g
Carbohidratos: 44 g
Potasio: 1,079 mg

El bagre ya no es solo una delicia sureña.

Pescado Veronique

- *1 libra de pescado blanco (bacalao, lenguado o rodaballo)*
- *¼ de cucharadita de sal*
- *⅛ de cucharadita de pimienta negra*
- *¼ de taza de vino blanco seco*
- *¼ de taza de caldo de pollo desengrasado*
- *1 cucharada de jugo de limón*
- *1 cucharada de margarina suave*
- *2 cucharadas de harina*
- *¾ de taza de leche baja en grasa o descremada*
- *½ taza de uvas sin semillas*
- *Aceite de cocina en aerosol*

1. Rocíe una lata para hornear de 25 x 15 cm con el aceite en aerosol. Coloque el pescado en la lata y rócíelo con la sal y la pimienta.
2. Mezcle el vino y el jugo de limón en un tazón pequeño y vierta sobre el pescado.
3. Cubra y hornee a 350 °F (180 °C) durante 15 minutos.
4. Derrita la margarina en una olla pequeña. Retire del fuego y mezcle la harina. Agregue gradualmente la leche y cocine a fuego bajo, revolviendo constantemente hasta que espese.
5. Saque el pescado del horno y vierta el líquido de la lata en la salsa "cremosa", revolviendo hasta que se mezclen. Bañe el pescado con la salsa y rócíelo con las uvas.
6. Áselo a 10 centímetros del fuego durante 5 minutos o hasta que la salsa comience a dorarse.

Número de porciones: 4
Tamaño de la porción: 1 filete con salsa
Cada porción aporta:
Calorías: 166
Grasa total: 2 g
Grasa saturada: 1 g
Colesterol: 61 mg
Sodio: 343 mg
Fibra total: 1 g
Proteína: 24 g
Carbohidratos: 9 g
Potasio: 453 mg

Un truco para consentir sus papilas gustativas: retire la grasa del caldo de pollo y agregue leche baja en grasa para obtener una salsa saludable, gustosa y cremosa.

Pescado mediterráneo al horno

- 1 libra de filetes de pescado (lenguado o perca)
- 2 cucharaditas de aceite de oliva
- 1 cebolla grande en rodajas
- 1 lata (455 gramos o 16 onzas) de tomates enteros escurridos (reservar el jugo) picados en trozos grandes
- ½ taza de jugo de tomate (el que se reservó de los tomates enlatados)
- 1 hoja de albahaca
- 1 diente de ajo picado finamente
- 1 taza de vino blanco seco
- ¼ de taza de jugo de limón
- ¼ de taza de jugo de naranja
- 1 cucharada de cáscara fresca de naranja, rallada
- 1 cucharadita de semillas de hinojo molidas
- ½ cucharadita de orégano seco molido
- ½ cucharadita de tomillo seco molido
- ½ cucharadita de albahaca seca molida
- Pimienta negra al gusto

1. Caliente el aceite en una cacerola antiadherente grande. Agregue la cebolla y saltee a fuego moderado durante 5 minutos o hasta que esté blanda.
2. Agregue los demás ingredientes, excepto el pescado. Revuelva bien y deje hervir a fuego lento sin tapa durante 30 minutos.
3. Coloque el pescado en una lata para hornear de 25 x 15 cm. Cubra con la salsa. Hornee sin tapar a 375 °F (190 °C) durante 15 minutos o hasta que el pescado se separe fácilmente en capas.

Número de porciones: 4
Tamaño de la porción: 1 filete de 115 gramos o 4 onzas
Cada porción aporta:
Calorías: 178
Grasa total: 4 g
Grasa saturada: 1 g
Colesterol: 56 mg
Sodio: 260 mg
Fibra total: 3 g
Proteína: 22 g
Carbohidratos: 12 g
Potasio: 678 mg

Saboree el Mediterráneo en la salsa de tomates, cebollas y ajo de este plato.

Pescado al horno
para hacer agua la boca

- *2 libras de filetes de pescado*
- *1 cucharada de jugo fresco de limón*
- *¼ de taza de leche descremada o suero de leche con 1% de grasa*
- *2 gotas de salsa de ají*
- *1 cucharadita de ajo fresco picado finamente*
- *¼ de cucharadita de pimienta blanca molida*
- *¼ de cucharadita de sal*
- *¼ de cucharadita de cebolla en polvo*
- *½ taza de hojuelas de maíz molidas o pan molido*
- *1 cucharada de aceite vegetal*
- *1 limón fresco cortado en cuartos*

1. Precaliente el horno a 475 °F (250 °C).
2. Frote los filetes con el jugo de limón y seque el exceso de humedad.
3. Combine la leche, la salsa de ají y el ajo.
4. Combine la pimienta, la sal y la cebolla en polvo con las hojuelas molidas, y coloque todo en un plato.
5. Sumerja brevemente los filetes en la leche. Retírelos y recúbralos por ambos lados con las hojuelas sazonadas. Deje que el recubrimiento se adhiera bien a los dos lados del pescado.
6. Coloque el pescado en una lata para hornear ligeramente engrasada.
7. Hornee durante 20 minutos en la rejilla del medio sin voltear el pescado.
8. Corte en 6 pedazos. Sirva con limón fresco.

Número de porciones: 6
Tamaño de la porción: 1 pedazo
Cada porción aporta:
Calorías: 183
Grasa total: 2 g
Grasa saturada: Menos de 1 g
Colesterol: 80 mg
Sodio: 325 mg
Fibra total: 1 g
Proteína: 30 g
Carbohidratos: 10 g
Potasio: 453 mg

Este plato saludable para el corazón puede prepararse con muchas clases de pescado, para disfrutarlo una y otra vez.

Pinchos de ostiones

- *3 pimentones verdes medianos cortados en cuadrados de 4 centímetros*
- *1 ½ libra de ostiones de bahía frescos*
- *2 tazas de tomates cherry*
- *¼ de taza de vino blanco seco*
- *¼ de taza de aceite vegetal*
- *3 cucharadas de jugo de limón*
- *Ajo en polvo*
- *Pimienta negra al gusto*
- *4 pinchos*

1. Hierva los pimentones durante 2 minutos.
2. Coloque los primeros tres ingredientes de manera alternada en los pinchos.
3. Combine los siguientes cinco ingredientes.
4. Unte los pinchos con la mezcla de vino, aceite y limón y llévelos a la parrilla (o al asador).
5. Ase durante 15 minutos, dando vuelta y remojando los pinchos frecuentemente.

Número de porciones: 4
Tamaño de la porción: 1 pincho (170 gramos o 6 onzas)
Cada porción aporta:
Calorías: 224
Grasa total: 6 g
Grasa saturada: 1 g
Colesterol: 43 mg
Sodio: 355 mg
Fibra total: 1 g
Proteína: 30 g
Carbohidratos: 13 g
Potasio: 993 mg

Estos coloridos pinchos usan ostiones, que son naturalmente bajos en grasa saturada.

Refrescante ensalada de pasta

- 2 ½ tazas de conchitas medianas de pasta
- 1 taza de yogur natural sin grasa
- 2 cucharadas de mostaza picante
- 2 cucharadas de aliño para verduras sin sal
- 1 ½ taza de apio picado
- 1 taza de cebolla larga en rodajas
- 1 libra de camarones pequeños cocidos
- 3 tazas de tomates (o 3 tomates grandes) picados en trozos grandes

1. Cocine la pasta de acuerdo con las instrucciones del empaque, sin añadir sal al agua. Escúrralas y deje enfriar.
2. En un tazón, revuelva el yogur, la mostaza y el aliño para verduras.
3. Agregue la pasta, el apio y la cebolla larga y mezcle bien. Refrigere durante mínimo 2 horas.
4. Justo antes de servir, agregue y revuelva con cuidado los camarones y los tomates.

Número de porciones: 12
Tamaño de la porción: ½ taza
Cada porción aporta:
Calorías: 140
Grasa total: 1 g
Grasa saturada: Menos de 1 g
Colesterol: 60 mg
Sodio: 135 mg
Fibra total: 1 g
Proteína: 14 g
Carbohidratos: 19 g
Potasio: 295 mg

Prepare este festival de sabores y ponga la mesa para este nuevo plato preferido de su familia.

Lenguado relleno de espinacas

- 1 cucharadita de aceite de oliva
- ½ libra de hongos frescos tajados
- ½ libra de espinacas frescas picadas
- ¼ de cucharadita de hojas de orégano molidas
- 1 diente de ajo picado finamente
- 1 ½ libra de filetes de lenguado o de otro pescado fresco
- 2 cucharadas de jerez
- 1 taza de queso mozzarella semidescremado rallado
- Aceite de cocina en aerosol

1. Precalentar el horno a 400 °F (200 °C).
2. Rocíe con aceite una lata para hornear de 25 x 15 cm.
3. Caliente aceite en una cacerola y saltee los hongos durante 3 minutos o hasta que estén tiernos.
4. Agregue las espinacas y deje cocinar durante 1 minuto o hasta que la espinaca esté ligeramente marchita. Retire del fuego y escurra el líquido en la lata para hornear ya preparada.
5. Agregue el orégano y el ajo a las verduras escurridas. Revuelva.
6. Divida la mezcla de verduras en partes iguales y colóquela en el centro de cada filete.
7. Enrolle el filete con la mezcla adentro y colóquelos con el cierre hacia abajo sobre la lata para hornear.
8. Rocíelos con el jerez y luego con el queso rallado. Hornee entre 15 y 20 minutos o hasta que el pescado se separe en capas fácilmente. Sírvalos con una cuchara ranurada.

Número de porciones: 4
Tamaño de la porción: 1 filete enrollado
Cada porción aporta:
Calorías: 273
Grasa total: 9 g
Grasa saturada: 4 g
Colesterol: 95 mg
Sodio: 163 mg
Fibra total: 2 g
Proteína: 39 g
Carbohidratos: 6 g
Potasio: 880 mg

La cocina saludable para el corazón no tiene que ser insípida, como lo demuestra este plato.

Clásicos macarrones con queso

- *2 tazas de macarrones*
- *½ taza de cebollas picadas*
- *½ taza de leche descremada*
- *1 huevo mediano batido*

- *¼ de cucharadita de pimienta negra*
- *1 ¼ taza de queso cheddar intenso, desmenuzado finamente*
- *Aceite de cocina en aerosol*

1. Cocine los macarrones de acuerdo con las instrucciones, sin añadir sal al agua. Escúrralos y resérvelos.
2. Rocíe una cacerola con el aceite en aerosol.
3. Precaliente el horno a 350 °F (180 °C).
4. Rocíe ligeramente una olla con el aceite en aerosol. Agregue las cebollas y saltee durante 3 minutos.
5. En otro tazón, combine los macarrones, las cebollas y el resto de los ingredientes y mezcle bien.
6. Lleve la mezcla a la cacerola.
7. Hornee durante 25 minutos o hasta que vea burbujas. Deje enfriar 10 minutos antes de servir.

Número de porciones: 8
Tamaño de la porción: ½ taza
Cada porción aporta:
Calorías: 200
Grasa total: 4 g
Grasa saturada: 2 g
Colesterol: 34 mg
Sodio: 120 mg
Fibra total: 1 g
Proteína: 11 g
Carbohidratos: 29 g
Potasio: 119 mg

Esta receta demuestra que no tiene que dejar sus platos favoritos para tener comidas saludables para el corazón. Esta es una versión más baja en grasa de un plato verdaderamente clásico.

Conchitas agridulces

- *1 libra de conchitas de pasta crudas (9 tazas cocidas)*
- *2 cucharadas de aceite vegetal*
- *¾ de taza de azúcar*
- *½ taza de vinagre de cidra*
- *½ taza de vinagre de vino*
- *½ taza de agua*
- *3 cucharadas de mostaza preparada*
- *Pimienta negra al gusto*
- *1 frasco (2 onzas) de ají en rodajas*
- *2 pepinos cohombro pequeños*
- *2 cebollas pequeñas en rodajas*
- *18 hojas de lechuga*

1. Cocine la pasta en agua sin sal, escúrrala, enjuáguela con agua fría y escúrrala de nuevo. Agregue aceite y revuelva.
2. Lleve a un tazón de 4 litros. En la licuadora, coloque el azúcar, los vinagres, el agua, la mostaza, la sal, la pimienta y el ají. Procese a velocidad baja entre 15 y 20 segundos, o lo suficiente para que puedan verse trozos de ají. Vierta sobre la pasta.
3. Con un tenedor marque la cáscara de los pepinos. Corte los pepinos en mitades a lo largo y luego finamente en rodajas. Agréguelos a la pasta junto a las rodajas de cebolla. Revuelva bien.
4. Tape y deje marinar en la nevera durante 24 horas. Revuelva ocasionalmente.
5. Escurra y sirva sobre hojas de lechuga.

Número de porciones: 18
Tamaño de la porción: ½ taza
Cada porción aporta:
Calorías: 158
Grasa total: 2 g
Grasa saturada: Menos de 1 g
Colesterol: 0 mg
Sodio: 35 mg
Fibra total: 2 g
Proteína: 4 g
Carbohidratos: 31 g
Potasio: 150 mg

Escurra la marinada antes de servir este plato para reducir la grasa y el sodio pero para conservar todo el fantástico sabor.

Fríjoles negros con arroz

- *1 libra de fríjoles negros secos*
- *7 tazas de agua*
- *1 pimentón verde mediano picado groseramente*
- *1 ½ libra de cebolla picada*
- *1 cucharada de aceite vegetal*
- *2 hojas de albahaca*
- *1 diente de ajo picado finamente*

- *½ cucharadita de sal*
- *1 cucharada de vinagre (o jugo de limón)*
- *6 tazas de arroz cocido en agua sin sal*
- *1 frasco (4 onzas) de ají en rodajas escurrido*
- *1 limón cortado en cuartos*

1. Elimine los fríjoles en mal estado. Desde la noche anterior, ponga los buenos en agua fría. Escúrralos y enjuáguelos.
2. En una olla grande para sopa, mezcle los fríjoles, el agua, el pimentón verde, la cebolla, el aceite, las hojas de albahaca, el ajo y la sal. Tape y deje hervir durante 1 hora.
3. Baje el fuego y deje hervir a fuego lento, con tapa, entre 3 y 4 horas o hasta que los fríjoles estén tiernos. Revuelva ocasionalmente y agregue agua si es necesario.
4. Saque una tercera parte de los fríjoles y hágalos puré. Llévelos de nuevo a la olla. Revuelva y siga cocinando. Antes de servir, saque las hojas de albahaca y agregue vinagre o jugo de limón.
5. Sirva sobre arroz. Adorne con el ají en rodajas y el limón.

Número de porciones: 6
Tamaño de la porción: 230 gramos
Cada porción aporta:
Calorías: 508
Grasa total: 4 g
Grasa saturada: Menos de 1 g
Colesterol: 0 mg
Sodio: 206 mg
Fibra total: 14 g
Proteína: 21 g
Carbohidratos: 98 g
Potasio: 852 mg

Un delicioso plato clásico caribeño
preparado con muy poca grasa.

Fríjoles rosados caribeños

- *1 libra de fríjoles rosados*
- *10 tazas de agua*
- *2 plátanos medianos picados finamente*
- *1 tomate grande picado finamente*

- *1 pimentón rojo pequeño picado finamente*
- *1 cebolla blanca mediana picada finamente*
- *3 dientes de ajo picados finamente*
- *1 ½ cucharadita de sal*

1. Enjuague los fríjoles y elimine los que están en mal estado. Coloque los buenos en una olla grande y agregue 10 tazas de agua. Ponga la olla en el refrigerador y deje los fríjoles en remojo de un día para otro.
2. Cocine los fríjoles hasta que estén blandos. Si es necesario, agregue más agua mientras se cocinan.
3. Agregue los plátanos, el tomate, el pimentón, la cebolla, el ajo y la sal. Deje cocinar a fuego bajo hasta que los plátanos estén blandos.

Número de porciones: 16
Tamaño de la porción: ½ taza
Cada porción aporta:
Calorías: 133
Grasa total: Menos de 1 g
Grasa saturada: Menos de 1 g
Colesterol: 0 mg
Sodio: 205 mg
Fibra total: 5 g
Proteína: 6 g
Carbohidratos: 28 g
Potasio: 495 mg

Estos fríjoles son saludables, pues no se preparan
con grasa de cerdo u otro aceite de origen animal.
Pruébelos con arroz.

Salsa vegetariana para espaguetis

- *2 cucharadas de aceite de oliva*
- *2 cebollas pequeñas picadas*
- *3 dientes de ajo picados*
- *1 ¼ de taza de calabacines en rodajas*
- *1 cucharada de orégano seco*
- *1 cucharada de albahaca seca*
- *1 lata (230 gramos u 8 onzas) de salsa de tomate*

- *1 lata (170 gramos o 6 onzas) de pasta de tomate**
- *2 tomates medianos picados*
- *1 taza de agua*

* Reduzca el sodio usando pasta de tomate enlatada sin adición de sal. El nuevo contenido de sodio en cada porción es de 260 mg.

1. Caliente el aceite en una cacerola mediana. Saltee las cebollas, el ajo y los calabacines durante 5 minutos, a fuego medio.
2. Agregue el resto de los ingredientes y deje hervir a fuego lento durante 45 minutos.
3. Sirva sobre los espaguetis.

Número de porciones: 6
Tamaño de la porción: ¾ de taza
Cada porción aporta:
Calorías: 102
Grasa total: 5 g
Grasa saturada: 1 g
Colesterol: 0 mg
Sodio: 459 mg
Fibra total: 5 g
Proteína: 3 g
Carbohidratos: 14 g
Potasio: 623 mg

Una salsa saludable, simple y sencillamente deliciosa, para servir con los espaguetis u otras pastas.

Fríjoles rojos de Nueva Orleans

- *1 libra de fríjoles rojos secos*
- *2 litros de agua*
- *1 ½ taza de cebolla picada*
- *1 taza de apio picado*
- *4 hojas de albahaca*
- *1 taza de pimentón verde picado*

- *3 cucharadas de ajo picado*
- *3 cucharadas de perejil picado*
- *2 cucharaditas de tomillo seco molido*
- *1 cucharadita de sal*
- *1 cucharadita de pimienta negra*

1. Elimine los fríjoles en mal estado. Enjuague cuidadosamente.
2. En una olla grande combine los fríjoles, el agua, la cebolla, el apio y las hojas de albahaca. Lleve a hervor. Reduzca el fuego, tape y deje cocinar a fuego bajo por 1 ½ hora o hasta que los fríjoles estén tiernos. Revuelva y triture los fríjoles contra las paredes de la olla.
3. Agregue el pimentón verde, el ajo, el perejil, el tomillo, la sal y la pimienta negra. Cocine sin tapa, a fuego bajo, durante 30 minutos, hasta alcanzar una consistencia cremosa. Saque las hojas de albahaca.
4. Si lo desea, sirva con arroz integral caliente.

Número de porciones: 8
Tamaño de la porción: 1 ¼ tazas
Cada porción aporta:
Calorías: 171
Grasa total: Menos de 1 g
Grasa saturada: Menos de 1 g
Colesterol: 0 mg
Sodio: 285 mg
Fibra total: 7 g
Proteína: 10 g
Carbohidratos: 32 g
Potasio: 665 mg

Este plato vegetariano no contiene grasa y es delicioso.

Espaguetis con verduras de verano

- *2 tazas de cebollas amarillas pequeñas, cortadas en octavos*
- *2 tazas (alrededor de 1 libra) de tomates maduros, pelados y picados*
- *2 tazas (alrededor de 1 libra) de calabaza amarilla y verde en rodajas finas*
- *½ taza (alrededor de ½ libra) de habichuelas frescas cortadas*
- *⅔ de taza de agua*
- *2 cucharadas de perejil fresco picado finamente*
- *1 diente de ajo picado finamente*
- *½ cucharadita de ají en polvo*
- *¼ de cucharadita de sal*
- *Pimienta negra al gusto*
- *1 lata (170 gramos o 6 onzas) de pasta de tomate*
- *1 libra de espaguetis crudos*
- *½ taza de queso parmesano rallado*

1. Combine los primeros 10 ingredientes en una olla grande. Cocine durante 10 minutos y luego agregue la pasta de tomate. Tape y cocine a fuego lento durante 15 minutos, revolviendo ocasionalmente, hasta que las verduras estén tiernas.
2. Cocine los espaguetis en agua sin sal de acuerdo con las instrucciones del empaque.
3. Vierta la salsa sobre los espaguetis calientes. Rocíe el queso parmesano sobre la pasta.

Número de porciones: 9
Tamaño de la porción: 1 taza de espaguetis y ¾ de taza de salsa con verduras
Cada porción aporta:
Calorías: 271
Grasa total: 3 g
Grasa saturada: 1 g
Colesterol: 4 mg
Sodio: 328 mg
Fibra total: 5 g
Proteína: 11 g
Carbohidratos: 51 g
Potasio: 436 mg

Esta vital pasta vegetariana es deliciosa fría o caliente.

Lasaña con calabacines

- ½ libra de pasta para lasaña cocida en agua sin sal
- ¾ de taza de queso mozzarella semidescremado rallado
- 1 ½ taza de requesón sin grasa
- ¼ de taza de queso parmesano rallado
- 1 ½ taza de calabacines crudos en rodajas
- 2 ½ tazas de salsa de tomate sin adición de sal
- 2 cucharaditas de albahaca seca
- 2 cucharaditas de orégano seco
- ¼ de taza de cebollas picadas
- 1 diente de ajo
- ⅛ de cucharadita de pimienta negra

1. Precaliente el horno a 350 °F (180 °C). Rocíe una lata para hornear con aceite en aerosol.
2. En un tazón pequeño, combine ⅛ de taza de queso mozzarella y 1 cucharada de queso parmesano. Reserve.
3. En un tazón mediano, combine el resto del queso mozzarella y el parmesano con todo el requesón. Mezcle bien y reserve.
4. Combine la salsa de tomate con el resto de ingredientes. Esparza una capa delgada de salsa de tomate en el fondo de la lata para hornear. Agregue una tercera parte de la pasta en una sola capa. Esparza encima la mitad de la mezcla de requesón. Agregue una capa de calabacín.
5. Repita las capas. Cubra con una capa delgada de salsa. Termine con una de pasta, salsa y la mezcla de quesos. Cubra con papel aluminio.
6. Hornee entre 30 y 40 minutos. Enfríe entre 10 y 15 minutos.

Número de porciones: 6 Tamaño de la porción: 1 pedazo
Cada porción aporta:
Calorías: 276
Grasa total: 5 g
Grasa saturada: 2 g
Colesterol: 11 mg
Sodio: 196 mg
Fibra total: 5 g
Proteína: 19 g
Carbohidratos: 41 g
Potasio: 561 mg

Esta versión saludable de un clásico
plato los dejará contentos a todos.

Capítulo 13
Recetas de pan, postres y aderezos

- PAN DE ALBARICOQUE Y NARANJA
- PAN DE BANANO Y NUECES
- PAN DE MAÍZ SALUDABLE
- BIZCOCHOS CASEROS
- TORTA DE MANZANA PARA EL CAFÉ
- TORTA GLASEADA
- ENSALADA DE FRUTAS ARCO IRIS
- ESPONJADO DE BANANO
- COMPOTA DE FRUTAS TROPICALES
- PASTEL CRUJIENTE DE CALABAZA
- POSTRE CRUJIENTE DE DURAZNO 1-2-3
- ARROZ CON LECHE
- ALIÑO CON AJÍ Y ESPECIAS
- SALSA FRESCA
- ALIÑO PICANTE CON ESPECIAS
- SALSA VINAGRETA
- ADEREZO DE YOGUR
- BATIDO DE MANGO
- BATIDO BRISA VERANIEGA

Fuente: *Keep the Beat: Heart Healthy Recipes, NIH Publication N° 03-2921. (Más información en el sitio web del Instituto Nacional del Corazón, Pulmón y Sangre en <www.nhlbi.nih.com>.).*

Pan de albaricoque y naranja

- 1 paquete (170 gramos) de albaricoques secos cortados en trozos pequeños
- 2 tazas de agua
- 2 cucharadas de margarina (libre de grasas trans)
- 1 taza de azúcar
- 1 huevo ligeramente batido
- 1 cucharada de cáscara de naranja recién rallada
- 3 ½ tazas de harina integral cernida
- ½ taza de leche en polvo sin grasa
- 2 cucharaditas de polvo de hornear
- 1 cucharadita de bicarbonato de sodio
- 1 cucharadita de sal
- ½ taza de jugo de naranja
- ½ taza de nueces de pecán picadas

1. Precaliente el horno a 350 °F (180 °C). Engrase dos moldes para pan.
2. Cocine los albaricoques en agua, en una olla mediana tapada, entre 10 y 15 minutos o hasta que estén tiernos pero no deshechos. Escurra y reserve ¾ de taza del líquido. Aparte, deje enfriar los albaricoques.
3. Mezcle la margarina y el azúcar hasta formar una crema. Mezcle a mano el huevo y la cáscara de naranja.
4. Cierna juntos la harina, la leche en polvo, el polvo de hornear, el bicarbonato de sodio y la sal. Agregue a la mezcla cremosa, alternando con el líquido reservado de los albaricoques y el jugo de naranja.
5. Agregue los albaricoques y las nueces de pecán a la mezcla.
6. Lleve la mezcla a los moldes para pan. Hornee entre 40 y 45 minutos.
7. Deje enfriar durante 5 minutos. Desmolde y deje enfriar antes de tajar.

Número de porciones: 2 hogazas
Tamaño de la porción: 1 rebanada de 1 centímetro
Cada porción aporta:
Calorías: 97
Grasa total: 2 g
Grasa saturada: Menos de 1 g
Colesterol: 6 mg
Sodio: 113 mg
Fibra total: 1 g
Proteína: 2 g
Carbohidratos: 18 g
Potasio: 110 mg

Este pan es bajo en grasas saturadas, colesterol y sodio.

Pan de banano y nueces

- *1 taza de bananos maduros hechos puré*
- *½ taza de suero de leche bajo en grasa*
- *½ taza de azúcar morena*
- *¼ de taza de margarina*
- *1 huevo*
- *2 tazas de harina integral cernida*
- *1 cucharadita de polvo de hornear*
- *½ cucharadita de bicarbonato de sodio*
- *½ cucharadita de sal*
- *½ taza de nueces de pecán picadas*

1. Precaliente el horno a 350 °F (180 °C). Engrase ligeramente dos moldes para pan de 22 x 12 cm.
2. Mezcle los bananos en puré y el suero. Reserve.
3. Mezcle el azúcar morena y la margarina hasta lograr una textura cremosa. Agregue el huevo y bata. Añada la mezcla de banano y bata bien.
4. Mezcle la harina, el polvo de hornear, el bicarbonato de sodio y la sal. Agregue toda la mezcla a los ingredientes líquidos. Revuelva hasta mezclar bien.
5. Agregue las nueces picadas y lleve la mezcla a los moldes preparados.
6. Hornee entre 50 y 55 minutos o hasta que al insertar en el centro un palillo de dientes este salga limpio. Deje enfriar en los moldes durante 5 minutos.
7. Desmolde y deje enfriar por completo antes de tajar.

Número de porciones: 2 hogazas
Tamaño de la porción: 1 rebanada de 1 centímetro
Cada porción aporta:
Calorías: 133
Grasa total: 5 g
Grasa saturada: 1 g
Colesterol: 12 mg
Sodio: 138 mg
Fibra total: 1 g
Proteína: 2 g
Carbohidratos: 20 g
Potasio: 114 mg

Los bananos y el suero reducen el contenido graso de esta versión de un plato clásico y mantienen toda su humedad.

Pan de maíz saludable

- *1 taza de harina de maíz*
- *1 taza de harina de trigo*
- *¼ de taza de azúcar blanca*
- *1 cucharadita de polvo de hornear*
- *1 taza de suero de leche con 1% de grasa*
- *1 huevo entero*
- *¼ de taza de margarina suave (libre de grasas trans)*
- *1 cucharadita de aceite vegetal (para engrasar el molde para hornear)*

1. Precaliente el horno a 350 °F (180 °C).
2. Mezcle las harinas, el azúcar y el polvo de hornear.
3. En otro tazón, combine el suero de leche y el huevo. Bata ligeramente.
4. Agregue lentamente la mezcla de suero y huevo a los ingredientes secos.
5. Agregue la margarina y mezcle a mano o con una batidora durante 1 minuto.
6. Hornee entre 20 y 25 minutos en una refractaria engrasada de 20 x 20 cm. Deje enfriar y corte en 10 porciones.

Número de porciones: 10
Tamaño de la porción: 1 pedazo
Cada porción aporta:
Calorías: 178
Grasa total: 6 g
Grasa saturada: 1 g
Colesterol: 22 mg
Sodio: 94 mg
Fibra total: 1 g
Proteína: 4 g
Carbohidratos: 27 g
Potasio: 132 mg

Bizcochos caseros

- *2 tazas de harina*
- *2 cucharaditas de polvo de hornear*
- *¼ de cucharadita de bicarbonato de sodio*
- *¼ de cucharadita de sal*
- *2 cucharadas de azúcar*
- *2/3 de taza de suero de leche*
- *3⅓ cucharadas de aceite vegetal*

1. Precaliente el horno a 450 °F (230 °C).
2. En un tazón mediano, combine la harina, el polvo de hornear, el bicarbonato de sodio, la sal y el azúcar.
3. En un tazón pequeño, mezcle el suero de leche y el aceite. Vierta sobre la mezcla de la harina y revuelva bien.
4. Sobre una superficie ligeramente enharinada amase suavemente 10 o 12 veces. Estire la masa hasta obtener un espesor de 2 centímetros. Use un cortador de bizcochos o galletas de 5 centímetros, introduciéndolo en harina antes de hacer cada corte. Lleve los bizcochos a una lata para hornear sin grasa.
5. Hornee durante 12 minutos o hasta que estén dorados. Sírvalos calientes.

Número de porciones: 15
Tamaño de la porción: 1 bizcocho de 5 centímetros
Cada porción aporta:
Calorías: 99
Grasa total: 3 g
Grasa saturada: Menos de 1 g
Colesterol: Menos de 1 mg
Sodio: 72 mg
Fibra total: 1 g
Proteína: 2 g
Carbohidratos: 15 g
Potasio: 102 mg

Torta de manzana para el café

- 5 *manzanas para tarta, sin corazón, peladas y picadas*
- 1 *taza de azúcar*
- 1 *taza de uvas pasas negras*
- ½ *taza de nueces de pecán picadas*
- ¼ *de taza de aceite vegetal*

- 2 *cucharaditas de vainilla*
- 1 *huevo batido*
- 2 *tazas de harina*
- 1 *cucharadita de bicarbonato de sodio*
- 2 *cucharaditas de canela molida*

1. Precaliente el horno a 350 °F (180 °C).
2. Engrase ligeramente un molde de 30 x 20 x 5 cm.
3. En un tazón grande, combine las manzanas con el azúcar, las uvas pasas y las nueces. Mezcle bien y deje reposar durante 30 minutos.
4. Agregue la vainilla y el huevo. Cierna la harina con el bicarbonato de sodio y la canela, y revuélvala con la mezcla de manzana (primero una tercera parte de esta, después otra y luego la última), de manera que sea suficiente para humedecer los ingredientes secos.
5. Lleve la mezcla al molde. Hornee entre 35 y 40 minutos. Enfríe ligeramente antes de servirla.

Número de porciones: 20
Tamaño de la porción:
1 pedazo de 9 x 6 centímetros
Cada porción aporta:
Calorías: 196
Grasa total: 8 g
Grasa saturada: 1 g
Colesterol: 11 mg
Sodio: 67 mg
Fibra total: 2 g
Proteína: 3 g
Carbohidratos: 31 g
Potasio: 136 mg

Las manzanas y las uvas pasas mantienen húmeda esta torta, lo que significa menos aceite y más salud.

Torta glaseada

Para la torta:

- 2 ¼ tazas de harina para tortas
- 2 ¼ cucharaditas de polvo de hornear
- 4 cucharadas de margarina (libre de grasas trans)
- 1 ¼ de taza de azúcar
- 4 huevos
- 1 cucharadita de vainilla
- 1 cucharada de cáscara de naranja
- ¾ de taza de leche descremada

Para el glaseado:

- 85 gramos de queso crema
- 2 cucharadas de leche descremada
- 6 cucharadas de cacao en polvo
- 2 tazas de azúcar pulverizada cernida
- ½ cucharadita de extracto de vainilla

Para preparar la torta:

1. Precaliente el horno a 325 °F (160 °C).
2. Engrase un molde redondo 25 cm y 5 cm de alto con aceite de cocina. Espolvoree el molde con harina y sacuda el exceso.
3. Mezcle la harina y el polvo de hornear.
4. Aparte, bata la margarina y el azúcar hasta una textura suave y cremosa.
5. Agregue los huevos, la vainilla y la cáscara de naranja.
6. Gradualmente, agregue la mezcla de la harina, alternando con la leche, pero comenzando y finalizando con la harina.
7. Vierta la mezcla en el molde. Hornee 40 minutos. Deje enfriar 10 minutos antes de desmoldarla y por completo antes de glasear.

Para preparar el glaseado:

1. Mezcle el queso y la leche hasta obtener una crema suave. Agregue el cacao. Mezcle bien. Lentamente, agregue el azúcar hasta que el glaseado esté suave. Agregue la vainilla. Vierta el glaseado por encima de la torta.

Número de porciones: 16
Tamaño de la porción: 1 tajada
Cada porción aporta:
Calorías: 241
Grasa total: 5 g
Grasa saturada: 2 g
Colesterol: 57 mg
Sodio: 273 mg
Fibra total: 1 g
Proteína: 4 g
Carbohidratos: 45 g
Potasio: 95 mg

Ensalada de frutas arco iris

Para la ensalada de frutas:

- *1 mango grande pelado y cortado en cubos*
- *2 tazas de arándanos frescos*
- *2 bananos tajados*
- *2 tazas de fresas frescas cortadas en mitades*
- *2 tazas de uvas sin semilla*
- *2 nectarines con cáscara, tajados*
- *1 kiwi pelado y tajado*

Para la salsa de miel y naranja:

- *⅓ de taza de jugo de naranja sin azúcar*
- *2 cucharadas de jugo de limón*
- *1 ½ cucharada de miel*
- *¼ de cucharadita de jengibre molido*
- *Nuez moscada*

1. Prepare las frutas.
2. Combine todos los ingredientes de la salsa y mézclelos.
3. Antes de servir, vierta la salsa de miel y naranja sobre las frutas.

Número de porciones: 12
Tamaño de la porción: 1 copa de 120 mililitros o 4 onzas
Cada porción aporta:
Calorías: 96
Grasa total: 1 g
Grasa saturada: Menos de 1 g
Colesterol: 0 mg
Sodio: 4 mg
Fibra total: 3 g
Proteína: 1 g
Carbohidratos: 24 g
Potasio: 302 mg

Con esta ensalada no puede fallar. Es jugosa, fresca, naturalmente baja en grasa y sodio, y libre de colesterol. Disfrútela como ensalada o como postre.

Esponjado de banano

- *2 cucharadas de leche baja en grasa*
- *4 cucharaditas de azúcar*
- *1 cucharadita de vainilla*
- *1 banano mediano cortado en cuartos*

- *1 taza de yogur natural bajo en grasa*
- *8 tajadas (cada una de 6 milímetros) de banano*

1. Coloque en la licuadora la leche, el azúcar, la vainilla y el banano. Procese durante 15 minutos, a velocidad alta, hasta conseguir una mezcla suave.
2. Vierta la mezcla en un tazón pequeño y agregue el yogur con movimientos envolventes. Lleve a la nevera.
3. Sirva en cuatro platos para postre. Adorne cada uno con dos tajadas de banano.

Número de porciones: 4
Tamaño de la porción: ½ taza
Cada porción aporta:
Calorías: 94
Grasa total: 1 g
Grasa saturada: 1 g
Colesterol: 4 mg
Sodio: 47 mg
Fibra total: 1 g
Proteína: 1 g
Carbohidratos: 18 g
Potasio: 297 mg

Este postre cremoso es un sueño, pero aún así
es bajo en grasa saturada, colesterol y sodio.

Compota de frutas tropicales

- ¾ de taza de agua
- ½ taza de azúcar
- 2 cucharaditas de jugo fresco de limón
- 1 pedazo de cáscara de limón
- ½ cucharadita de ron o extracto de vainilla (opcional)

- 1 piña sin corazón, pelada y cortada en 8 rodajas
- 2 mangos pelados, cortados en 8 pedazos
- 3 bananos pelados, cortados en 8 pedazos diagonales
- Hojas frescas de menta (opcional)

1. En una olla, combine ¾ de taza de agua con el azúcar, el jugo de limón y la cáscara de limón (y el ron o el extracto de vainilla, si lo desea). Lleve a hervor, luego reduzca el fuego y agregue las frutas. Cocine a fuego muy bajo durante 5 minutos.
2. Separe el almíbar en una copa.
3. Saque la cáscara de limón de la olla y deje enfriar durante 2 horas la fruta cocida.
4. Para servir, coloque las frutas en una bandeja y vierta unas cucharadas de almíbar encima.

Número de porciones: 8
Tamaño de la porción: 1 taza
Cada porción aporta:
Calorías: 148
Grasa total: Menos de 1 g
Grasa saturada: Menos de 1 g
Colesterol: 0 mg
Sodio: 3 mg
Fibra total: 3 g
Proteína: 1 g
Carbohidratos: 38 g
Potasio: 310 mg

Las frutas frescas o cocidas son un maravilloso postre bajo en calorías. Complete el plato con crema agria baja en grasa.

Pastel crujiente de calabaza

Para la masa:

- 1 taza de avena
- ¼ de taza de harina de trigo integral
- ¼ de taza de almendras molidas
- 2 cucharadas de azúcar morena
- ¼ de cucharadita de sal
- 3 cucharadas de aceite vegetal
- 1 cucharada de agua

Para el relleno:

- ¼ de taza de azúcar morena
- ½ cucharadita de canela molida
- ¼ de cucharadita de nuez moscada
- ¼ de cucharadita de sal
- 1 huevo batido
- 4 cucharaditas de vainilla
- 1 taza de calabaza enlatada
- ⅔ de taza de leche descremada

Para preparar la masa:

1. Precaliente el horno a 425 °F (220 °C).
2. Mezcle la avena, las almendras, el azúcar y la sal en un tazón pequeño.
3. Con un tenedor, mezcle el aceite y el agua hasta formar una emulsión.
4. Agregue la mezcla del aceite a los ingredientes secos y combine bien. Si es necesario, agregue un poco de agua para que la mezcla permanezca unida.
5. Presione la masa dentro de un molde de 23 centímetros, y hornee 8 minutos o hasta que dore ligeramente.

Para preparar el relleno:

1. Mezcle en un tazón el azúcar, la canela, la nuez moscada y la sal.
2. Agregue el huevo y la vainilla, y mezcle.
3. Agregue la calabaza y la leche y revuelva para combinar.

Para armar el pastel:

1. Vierta el relleno dentro de la masa del pastel.
2. Hornee durante 45 minutos a 350 °F o hasta que salga limpio el cuchillo.

Número de porciones: 9
Tamaño de la porción: 23 centímetros
Cada porción aporta:
Calorías: 169
Grasa total: 7 g
Grasa saturada: 1 g
Colesterol: 24 mg
Sodio: 207 mg
Fibra total: 3 g
Proteína: 5 g
Carbohidratos: 22 g
Potasio: 223 mg

Postre crujiente de durazno 1-2-3

- ½ cucharadita de canela molida
- 1 cucharada de extracto de vainilla
- 2 cucharadas de fécula de maíz
- 1 taza de néctar de durazno
- ¼ de taza de jugo de piña o de durazno (puede usar el jugo de los duraznos enlatados)
- 2 latas (de 455 gramos) de duraznos en su jugo escurridos o 1 ¾ libra de duraznos frescos en tajadas
- 1 cucharada de margarina (libre de grasas trans)
- 1 taza de mezcla para panqueques
- ⅔ de taza de harina integral
- ½ taza de azúcar
- ⅔ de taza de leche evaporada descremada
- Aceite de cocina en aerosol
- ½ cucharadita de nuez moscada
- 1 cucharada de azúcar morena

1. Combine la canela, la vainilla, la fécula de maíz, el néctar de durazno y el jugo de piña o durazno en una olla y cocine a fuego medio. Revuelva constantemente hasta que la mezcla espese y haga burbujas.
2. Agregue los duraznos tajados y cocine a fuego lento 10 minutos.
3. En otra olla derrita la margarina y reserve.
4. Rocíe ligeramente con aceite una refractaria de 20 cm. Coloque la mezcla caliente de los duraznos en la refractaria.
5. En otro tazón, combine la mezcla de panqueques, la harina, el azúcar y la margarina derretida. Agregue la leche y revuelva. Vierta esta mezcla rápidamente sobre los duraznos.
6. Combine la nuez moscada y el azúcar morena. Rocíe sobre la masa.
7. Hornee a 400 °F (200 °C) durante 15 minutos o hasta que dore.
8. Deje enfriar y corte en 8 pedazos.

Número de porciones: 8
Tamaño de la porción: 1 pedazo
Cada porción aporta:
Calorías: 271
Grasa total: 4 g
Grasa saturada: Menos de 1 g
Colesterol: Menos de 1 mg
Sodio: 263 mg
Fibra total: 2 g
Proteína: 4 g
Carbohidratos: 54 g
Potasio: 284 mg

Arroz con leche

- 6 tazas de agua
- 2 astillas de canela
- 1 taza de arroz

- 3 tazas de leche descremada
- ²/₃ de taza de azúcar
- ½ cucharadita de sal

1. Coloque el agua y las astillas de canela en una olla mediana. Lleve a hervor.
2. Agregue el arroz. Cocine a fuego bajo durante 30 minutos, hasta que el arroz esté blando y el agua se haya evaporado.
3. Agregue la leche descremada, el azúcar y la sal. Cocine durante otros 15 minutos hasta que la mezcla espese.

Número de porciones: 5
Tamaño de la porción: ½ taza
Cada porción aporta:
Calorías: 372
Grasa total: 1 g
Grasa saturada: Menos de 1 g
Colesterol: 3 mg
Sodio: 366 mg
Fibra total: 1 g
Proteína: 10 g
Carbohidratos: 81 g
Potasio: 363 mg

La leche descremada le da mucho sabor a este plato sin tener la grasa y calorías de la leche entera.

Aliño con ají y especias

- ¼ de taza de páprika
- 2 cucharadas de orégano seco molido
- 2 cucharaditas de ají en polvo
- 1 cucharadita de ajo en polvo
- 1 cucharadita de pimienta negra
- ½ cucharadita de pimienta roja (de cayena)
- ½ cucharadita de mostaza seca

Mezcle todos los ingredientes. Guarde en un recipiente hermético.

Número de porciones: ¹/₃ de taza
Tamaño de la porción: 1 cucharada
Cada porción aporta:
Calorías: 26
Grasa total: 1 g
Grasa saturada: 0 g
Colesterol: 0 mg
Sodio: 13 mg
Fibra total: 2 g
Proteína: 1 g
Carbohidratos: 5 g
Potasio: 180 mg

Este condimento picante avivará el sabor de su estofado de bagre y otros platos.

Salsa fresca

- 6 tomates pequeños o 3 grandes
- ½ cebolla mediana picada finamente
- 1 diente de ajo finamente picado
- 2 ajíes jalapeños picados finamente
- 3 cucharadas de cilantro
- Jugo fresco de lima al gusto
- $1/8$ de cucharadita de orégano picado finamente
- $1/8$ de cucharadita de sal
- $1/8$ de cucharadita de pimienta
- ½ aguacate de cáscara negra, en cubos

1. Combine todos los ingredientes en un tazón de vidrio.
2. Sirva inmediatamente o refrigere y sirva dentro de las siguientes 4 a 5 horas.

Número de porciones: 8
Tamaño de la porción: ½ taza
Cada porción aporta:
Calorías: 42
Grasa total: 2 g
Grasa saturada: Menos de 1 g
Colesterol: 0 mg
Sodio: 44 mg
Fibra total: 2 g
Proteína: 1 g
Carbohidratos: 7 g
Potasio: 337 mg

Las hierbas frescas le añaden bastante sabor a esta salsa, por lo que podrá usar menos sal.

Aliño picante con especias

- 1 ½ cucharadita de pimienta blanca
- ½ cucharadita de pimienta de cayena
- ½ cucharadita de pimienta negra
- 1 cucharadita de cebolla en polvo
- 1 ¼ cucharadita de ajo en polvo
- 1 cucharada de albahaca seca
- 1 ½ cucharadita de tomillo seco

Mezcle todos los ingredientes. Guárdela en un envase hermético.

Número de porciones: ¹/₃ de taza
Tamaño de la porción: ½ cucharadita
Cada porción aporta:
Calorías: 1
Grasa total: 1 g
Grasa saturada: 0 g
Colesterol: 0 mg
Sodio: 0 mg
Fibra total: 0 g
Proteína: 0 g
Carbohidratos: Menos de 1 g
Potasio: 4 mg

Las especias pueden transformar lo común en extraordinario. Esta es una maravillosa mezcla de especias con múltiples usos. Pruebe esta mezcla en platos a base de carne, aves, pescado o verduras. Envásela en el salero y úsela en reemplazo de la sal.

Salsa vinagreta

- 1 cabeza de ajo pelado dividido en dientes
- ½ taza de agua
- 1 cucharada de vinagre de vino tinto
- ¼ de cucharadita de miel
- 1 cucharada de aceite de oliva virgen
- ½ cucharadita de pimienta negra

1. Coloque los dientes de ajo en una olla pequeña con suficiente agua (alrededor de ½ taza) para cubrirlos.
2. Lleve a hervor, luego reduzca el fuego y deje hervir a fuego lento hasta que el ajo esté tierno (cerca de 15 minutos).
3. Reduzca el líquido hasta que queden 2 cucharadas y aumente el fuego durante 3 minutos.
4. Pase el contenido por un colador pequeño. Con una cuchara de madera haga puré los ajos pasándolos por el colador.
5. Agregue el vinagre a la mezcla de ajo, luego añada el aceite y los condimentos.

Número de porciones: 4
Tamaño de la porción: 2 cucharadas
Cada porción aporta:
Calorías: 33
Grasa total: 3 g
Grasa saturada: 1 g
Colesterol: 0 mg
Sodio: 0 mg
Fibra total: 0 g
Proteína: 0 g
Carbohidratos: 1 g
Potasio: 9 mg

Pruebe esta receta como aderezo de la ensalada para una comida especial.

Aderezo de yogur

- *230 gramos u 8 onzas de yogur natural sin grasa*
- *¼ taza de mayonesa sin grasa*
- *2 cucharadas de cebollín seco*
- *2 cucharadas de eneldo seco*
- *2 cucharadas de jugo de limón*

Mezcle todos los ingredientes en un tazón y refrigere.

Número de porciones: 8
Tamaño de la porción: 2 cucharadas
Cada porción aporta:
Calorías: 23
Grasa total: 0 g
Grasa saturada: 0 g
Colesterol: 1 mg
Sodio: 0 mg
Fibra total: 84 g
Proteína: 2 g
Carbohidratos: 4 g
Potasio: 104 mg

Tan fácil, tan saludable y tan bueno que hay que probarlo.

Batido de mango

- *2 tazas de leche baja en grasa*
- *4 cucharadas de jugo congelado de mango (o 1 mango fresco, pelado y sin la semilla)**
- *1 banano pequeño*

- *2 cubos de hielo*

* Variación: En vez de jugo de mango, pruebe con jugo de naranja, papaya o fresa.

Lleve todos los ingredientes a la licuadora. Licúe hasta que esté espumoso. Sirva inmediatamente.

Número de porciones: 4
Tamaño de la porción: ¾ de taza
Cada porción aporta:
Calorías: 106
Grasa total: 2 g
Grasa saturada: 1 g
Colesterol: 5 mg
Sodio: 63 mg
Fibra total: 2 g
Proteína: 5 g
Carbohidratos: 20 g
Potasio: 361 mg

A los niños les encanta el sabor dulce y cremoso de esta bebida.

Batido brisa veraniega

- *1 taza de yogur natural sin grasa*
- *6 fresas medianas*
- *1 taza de piña en su jugo enlatada, licuada*
- *1 banano mediano*
- *1 cucharadita de extracto de vainilla*
- *4 cubos de hielo*

1. Coloque todos los ingredientes en la licuadora hasta obtener un puré suave.
2. Sirva en copas con escarcha.

Número de porciones: 3
Tamaño de la porción: 1 taza
Cada porción aporta:
Calorías: 121
Grasa total: Menos 1 g
Grasa saturada: Menos 1 g
Colesterol: 1 mg
Sodio: 64 mg
Fibra total: 2 g
Proteína: 6 g
Carbohidratos: 24 g
Potasio: 483 mg

Es una bebida perfecta para calmar la sed.

Capítulo 14
Un control efectivo del peso

E
l control del peso es parte importante de un estilo de vida saludable. Para mantener un peso saludable es necesario entender los factores que contribuyen al aumento del mismo y las estrategias claves para evitarlo, tal como aprenderá en este capítulo. Idealmente, este logro es resultado de la combinación de una buena alimentación, una actividad física constante y un manejo efectivo del estrés, temas que fueron descritos en capítulos anteriores. Cuando mantiene su peso en un nivel saludable, reduce sus probabilidades de sufrir enfermedades o incapacidad y de tener una muerte prematura.

¿Qué es un peso saludable?

Un peso saludable es aquel que reduce al mínimo su riesgo de padecer enfermedades y que se encuentra en el rango de peso apropiado para su estatura. Una persona puede tener una salud deficiente si tiene exceso de peso. Igualmente, puede tener una salud deficiente con una excesiva delgadez. Por tanto, la meta razonable de peso se encuentra entre los dos extremos. Esto puede variar bastante entre individuos, ya que las personas vienen en diferentes tamaños y formas debido a fuertes factores genéticos. Cada persona debe encontrar el peso saludable para su tipo de cuerpo.

Entender la composición del cuerpo

Lo importante no es el tamaño del empaque, sino lo que hay dentro. Su cuerpo está compuesto por una masa grasa y una masa magra (esta última incluye huesos, órganos y músculos). Juntas se denominan composición corporal. Idealmente, usted desea mantener el porcentaje de masa grasa ligeramente más bajo que el de masa magra. Si decide perder peso, quiere perder grasa, no el valioso tejido muscular que le da la fuerza y le sirve de soporte.

Hecho

La buena noticia para quienes tienen exceso de peso es que, incluso una pequeña reducción del peso, de apenas un 10% del peso total, produce mejoras notables en la salud. Por ejemplo, los participantes en investigaciones que han perdido un 10% del peso total han experimentado reducciones en la presión arterial alta, y en los niveles de glucosa sanguínea y colesterol total, así como mejoras en su composición corporal.

No porque un individuo luzca delgado quiere decir que esté sano. Algunas personas de apariencia delgada en realidad no son sanas desde el punto de vista de la composición corporal. Generalmente, se trata de seres frágiles, sedentarios y, en ocasiones, fumadores. A menudo, personas con este perfil creen estar sanas mientras permanezcan delgadas. No podrían estar más equivocadas.

Tener un peso significativamente bajo implica graves peligros para la salud. En las mujeres premenopáusicas, un peso demasiado bajo puede ocasionar infertilidad u osteoporosis. Las personas que sufren trastornos como la anorexia o la bulimia también tienen una salud deficiente. Las personas con anorexia, en particular, consumen tejido muscular de las reservas de su organismo para sobrevivir cuando se agotan las reservas de grasa, incluido el tejido del músculo cardiaco. No es raro que las personas que se están recuperando de la anorexia sufran un ataque al corazón cuando el peso que comienzan a ganar produce una exigencia excesiva a un corazón debilitado.

Al mismo tiempo, una persona que en apariencia es más llenita y robusta, pero que se ejercita regularmente, tiene una dieta balanceada a base de alimentos frescos ricos en nutrientes y no fuma, es mucho más sana. De hecho, un estudio realizado por Steven N. Blair, P. E.D., director de investigaciones y presidente del Instituto Cooper, en Dallas, Texas, mostró que los hombres que se ejercitan regularmente, aunque tengan ligeramente más peso experimentaban un riesgo más bajo de muerte que aquellos que son más delgados pero completamente inactivos.

El mensaje, por tanto, no es que la delgadez sea buena o que todo el mundo deba tener el mismo cuerpo. Más bien, es que debe procurar mantener un peso saludable para usted y su tipo de cuerpo.

Toda la grasa corporal no es igual

Para complicar las cosas aún más, los investigadores han encontrado que la cantidad de grasa corporal no es el único factor importante. Igual o más importante es dónde se deposita la grasa en su cuerpo. Los estudios demuestran que las personas cuyos cuerpos acumulan grasa alrededor del área abdominal, también llamados cuerpos "en forma de manzana", tienen un riesgo más alto de padecer enfermedad cardiaca, accidente cerebrovascular, presión arterial alta y diabetes tipo 2 que las personas que tienen "forma de pera" y llevan su exceso de grasa alrededor de las piernas y muslos.

Pregunta

¿Por qué la grasa abdominal implica un mayor riesgo de enfermedad cardiaca que la ubicada en otra parte? Las razones exactas no se conocen, pero puede deberse a que la grasa abdominal le impone más exigencia a los órganos internos que quedan rodeados por ella.

Para determinar si tiene obesidad abdominal debe medir su circunferencia a la altura de la cintura. Para efectos de esta medición, se considera que su cintura se encuentra a medio camino entre su última costilla y la parte superior de su hueso de la cadera, en posición erguida y con el tronco perpendicular al piso. Una circunferencia en la cintura mayor a 102 centímetros o 40 pulgadas en los hombres, o mayor a 89 centímetros o 35 pulgadas en las mujeres, puede indicar un riesgo más alto de enfermedad cardiaca. La obesidad abdominal también es considerada uno de los factores de riesgo para el síndrome metabólico (vea el capítulo 19).

El índice de masa corporal

Otro método para evaluar si su peso representa un riesgo es calcular su índice de masa corporal (IMC). El IMC expresa el peso en relación con la estatura. Ofrece una guía general para evaluar si se encuentra en un rango de peso saludable. Un IMC alto puede ser indicador de un aumento en los riesgos de padecer enfermedad cardiaca, presión arterial alta, diabetes y colesterol alto. El IMC no sirve para estimar el riesgo de las personas saludables con peso elevado, como atletas musculosos o mujeres embarazadas. Esta guía tampoco se aplica a los niños en crecimiento o a los adultos mayores frágiles y sedentarios.

En el apéndice A están las instrucciones para calcular el IMC. Si su IMC es mayor a 25, usted se encuentra en la categoría de sobrepeso. Un IMC entre 18,5 y 24,9 se considera un peso saludable. Si su IMC es menor a 18,5, usted está demasiado bajo de peso.

¡Alerta!

De acuerdo con la Asociación Estadounidense del Corazón, la preponderancia del sobrepeso y la obesidad entre los adultos estadounidenses ajustada según la edad, correspondiente a un IMC mayor o igual a 25, aumentó de 56% en 1988-1994 a 65% en 1999-2000.

Beneficios de perder el exceso de grasa

Perder el exceso de grasa es un importante factor en la reducción del riesgo de enfermedad cardiaca y en la reducción del riesgo de muchas enfermedades, incluidas la enfermedad de la vesícula biliar y varios tipos de cáncer.

Además de la reducción del riesgo de numerosas enfermedades, la pérdida de peso trae múltiples beneficios a nivel físico, mental y emocional. Las personas que pierden el exceso de peso se sienten mejor, tienen más energía, tienen menos molestias y dolores, y pueden disfrutar de una mejor calidad de vida. También pueden experimentar una mejora en su autoestima y un sentimiento de mayor control sobre sus vidas, lo cual se traduce en mayor confianza en sí mismas.

El exceso de peso aumenta la exigencia sobre su corazón y su sistema circulatorio. Su corazón debe trabajar más duro para bombear más sangre a través de su cuerpo. El exceso de peso también afecta su sistema músculoesquelético y aumenta la tensión en sus articulaciones.

Las personas con exceso de peso tienen más factores de riesgo de padecer enfermedad cardiaca, incluido el colesterol LDL alto, el colesterol HDL bajo, triglicéridos altos, diabetes tipo 2 o presión arterial alta. Al mismo tiempo, cuando las personas con sobrepeso pierden el exceso de grasa corporal, así sólo sean entre 2 y 4,5 kilogramos, generalmente pueden esperar reducciones en su colesterol total, colesterol LDL y triglicéridos, así como aumentos en su colesterol HDL. Todos estos beneficios contribuyen a reducir el riesgo de un ataque al corazón.

Hecho

Más del 60% de los adultos en Estados Unidos tienen sobrepeso o son obesos. Tener sobrepeso puede contribuir al colesterol LDL alto, al colesterol HDL bajo, al colesterol VLDL alto y a los triglicéridos altos.

Causas del aumento de peso

En términos sencillos, se puede decir que la causa del aumento de peso es la ingesta excesiva de calorías. Pero esto no tiene en cuenta la totalidad de factores sociales complejos que hacen difícil vivir un estilo de vida activo, disfrutar de alimentos frescos enteros y separar los factores emocionales de la necesidad de comer. Aún más, a medida que los investigadores aprenden más y más sobre las diferencias entre los perfiles metabólicos de las personas parece que, dependiendo del tipo de alimentos que se consuman, algunas personas son más propensas a engordar fácilmente y a tener más dificultades para perderlo. El panorama es complejo, pero unos pocos factores tienen papeles clave.

Porciones gigantescas

En nuestros tiempos, es muy fácil que la gente coma en exceso. El aumento desmesurado en el tamaño de las porciones por parte de los fabricantes de alimentos contribuye a esa tendencia. Como la mayor parte de los costos de producción de los alimentos corresponde a la mano de obra y no a las materias primas, los productores de alimentos tienen incentivos financieros para incrementar el tamaño de los productos para atraer más compradores. El aumento en los costos al ofrecer porciones de mayor tamaño es compensado por el mayor número de compradores que adquieren el producto, ya que lo consideran una mejor inversión o más comida a cambio de su dinero. Esta percepción de los compradores, sin embargo, no tiene en cuenta que, en realidad, están comprando más comida de la que necesitan. Y todo ese exceso de consumo conduce al sobrepeso.

De hecho, este problema es tan común que en diciembre de 2003 la Comisión Federal de Comercio de los Estados Unidos (FTC, por sus iniciales en inglés) recomendó que la Administración de Alimentos y Drogas (FDA, por sus iniciales en inglés) reexaminara el tamaño de las porciones en las etiquetas de los alimentos. La FTC hizo esta recomendación con base en el hecho de que "las etiquetas de los alimentos pueden indicar cantidades significativamente menores de alimentos particulares y calorías que las personas consumen generalmente".

Los funcionarios de la FTC creen que las prácticas actuales de presentación de información en las etiquetas confunden a los consumidores acerca de los tamaños de las porciones, de manera que los consumidores "pueden subestimar el número de calorías y otros nutrientes que consumen". Por ejemplo, una bolsa típica de 11 gramos o 3 onzas de papas fritas viene etiquetada como "dos porciones" pero se empaca como una sola porción. Las bebidas suaves de 20 onzas también vienen envasadas como si fueran una porción, pero se describen como dos porciones en la etiqueta. La FTC recomienda que la FDA revise si el tamaño de las porciones es lo "suficientemente claro y visible".

Sin embargo, hasta que los funcionarios del gobierno aclaren las actuales prácticas de presentación de información en las etiquetas, depende de usted juzgar el tamaño de las porciones. Dedique tiempo a leer las etiquetas de los alimentos cuidadosamente, y a comparar el peso del empaque con el peso de una porción que aparece en la etiqueta. También lea cuidadosamente la guía al final de este capítulo para determinar el tamaño de las porciones.

Comer en exceso por factores emocionales

Aunque comer en exceso por factores emocionales puede no ser considerado un trastorno alimentario, muchas personas lo hacen en respuesta a señales que no se relacionan en absoluto con el hambre. El estrés puede tener un papel, lo mismo que los factores del entorno hogareño. Por ejemplo, si sus padres usaban la comida para recompensar el cumplimiento de sus deberes, usted puede seguir recompensándose de la misma forma cuando, como adulto, termina algo. De manera similar, si usó la comida para lidiar con las emociones en vez de discutirlas, enfrentarlas o experimentarlas, ésta puede seguir desempeñando esa función en la vida adulta.

Información esencial

Los investigadores sugieren que si come los alimentos que realmente le gustan, en cantidades limitadas en las comidas, y los evita cuando tiene hambre a deshoras, puede reducir sus antojos. La razón es que al ceder a los deseos de su cuerpo por ciertos alimentos, puede enseñar a su organismo a desear ese alimento aún más. Por ejemplo, si sólo come chocolate cuando tiene mucha hambre, puede aumentar la intensidad de sus antojos.

Llevar un diario puede ser útil para las personas que han descubierto que comen en respuesta a ese tipo de factores emocionales más que a verdaderos sentimientos de hambre. En el diario, puede anotar lo que desencadenó el impulso de comer, lo que estaba pensando y sintiendo en ese momento, y los sentimientos que estaba evitando al comer. Este proceso puede ser muy revelador a medida que comience a descubrir algunos de sus comportamientos alimenticios inconscientes, que ocasionan un consumo excesivo de alimentos.

Comer alimentos altamente refinados y procesados

Otro factor que puede contribuir a comer en exceso es escoger alimentos altamente refinados y procesados. En este caso, comer en exceso es una respuesta al hambre. Por ejemplo, los panes y pastas elaborados con harina enriquecida en lugar de harina integral carecen de fibra, que produce una considerable sensación de saciedad. Tomar jugos en lugar de comer frutas también es perder una oportunidad de consumir alimentos ricos en fibra.

La fibra, soluble o insoluble, tiene una importancia crucial para la salud. No sólo aporta material que favorece la digestión, sino que reduce los niveles de colesterol y produce sensación de saciedad. Realmente, es difícil comer en exceso cuando sus comidas están llenas de frutas, verduras frescas y granos integrales saludables.

Falta de actividad física

Tener un estilo de vida activo es un desafío en el mundo actual, movido por la tecnología. En realidad, es mucho más fácil tener hoy una vida sedentaria que una activa. Muchos de nosotros comenzamos nuestro día desplazándonos al trabajo o la escuela en automóviles o buses. Pasamos gran parte del día sentados, con pocos recesos. Al regresar a casa al final del día, estamos cansados y hambrientos, y lo último que queremos hacer es "ejercicio".

Hecho

A lo largo del día, utilizamos dispositivos para eliminar el movimiento. Conducimos automóviles, usamos escaleras eléctricas y ascensores, utilizamos puertas automáticas y tenemos controles remotos para todo tipo de aparatos. Compramos, buscamos información, jugamos y nos comunicamos con otros a través de nuestros computadores. Hacemos pedidos de comida para que nos los lleven a casa.

Sin un esfuerzo constante para movernos, realmente es bastante fácil permanecer en completa inactividad todo el día. Cuando esta falta de movimiento se combina con el consumo excesivo de alimentos, es fácil ver cómo pueden contribuir a engordar.

Pérdida de la masa magra del cuerpo

Un aspecto que afecta el metabolismo y los niveles de actividad es la disminución natural de la masa magra del cuerpo, que se presenta con la edad. A partir de los 35 años, tanto hombres como mujeres pierden aproximadamente entre 150 y 230 gramos de músculo cada año. Si su peso total no ha cambiado, eso significa que la pérdida en masa magra ha sido compensada por un aumento en la masa grasa. Aunque su peso puede no haber cambiado, la diferencia entre estos dos tipos de tejidos es extremadamente significativa desde el punto de vista del control del peso.

La pérdida de masa magra significa que su cuerpo está compuesto de una menor cantidad del tejido más activo metabólicamente, así como de músculo que proporciona la fuerza para moverse y desarrollar labores físicas. Entonces, el cuerpo no sólo está quemando menos calorías, incluso en reposo, sino que se cansa más rápido y es menos capaz de hacer cosas como subir las escaleras, correr tras los niños, levantar y cargar las bolsas del mercado.

Este es el comienzo de un ciclo de actividad física reducida que conduce a un mayor aumento de la grasa. Con el tiempo, la proporción de masa grasa aumenta y la de masa magra baja. El adulto mayor puede no tener ya la fuerza para subir un tramo de escaleras o levantarse y caminar, y los kilos fácilmente se acumulan.

Información esencial

Se pueden obtener beneficios para la salud, incluso a partir de una modesta pérdida de peso. No tiene que tener la talla más pequeña o la apariencia de una modelo de revista. Sólo necesita asegurarse de perder peso de manera saludable.

Dietas yoyó o de inanición

Las dietas que consisten en evitar simplemente toda la comida, conocidas como dietas de inanición, no funcionan. Debe consumir alimentos nutritivos para perder peso y mantenerse así. De acuerdo con la nutricionista Dawn James, M. S., R. D., directora ejecutiva del Centro de Acondicionamiento Físico Wenmat, en Sacramento, California, intentar esta estrategia en realidad hará más daño que bien. Ella afirma:

La dieta de inanición convence a su organismo de que está viviendo una hambruna. Su metabolismo se hace más lento. Sus células adiposas almacenan grasa más eficientemente para que pueda soportar la hambruna y quema la masa magra, o proteína muscular, como combustible. Eso significa que cuenta con un motor más pequeño para quemar las calorías y la grasa. Quema menos calorías con el mismo esfuerzo.

Además, cuando se priva de todo alimento, es más probable que sienta tanta hambre que termine comiendo de más. De hecho, según James, las dietas de inanición tienen una tasa de fracaso del 95%.

Cuando las personas realizan dietas de inanición sin incluir ejercicio, pierden tanto grasa como tejido muscular. Esta pérdida de masa magra al hacer dieta produce una disminución de la tasa metabólica en reposo, similar a la que se produce con la edad. La tasa metabólica baja hace aún más difícil mantener el peso al terminar la dieta de inanición. O sea para mantener el peso más bajo, debe seguir comiendo menos alimentos; de otro modo, usualmente se recupera el peso, principalmente como grasa corporal. Este ciclo de pérdida y ganancia de peso se denomina efecto yoyó.

¡Alerta!

Si no está en forma, con un nuevo programa de ejercicio regular puede construir músculos. Al principio podrá parecer decepcionante porque habrá un aumento de peso (recuerde que el músculo pesa más que la grasa). Pero, por cada medio kilogramo que gane, también quemará 30 a 50 calorías más al día, con el mismo esfuerzo. Con el tiempo, el músculo adicional le ayudará a perder peso y a mantenerlo.

La dieta "yoyó" es la tendencia a adelgazar y a engordar una y otra vez en lugar de lograr cambios permanentes en el control del peso. Algunos investigadores consideran que esto puede ser, incluso, más perjudicial para la salud que no seguir ninguna dieta.

La pérdida saludable de peso no debe superar 0,5 a 1 kilogramo por semana. Con esta tasa saludable, usted pierde grasa corporal en lugar de tejido muscular. También es más probable que se mantenga y evite el síndrome del yoyó.

Estrategias para un efectivo manejo del peso

Lo fundamental acerca del manejo saludable del peso es que los cambios para adoptar un estilo de vida saludable le ayudarán a llevar su peso a un nivel óptimo. Dependiendo de la cantidad de exceso de grasa que tenga, este proceso puede tomar un tiempo más largo. Sin embargo, todo cambio en su estilo de vida mejorará su salud y su sensación de bienestar.

Haga lo mejor por estar mejor

El manejo de su peso es parte de un estilo de vida saludable. Para alcanzar el éxito, es mejor hacer cambios gradualmente y tener expectativas realistas. Los siguientes consejos pueden ayudarle a comenzar:

- Examine sus hábitos de alimentación. ¿Cumplen con sus requerimientos?
- El tamaño de la porción importa. Aprenda cómo deben ser las porciones individuales saludables y ajuste sus tamaños.
- Manténgase activo todos los días. Cada momento cuenta.
- Incorpore rutinas de entrenamiento con fuerza o peso para aumentar su masa magra.

A medida que mejora sus hábitos diarios en lugar de concentrarse en los cambios en la balanza, note cómo se siente. ¿Tiene más energía? ¿Se siente más fuerte? ¿Duerme mejor en las noches?

Si usted es del tipo de personas que necesitan tener un número como meta para mantener la motivación, piense en medir su avance de otras maneras. Mida sus niveles de colesterol y azúcar sanguínea. Revise si su frecuencia cardiaca en reposo y sus niveles de presión arterial están bajando. Lo más importante es que sepa que está haciendo lo mejor que puede por su bienestar a largo plazo.

Información esencial

El mejor enfoque para manejar el peso es aquél fundamentado en los siguientes elementos básicos: una alimentación saludable, una actividad física regular que incluya un estilo de vida activo y manejo del estrés. Detalles de cómo incorporar estos hábitos saludables en su vida, véalos en los capítulos correspondientes a cada elemento (capítulos 8, 15 y 16, respectivamente).

Evite comer en exceso

Aunque es importante tener una dieta con alimentos beneficiosos para la salud y evitar aquellos que puedan ser perjudiciales, tenga en cuenta que comer en exceso puede ocasionar un sobrepeso dañino para la salud. Una de las maneras para evitar exagerar es aprender a distinguir un tamaño de porción razonable. Estas son algunas ayudas visuales útiles:

Una porción de frutas o verduras frescas es más o menos del tamaño de una pelota de tenis.

Una porción de frutas enlatadas o verduras cocidas es del tamaño de un ratón de computador.

Una porción de fruta seca es del tamaño de una pelota de golf.

Una porción de fruta en jugo mide ¾ de taza*.

Una porción de jugo de verduras mide 1 taza*.

* Se recomienda que no más de una de sus porciones de frutas o verduras sea en jugo, ya que los jugos no aportan la misma cantidad de fibra que la fruta entera.

Una porción de pan tajado es del tamaño de la caja de un CD.

Una porción de cereal frío es del tamaño de una pelota de béisbol.

Una porción de cereal caliente es del tamaño de un panecillo inglés.

Una porción de arroz o pasta es del tamaño de una bola normal de helado.

Hay varias estrategias que puede utilizar para evitar comer en exceso cuando se alimenta fuera de casa. Por ejemplo, puede compartir un plato fuerte con un amigo, ordenar una comida compuesta por varios acompañamientos o, simplemente, llevar la mitad del pedido a casa para comerlo después. Otra manera de evitar comer en exceso es ingerir las cantidades recomendadas de granos, frutas y verduras. El alto contenido en fibra de estos alimentos le ayuda a experimentar saciedad y, al sentirse con el estómago lleno, es mucho menos probable que coma en exceso.

Tenga en cuenta que los hábitos de vida no son fáciles de cambiar. Sea amable con usted y valore sus pequeños triunfos a diario. Con el tiempo, encontrará que su vida se ha transformado de muchas otras maneras además del simple manejo de su peso. El peso que pierda, cualquiera que sea la cantidad, representa el esfuerzo de su cuerpo por encontrar su mejor equilibrio en medio de un estilo de vida dedicado a la creación de buena salud.

Capítulo 15

Aumente la actividad física para mejorar sus números

Además de una dieta compuesta por alimentos enteros con un mínimo de procesamiento, la actividad durante la mayor parte de la semana es crucial para obtener unos niveles de colesterol saludables. Aumentar la actividad física por salud no significa pasar horas en el gimnasio. De hecho, ni siquiera necesita ir al gimnasio para hacer la cantidad de ejercicio que mejorará su salud. En este capítulo, entenderá por qué la actividad física es beneficiosa y qué debe hacer para disfrutar de esos resultados.

La actividad física beneficia la salud del corazón

Las personas están diseñadas para ser criaturas activas. Hasta no hace mucho, teníamos que realizar trabajo físico para alimentarnos, vestirnos y conseguir refugio. La vida moderna ha cambiado todo eso, pero no puede cambiar la necesidad fundamental de la gente de moverse y utilizar sus cuerpos para mantener un óptimo funcionamiento. A medida que los niveles de actividad física han descendido, los profesionales de la salud han observado un descenso en la función física del cuerpo. Los investigadores también han estudiado la relación entre la inactividad física y el deterioro de las funciones mentales.

Numerosos estudios comprueban el hecho de que una cantidad mínima de movimiento no sólo es beneficiosa, sino esencial. Se creía que muchos aspectos de la vejez, como la pérdida de la fuerza, del equilibrio, de la capacidad de moverse y de cuidar de sí mismo eran resultado natural del proceso de envejecimiento. Pero, más bien, son el resultado de no usar el cuerpo y no aprovechar sus capacidades físicas. Para conservar nuestra vitalidad y energía, debemos mantenernos físicamente activos.

¿Cómo afecta la actividad al corazón?

La inactividad física es un riesgo definitivo para la enfermedad cardiaca. El corazón es un músculo que se beneficia con el uso regular para mantenerse saludable a sí mismo y al sistema circulatorio. Cuando una persona es inactiva, el músculo cardiaco es más débil. Con cada latido, un músculo cardiaco en mala condición bombea un volumen más bajo de sangre que uno más fuerte y en mejor condición.

Como se bombea menos sangre, el corazón debe latir con mayor frecuencia para garantizar una adecuada circulación de la sangre en el cuerpo. Esta frecuencia cardiaca más alta también puede producir, con el tiempo, un aumento de la presión arterial, lo que ocasiona rigidez y endurecimiento de las arterias y una afección del sistema circulatorio. En contraste, cuando el corazón es fuerte y saludable, el volumen bombeado es mayor. La frecuencia cardiaca es más lenta y se mantiene un tono más saludable en las paredes arteriales.

El aumento en la actividad física produce un incremento en los niveles de colesterol HDL o colesterol bueno. Este cambio es independiente de cualquier pérdida de peso que también pueda ocurrir a medida que el aumento de la actividad quema más calorías. La actividad física también disminuye los niveles de LDL y triglicéridos.

Estudios demuestran que la actividad física regular no sólo reduce el colesterol malo y los triglicéridos, y aumenta el colesterol bueno sino que, además, reduce el riesgo de muerte por todas las causas, reduce los sentimientos de depresión y ansiedad, y ayuda a mantener huesos, músculos y articulaciones sanos.

Hecho

Sólo se necesitan cantidades moderadas de ejercicio para revertir la espiral en caída del deterioro de la salud. Una cantidad moderada de actividad pueden ser solo 30 minutos de caminata rápida casi a diario.

Este es el testimonio de Laurie, una mujer de 52 años que descubrió la importancia de una vida activa y saludable:

Yo había luchado con mi peso y mi apariencia toda mi vida. Durante la secundaria tuve sobrepeso. En la universidad perdí unos 13 kilogramos, pero de manera equivocada: con una dieta deficiente y sin ejercicio. Nunca me sentí bien conmigo misma. Comencé a hacer ejercicio, pero seguía sin comer bien, siempre con miedo de engordar.

Hace unos nueve años estaba divorciada, los niños habían crecido y me hallaba sola. Tomé la decisión de aprender a cuidarme emocional y físicamente. Decidí que mi dieta y mi plan de ejercicios me harían una mujer fuerte y saludable. Comencé a ver a un entrenador personal, quien me ha ayudado muchísimo con la alimentación y los ejercicios de resistencia. Tuve la suerte de encontrar a un compañero que compartía mi recién encontrado gusto por la vida. Los dos planeamos las comidas y vamos juntos de compras. Montamos en bicicleta y, a menudo, nos ejercitamos juntos… Dejé de prestarle tanta atención a mi peso, y más a cómo me veía y sentía. Estoy en la perimenopausia y no he tenido que tomar ningún medicamento. Mi nivel de colesterol total es de 150.

También aprendí a equilibrar mi vida… Entendí que no existe una fórmula mágica. Uno tiene que encontrar lo que le funciona bien, porque si no es así, uno no lo hace.

Es claro que la actividad física ofrece innumerables beneficios. Si le preocupa particularmente la salud de su corazón y sus niveles de colesterol, la actividad física regular es una de las mejores cosas que puede hacer por usted mismo.

Estudios también demuestran que las personas físicamente activas después de haber sufrido un ataque al corazón tienen un riesgo significativamente más bajo de sufrir un segundo ataque comparadas con las personas que permanecieron inactivas. Según Lyn Steffen-Batey Ph. D., profesora adjunta de epidemiología en la Escuela de Salud Pública de la Universidad de Texas, durante un estudio que comparó los niveles de riesgo "los pacientes que se mantuvieron activos físicamente después de un primer ataque al corazón tenían un 60% de menos riesgos de sufrir un ataque cardiaco fatal o un segundo ataque no fatal que quienes no lo hicieron". Lo que fue significativo acerca de este estudio es que midió todo tipo de actividad física, como la jardinería y las labores domésticas, y no sólo los ejercicios que se realizan en el gimnasio.

¡Alerta!

De acuerdo con encuestas, en 2001 sólo un 45% de los adultos siguieron con la recomendación mínima de 30 minutos de ejercicio casi todos los días de la semana para beneficiar su salud. La buena noticia es que esto representa una mejora respecto a años anteriores, en los que sólo un 26% de los adultos siguieron estas recomendaciones. Confiemos en que podamos seguir aumentando estos porcentajes.

¿Cuánta actividad es necesaria?

De acuerdo con las guías publicadas por el Departamento de Salud y Servicios Humanos y el Instituto Nacional del Corazón, Pulmón y Sangre, la cantidad mínima de actividad para la salud incluye los siguientes factores:

- Debe ser de al menos 30 minutos en total.
- Puede acumularse por sesiones de 8 a 10 minutos de duración.
- Debe ser de intensidad moderada, como la caminata rápida.
- Debe realizarse casi a diario, aunque preferiblemente todos los días de la semana.
- Debe incluir algo de ejercicios de resistencia y estiramiento durante la semana.

Las guías también señalan que a mayor actividad e intensidad, mayores son los beneficios para la salud y la condición física. Claramente, este nivel de ejercicio no es una preparación para correr una maratón o escalar el Everest. Pero es posible que estos eventos no estén entre sus metas inmediatas. Puede que sólo quiera sentirse mejor y saber que está haciendo algo bueno por su salud. El mensaje para usted es fuerte y claro: con cantidades moderadas de actividad física regular, puede alcanzar esta meta.

¿Qué es actividad moderada?

La investigación muestra que la actividad puede ser de diferentes formas y, aun así, ofrecer beneficios para la salud. La buena noticia es que, con tantas actividades para escoger, es probable que encuentre alguna que pueda disfrutar e incorporar en su vida de manera regular. A continuación, algunos ejemplos de cantidades moderadas de actividad física:

Ejemplos de cantidades moderadas de actividad física

Tipos de actividad	Duración
Lavar y encerar el automóvil	45-60 minutos
Lavar las ventanas o el piso	45-60 minutos
Jugar voleibol	45 minutos
Jugar fútbol americano de toques	30-45 minutos
Jardinería	30-45 minutos
Caminar 2,8 kilómetros	35 minutos (1 kilómetro en 12,5 minutos, o 4,8 kilómetros / hora)
Baloncesto (lanzamientos a la cesta)	30 minutos
Montar en bicicleta 8 kilómetros	30 minutos
Bailar rápidamente (socialmente)	30 minutos
Empujar un coche 2,5 kilómetros	30 minutos
Barrer hojas	30 minutos
Caminar 3,2 kilómetros	30 minutos (1 kilómetro en 9,4 minutos, o 6,4 kilómetros por hora)
Aeróbicos acuáticos	30 minutos
Nadar en la piscina	20 minutos
Baloncesto en silla de ruedas	20 minutos

También puede realizar actividades de mayor intensidad, como montar en bicicleta, saltar la cuerda, correr, palear nieve o subir escaleras durante un tiempo más corto (15 minutos) para obtener resultados similares. Sin embargo, no es necesario realizar ejercicios de alta intensidad para que su salud se beneficie, sobre todo los asociados con mejoras en los niveles de colesterol. El ejercicio de intensidad moderada puede mejorar la salud del corazón.

Lo más importante es que encuentre algo que pueda hacer con regularidad, y a lo que dedique al menos 30 minutos casi a diario. Recuerde que puede dividir esos 30 minutos. Por ejemplo, puede dar una caminata de 10 minutos en la mañana, luego montar en bicicleta 10 minutos para hacer una diligencia corta al medio día, y por último dar otra caminata de 10 minutos al final del día.

Un estilo de vida activo es importante

Muchos de nosotros estamos tan condicionados para pensar que hacer ejercicio significa ir al gimnasio que olvidamos que la vida diaria nos ofrece numerosas oportunidades para realizar actividades a lo largo del día. Si tiene tiempo para ir al gimnasio, maravilloso. Pero si no, no se desespere. Puede crear más oportunidades para moverse. Busque toda oportunidad para hacer alguna actividad.

Información esencial

Si puede dedicar tiempo para ejercitarse regularmente en el gimnasio, es excelente. Tenga en cuenta, sin embargo, que los estudios han demostrado que las personas con una vida sedentaria que se ejercitan durante una hora al día no queman tantas calorías como las que no van al gimnasio, pero tienen un estilo de vida activo.

Estos son algunos ejemplos de actividades propias de un estilo de vida activo:

- Caminar o montar en bicicleta para hacer diligencias en el vecindario, en lugar de ir en automóvil.
- Jugar con los niños al aire libre, en lugar de ver televisión.
- Estacionar más lejos de las tiendas.
- Bajarse del tren o del bus una estación antes y caminar el resto del trayecto.
- Cargar el mercado hasta su automóvil.
- Lavar el automóvil en lugar de llevarlo al lavadero.
- Barrer las hojas en lugar de usar un soplador.
- Levantarse para encender o apagar los aparatos en lugar de usar el control remoto.
- Hacer algo de limpieza vigorosa en casa, como aspirar, barrer o trapear.

Use su creatividad. Encuentre más y más formas de moverse durante el día. Estas actividades suman y hacen la diferencia. Por ejemplo, según las estimaciones, para una persona de 68 kilogramos, el hecho de levantarse tres veces para hablar por teléfono durante tres a diez minutos quemará 20 calorías. En cambio, permanecer sentada durante los 30 minutos de esas llamadas sólo quemará cuatro calorías. El solo hecho de ponerse de pie durante esos breves intervalos crea un déficit de 16 calorías. Aunque 16 calorías pueden no parecer mucho, cuando se repiten hora tras hora y día tras día, esta y otras pequeñas acciones empiezan a significar la diferencia entre los kilos no deseados y el mantenimiento de su peso ideal. Si con sus llamadas, además, camina, obtendrá beneficios aún mayores.

Seguramente recordará que después de comer su sangre está llena de azúcares y grasas, glucosa sanguínea y triglicéridos, que son fuentes de energía que puede usar de manera inmediata. Sin embargo, si no es una persona activa y no utiliza esa energía, esta última terminará almacenada como grasa. Una de las claves para mantener todos los sistemas saludables es usar este combustible como se supone que debe usarse y estimular su corazón, pulmones, músculos, esqueleto y sistema nervioso.

Camine para tener un corazón sano

Una de las mejores maneras de hacer ejercicio, la cual representa un reto saludable para el cuerpo humano, es caminar. Es económico, fácil de acomodar en su día, tiene un bajo riesgo de lesiones y es efectivo para mejorar su salud.

Numerosos estudios demuestran que las personas que caminan regularmente tienen un menor riesgo de muerte o incapacidad por enfermedades.

Estudios han mostrado que las personas que participan en programas regulares de caminata tienen niveles más altos de colesterol HDL, niveles más bajos de colesterol total y colesterol LDL, y niveles más bajos de triglicéridos o grasas sanguíneas. Además de reducir estos riesgos de padecer enfermedad cardiaca, caminar le ayuda a disfrutar de muchos otros beneficios tales como mantener un peso saludable, mejorar el estado de los huesos y músculos, y reducir el estrés y la tensión.

Hecho

Un estudio mostró que los hombres mayores que comenzaron a caminar cerca de tres kilómetros diarios tenían un riesgo 50% menor de sufrir un ataque al corazón que aquellos que sólo caminaban 0,4 kilómetros. Además, el estudio halló que el riesgo de ataque al corazón se redujo un 15% por cada 0,8 kilómetros adicionales caminados al día.

Su programa de caminata: los primeros pasos

Está listo para comenzar con su programa de caminatas diarias, pero no sabe cómo hacerlo. Es natural. Aunque aprendió a caminar siendo bebé y ha seguido haciéndolo desde entonces, un programa de caminatas regular incluye algunos detalles que debe tener en cuenta. La siguiente información le dará todo lo que necesita saber para empezar a moverse.

Hable con su médico

Antes de comenzar cualquier programa de ejercicio, es buena idea hablar sobre el tema con su médico. Si usted en apariencia es una persona saludable y es menor de 65 años, entonces, probablemente, estará bien con un programa de ejercicio moderado. Sin embargo, si es mayor o sufre de alguna enfermedad crónica como artritis, diabetes o enfermedad cardiaca, debe conversar con su médico. Un programa de caminatas probablemente le traerá múltiples beneficios, pero siempre es mejor prevenir que curar. Pregúntele a su médico si existe alguna limitación específica que deba tener en cuenta.

Encuentre los zapatos adecuados

Afortunadamente, caminar es una actividad económica. Su inversión más importante y significativa es en los zapatos que va a utilizar. Dedique tiempo a encontrar el calzado fuerte y cómodo que se ajuste a las necesidades de sus pies y le ofrezca un buen apoyo bajo el arco. La tecnología actual del calzado es bastante sofisticada.

Información esencial

Si planea caminar tanto en casa como en la oficina, considere invertir en dos pares de zapatos. Así, siempre podrá dejar un par en el trabajo. De otra manera, tendrá que cargar sus zapatos a diario. Es importante que el hecho de realizar más actividad física sea tan sencillo como sea posible. De nuevo, aunque esto represente una mayor inversión al comienzo, significará múltiples beneficios con el tiempo en el mejoramiento de su salud y su calidad de vida.

Compre plantillas. Los zapatos actualmente no traen suelas que duren tanto como la parte exterior. Sin embargo, el acojinamiento que da soporte es esencial para su comodidad y para evitar lesiones. Al comprar sus zapatos, pídale al vendedor que le ayude a escoger una plantilla adecuada. Eso hará una gran diferencia en su comodidad a largo plazo.

Escoja la ropa y los accesorios adecuados

En cuanto a la ropa para caminar, debe usar telas que respiren, como el algodón o las mezclas de poliéster. Muchas telas modernas, además, tienen cualidades absorbentes que, en realidad, alejan el sudor de la piel. Esto, definitivamente, puede mejorar su comodidad al caminar. Las mujeres que necesiten soporte adicional deben utilizar un sostén deportivo. La comodidad es su principal objetivo.

La protección contra el sol también es muy importante. Siempre debe utilizar protector solar. Un sombrero también es buena idea para resguardar su cara del sol. Dependiendo de su sensibilidad a la exposición al sol, puede preferir comprar un sombrero que, además, le cubra la nuca. Los anteojos de sol (con filtros de protección solar) protegen sus ojos. Escoja unos que sean livianos y cómodos. Más que nada, usted busca disfrutar, tanto como le sea posible, el tiempo que dedique a sus caminatas. Busque los accesorios más adecuados para usted.

Hecho

Utilice colores llamativos. No sólo le darán vida, sino que harán que sea visible para el tráfico. También puede comprar chalecos reflectivos para hacerse más visible.

Hidrátese

Permanecer bien hidratado es esencial para la buena salud. Si está dando pequeñas caminatas, no es necesario que porte una botella de agua. Sin embargo, si va a hacer caminatas de más de una hora, es buena idea llevar su propia provisión de agua o escoger una ruta que le permita tener acceso al líquido. Algunas compañías venden canguros que sirven para cargar las botellas, muy útiles para caminatas largas. Es importante que beba abundante líquido antes, después de caminar y durante la caminata, si es posible. Para niveles moderados de caminata, beba de 150 a 200 mililitros de agua cada 15 ó 20 minutos.

Considere usar un podómetro

Un podómetro puede no ser una compra necesaria, pero sí es una excelente herramienta para medir su progreso y mantener su motivación. Estudios demuestran que si da 10.000 pasos casi a diario, percibirá muchos beneficios para su salud (esto es igual a unos ocho kilómetros diarios). Aún más, dar entre 12.000 y 15.000 pasos al día puede ayudarle a alcanzar sus metas de pérdida de peso.

Los pasos que mide el podómetro no deben realizarse con una intensidad particular o una duración específica. Lo que representan es que usted ha mantenido un nivel de actividad diaria que contribuye a su salud.

El aspecto motivador del podómetro es que lo ayuda a darse cuenta exactamente de cuánto se mueve a lo largo del día. Si ha tenido un día ocupado y activo, puede complementarlo con una caminata corta para cumplir con su meta diaria. Si su día ha sido bastante inactivo, entonces puede sacar tiempo para una caminata más larga. Esto le puede ayudar a convertirse en una persona más activa, lo que puede hacer una diferencia significativa en su gasto diario de calorías, así como en su salud y bienestar.

Su programa de caminata: ¡andando!

Usted puede caminar bajo techo en un centro comercial o sobre un trotador. Puede hacerlo al aire libre por su vecindario o por los parques y colegios cercanos a su hogar. Puede caminar sin compañía o puede usar el ejercicio como un tiempo para departir con sus amigos o hacer negocios. Puede aprovecharlo para complementar sus actividades recreativas, como el golf o las caminatas en la naturaleza, o sólo para mantenerse en forma. Sin importar dónde o cuándo camine, debe calentar apropiadamente su cuerpo para prepararse para la actividad.

Información esencial

Si desea aprender algunos ejercicios de estiramiento y tonificación para complementar su programa de caminata, o si quiere incorporar más actividad a medida que sus niveles de energía aumentan, consulte títulos sobre acondicionamiento físico. El ejercicio con pesas ya no es sólo para los fisicoculturistas; todas las personas pueden obtener grandes beneficios para la salud con el uso apropiado de las pesas.

El calentamiento antes de caminar

Al comenzar, inicie con un ritmo cómodo. Deje que sus brazos cuelguen naturalmente a los lados para que puedan balancearse rítmicamente con cada paso. Mantenga una posición erguida. Después de caminar cinco minutos, puede hacer algunos estiramientos para tornar más cómoda su caminata. Las investigaciones muestran, sin embargo, que los estiramientos previos al ejercicio no evitan la ocurrencia de lesiones. Al mismo tiempo, no hacen ningún daño, así que, si le parece cómodo hacerlos, incorpore unos cuantos. Sin embargo, no sostenga los estiramientos por más de 10 a 20 segundos, pues no querrá enfriarse y perder los beneficios del calentamiento. Después de completar sus estiramientos, puede seguir caminando.

La técnica al caminar

La postura es el aspecto más importante de la técnica al caminar. Párese en posición erguida, con sus orejas encima de los hombros, los brazos a los lados, los hombros por encima de las caderas, y los músculos abdominales ligeramente tensionados para dar un soporte activo a la parte baja de su espalda. Si desea aumentar la intensidad de su caminata, doble hacia atrás sus codos y balanceé sus brazos más vigorosamente. Dé un mayor número de pasos en lugar de zancadas más largas. Mantenga su visión al frente para conservar una buena postura. Primero, apoye su talón en el piso y presione hacia adelante a través de la bola de su pie. Mantenga sus codos hacia adentro y evite balancear los brazos frente al cuerpo.

El enfriamiento después de caminar

Después de finalizar la parte más rápida de su caminata, tómese su tiempo para que su cuerpo regrese lentamente al estado inicial. Gradualmente, retome el ritmo cómodo con que comenzó. Cuando deje de caminar, su respiración debe estar relajada y su frecuencia cardiaca más calmada. Sólo debe invertir unos pocos minutos para enfriarse después de la caminata, pero asegúrese de hacerlo.

Después de caminar es un momento excelente para incluir algunos estiramientos finales. A diferencia del inicio de su caminata, sus músculos están calientes y listos para hacer un largo estiramiento. Algunos buenos ejercicios de estiramiento incluyen rotar los hombros, para el cuello y los hombros; un estiramiento de la pantorrilla, para la parte inferior de las piernas; un estiramiento de la parte interior del muslo, para la parte posterior de las piernas; un estiramiento en posición erguida hacia los lados, para el tronco; y un estiramiento con la espalda arqueada hacia adelante, para liberar la tensión de la parte baja de la misma. Respire profundamente y sostenga el estiramiento entre 20 y 30 segundos. Disfrute de sus estiramientos y de su sensación de logro. Acaba de hacer un gran esfuerzo positivo para mejorar su salud. Merece disfrutarlo y sentirse bien con usted.

Capítulo 16

El control del estrés
para un corazón sano

Hasta el sonido de la palabra estrés evoca sensaciones de tensión. El estrés es un aspecto diario de la vida moderna. Puede mantener su motivación e, incluso, salvarle la vida. Sin embargo, si no se controla, el estrés puede causarle la muerte. El estrés excesivo debilita el sistema inmune. Aún más, el estrés puede empeorar cualquier enfermedad. En este capítulo descubriremos qué es el estrés, cómo contribuye a la enfermedad cardiaca, cómo puede identificarlo, y qué pasos debe seguir para reducirlo y restaurar el equilibrio en su vida.

¿Qué es el estrés?

En realidad, el estrés es una repuesta fisiológica natural ante algo que activa una sensación de temor o amenaza. Esta respuesta de "luchar o huir" está diseñada para ayudarnos a sobrevivir ante situaciones que amenazan la vida. La respuesta química natural que afecta su mente y su cuerpo es como una droga milagrosa que puede ayudarle a salvar su vida frente a una emergencia peligrosa. Por ejemplo, si su casa se incendia en medio de la noche, el estrés puede ayudar a que piense de manera más rápida y efectiva en el momento en que despierta. Tan pronto se da cuenta de que está en peligro, el estrés le da la energía para saltar de la cama y correr para salvarse, la fuerza adicional para salvar a sus seres queridos que estén en peligro. En un instante, su mente está alerta, su corazón late, sus músculos son fuertes y tiene una energía sobrehumana.

La respuesta de estrés

La respuesta del cuerpo al estrés es estimulada por las hormonas del estrés, como la adrenalina y el cortisol, liberadas en su organismo para prepararlo para la acción. Entre otras cosas, estas hormonas del estrés hacen lo siguiente:

- Incrementan su frecuencia cardiaca y su presión arterial para bombear un volumen adicional de sangre rica en oxígeno a su cuerpo para que pueda moverse.
- Suspenden el flujo de sangre hacia su sistema digestivo y su piel al constreñir las arterias.
- Aumentan el flujo de sangre hacia su cerebro y sus músculos al relajar las arterias.
- Aumentan la transpiración para refrescar el cuerpo.
- Aumentan la frecuencia respiratoria y dilatan los bronquios para llevar más aire rico en oxígeno a los pulmones.

Al ver todos estos cambios, es fácil entender cómo este estado de preparación para las emergencias, inducido químicamente, es extremadamente útil en situaciones amenazantes.

Sin embargo, el desafío moderno es controlar esa respuesta de estrés, que puede activarse cuando no está frente a ningún peligro físico. De hecho, la mayoría de las formas contemporáneas de estrés son mentales y emocionales. Se encuentra en medio del tráfico, tratando de cumplir con las fechas límite en el trabajo, preparándose para hacer una presentación o preocupándose de que su hijo no sea aceptado en el equipo de fútbol. Para algunas personas, estos niveles de estrés permanecen altos a lo largo del día. Tanto el cuerpo como la mente sienten la presión, y el cuerpo no tiene oportunidad de liberar esa tensión.

Información esencial

La respuesta de estrés protege al cuerpo de diferentes formas. Hace que el cuerpo libere azúcar al torrente sanguíneo para suministrar energía disponible inmediatamente. Refuerza el mecanismo de coagulación en caso de cualquier herida potencial. Además, su cuerpo se pone en alerta extrema para permitirle identificar cualquier señal de peligro.

Cómo daña la salud el estrés

El estrés puede ser perjudicial para la salud si se eleva a niveles en los que usted siente que ya no puede lidiar con él. Esto usualmente ocurre después de que los niveles de estrés han permanecido altos durante un periodo prolongado de tiempo.

Los síntomas físicos y mentales del estrés excesivo incluyen presión arterial alta, pulso acelerado, tensión muscular crónica, dolores de cabeza, problemas digestivos, irritabilidad, depresión, ansiedad, dificultad para concentrarse, trastornos del sueño o de los hábitos de alimentación y aumento en el uso de drogas y alcohol. El estrés elevado, incluso, puede aumentar el riesgo de un ataque al corazón. Entender el estrés y desarrollar la habilidad de controlarlo efectivamente, por tanto, es importante para su salud y bienestar generales.

El estrés y la enfermedad cardiaca

La Asociación Estadounidense del Corazón no incluye al estrés como uno de los principales factores de riesgo para padecer enfermedad cardiaca. Sin embargo, esto puede tener más que ver con la dificultad para separar el estrés de otros factores de riesgo que con el hecho de que el estrés no contribuya al riesgo de enfermedad cardiaca. En otras palabras, es difícil probar que el estrés es un factor de riesgo independiente, dado que también contribuye a otros comportamientos, tales como fumar, la inactividad física y comer en exceso, que debilitan la salud. No obstante, la Asociación Estadounidense del Corazón señala que las respuestas individuales al estrés pueden ser un factor que contribuye al riesgo de enfermedad cardiaca.

El estrés y el funcionamiento del corazón

Después de estudiar los efectos del estrés a largo plazo, algunos investigadores creen que el estrés prolongado puede producir daño en los vasos sanguíneos. Un estudio de 2002 concluyó que el estrés mental hace que el revestimiento interior de los vasos sanguíneos (el endotelial) se constriña, lo que puede aumentar el riesgo de una muerte cardiaca súbita. Esta constricción lleva a la disfunción endotelial, que es precursora del desarrollo de arteriosclerosis.

Con el tiempo, los vasos sanguíneos pierden su capacidad para dilatarse efectivamente, hasta que no pueden responder apropiadamente a los cambios en la demanda de sangre. Por ejemplo, las arterias constreñidas serán incapaces de suministrar un aumento en el flujo sanguíneo para satisfacer las necesidades de los músculos de las piernas en acción o para cumplir con las necesidades de flujo sanguíneo de un corazón que está bombeando más vigorosamente para sostener la actividad física.

¡Alerta!

En las personas con diabetes, el estrés puede tener un efecto perjudicial en el control de los niveles de la glucosa sanguínea. Aunque las repuestas individuales varían, las personas con diabetes tipo 2 encuentran que a menudo el estrés aumenta los niveles de glucosa en la sangre. Como los niveles altos de glucosa en la sangre también pueden dañar la salud de los vasos sanguíneos, es particularmente importante que las personas con diabetes controlen efectivamente el estrés.

El estrés y los niveles de colesterol en la sangre

Estudios muestran que el estrés por periodos prolongados está asociado a niveles altos de colesterol en la sangre. En estos estudios, sin embargo, es difícil aislar la causa exacta. Algunos científicos proponen que el estrés es causa indirecta del colesterol alto al facilitar un campo fértil para los malos hábitos de salud. Por ejemplo, las personas altamente estresadas son propensas a comer en exceso alimentos altos en grasas, a fumar y a beber alcohol en exceso. Otros investigadores creen que los cambios químicos, que son parte de la respuesta de estrés, pueden contribuir a afectar las grasas y azúcares en la sangre, la salud de los vasos y el funcionamiento del corazón.

Identifique el estrés en su vida

La mayoría de las situaciones actuales que generan estrés no son peligrosas por sí mismas. Lo que las hace estresantes es la manera como reacciona a ellas. A algunas personas les va bien en situaciones que generan en otros una tremenda tensión y ansiedad. Por ejemplo, usted puede detestar cumplir con fechas límite, mientras que un amigo trabaja productivamente bajo ese tipo de presión. Si usted es una persona acelerada o competitiva, y esto resulta abrumador para usted, si deja que las pequeñas frustraciones lo afecten, si le resulta difícil olvidar sus preocupaciones y relajarse, enfrentar sus niveles de estrés probablemente mejorará su salud. Al mismo tiempo, puede hacer que su vida sea más placentera.

Otros tipos de estrés no son ocasionados por sus actitudes, sino que, más bien, son el producto de una vida ocupada. Por ejemplo, si maneja en medio de un tráfico pesado y súbitamente alguien se atraviesa frente a usted, esa es una situación estresante. Siente una preocupación legítima por su seguridad, pues eso podría producir un accidente automovilístico. Su reacción, sin embargo, no exige que gaste energía física; puede quedarse en su asiento dentro del automóvil. Probablemente apretará sus músculos y tendrá sensaciones de tensión y ansiedad mientras su cuerpo pasa por los cambios fisiológicos y bioquímicos asociados a la respuesta de "luchar o huir".

A menudo, cuando alguien se siente "estresado", se trata de una sensación generalizada de estrés. Sin embargo, si se detiene un momento a examinar su situación, se dará cuenta de que sus sensaciones son en realidad el resultado acumulado de numerosas presiones individuales que, finalmente, han llegado al límite. Uno de los primeros pasos para aprender a manejar el estrés efectivamente es identificar esas presiones individuales, es decir, el tipo de cosas en su vida que le generan estrés. Ser consciente de ellas es el primer paso.

La próxima vez que empiece a sentir que el estrés es abrumador, explore ese sentimiento más profundamente. Hágase las siguientes preguntas para determinar la causa de esos sentimientos:

- ¿Tengo un exceso de responsabilidades?
- ¿Estoy cuidando de otros y olvidando mi propio cuidado?
- ¿Estoy tratando de cumplir con todo por mi cuenta sin pedirle apoyo a nadie más?
- ¿Mis expectativas no son realistas?
- ¿Qué está pasando en mi vida en este momento que me produce la sensación de estar luchando?

Si usted es el tipo de persona que encuentra útil llevar un diario, trate de anotar las cosas que desencadenan su estrés. Escriba lo que sucedió, qué estaba pensando o sintiendo, y cuál fue su reacción física. Esto le puede dar una valiosa comprensión de los desencadenantes acumulados que usted enfrenta a lo largo del día.

Información esencial

Cuando empiece a identificar las causas de sus sentimientos y observe la manera en que reacciona a estos generadores de estrés, se hará más consciente y comprenderá mejor su situación personal. Una vez se dé cuenta de las cosas que desencadenan su estrés, podrá tomar medidas realistas para lidiar con sus problemas personales.

Estrategias para manejar el estrés

Es importante, por su salud y su bienestar mental, que tenga una sensación de control sobre su vida. El manejo del estrés y la relajación son habilidades que se aprenden y que requieren de estrategias para tener éxito. Las estrategias que se discuten en esta sección pueden ayudarle a manejar exitosamente el estrés.

Es importante dedicar tiempo a aprender las habilidades para el manejo del estrés y técnicas de relajación. Saber controlar el estrés o saber eliminar algunos de los generadores de estrés en su vida es importante para mantener su sistema inmune fuerte, para reducir su riesgo de enfermar y para mejorar su sensación de bienestar.

Identifique las prioridades y maneje el tiempo efectivamente

El manejo del tiempo es una habilidad crítica que es necesario desarrollar para controlar exitosamente el estrés. Todos tenemos el mismo número de horas en el día. Algunas personas, sin embargo, manejan de manera más efectiva su tiempo y sus prioridades. Para organizarse, primero identifique lo más importante. Luego, haga un plan realista sobre cuánto tiempo necesitará para hacer las cosas. Haga lo mejor que pueda y recuerde también dejar tiempo para usted.

Si cree que necesita ayuda en esta área, considere tomar un curso sobre manejo del tiempo o del estrés. Consulte con su médico acerca de las opciones disponibles. Puede ingresar a un curso en grupo o trabajar individualmente con un consejero.

Apóyese en su grupo social

El apoyo social es un factor muy importante para el control efectivo del estrés. Los amigos y la familia pueden ser de ayuda para conversar acerca de temas difíciles y no perder el panorama general. Dedique tiempo a hacer amigos y a cuidar las relaciones. Incluso, una mascota querida le puede ofrecer compañía y disipar los sentimientos de soledad y aislamiento.

Si siente que necesita más apoyo, pídale ayuda a otros en su hogar, su sitio de trabajo o su comunidad. Su empleador puede tener un programa de asistencia para los empleados, que le prestará ayuda de manera confidencial. Su iglesia o su centro comunitario también pueden tener recursos útiles. Vuelva una prioridad el desarrollo de relaciones con personas que sean una influencia positiva en su vida.

Hecho

Estudios demuestran que tener mascotas puede contribuir a la salud del corazón. En un estudio que comparó la frecuencia cardiaca y la presión arterial en respuesta a diferentes generadores de estrés entre personas con y sin mascotas, los investigadores encontraron que los dueños de mascotas habían reducido de manera constante sus reacciones de estrés, como lo evidenciaron su frecuencia cardiaca y presión sanguínea más bajas. Los dueños de mascotas estaban más relajados cuando sus mascotas estaban presentes.

El perdón es importante para lidiar con las emociones difíciles. Los sentimientos negativos y las situaciones estresantes pueden afectar adversamente su salud. Cuando usted perdona a otros por acciones que le parecieron injustas o inapropiadas, puede liberar o sanar las fuertes emociones negativas. Es importante aprender habilidades que se relacionan con dejar ir los sentimientos negativos y recuperar la paz mental.

Exprésese sin ira

Recuerde que las personas que se enojan fácilmente tienen muchas más probabilidades de morir de un ataque al corazón. Si se da cuenta de que a menudo se irrita o se disgusta, aprenda métodos constructivos para lidiar con situaciones desagradables. Aprenda también habilidades para comunicarse más efectivamente y resolver los conflictos. No permita que el resentimiento se acumule dentro de usted. Con el tiempo, la negación de la ira puede llevar a explosiones no saludables de sentimientos negativos crónicos. El enfoque más saludable es aprender a expresar sus sentimientos efectivamente, de manera positiva y constructiva.

Puede ser de ayuda recordar algunas alternativas simples a enojarse o frustrarse ante las situaciones estresantes. Si es posible, abandone la escena de una situación estresante antes de que logre afectarle. Cuéntele a alguien de su confianza cómo se siente, o dedique un tiempo para idear maneras no estresantes de responder a un problema estresante. Aún más importante, recuerde respirar profundamente y preguntarse: "Dadas las circunstancias, ¿en realidad es tan importante?".

¡Alerta!

Numerosos estudios demuestran que las personas con mayor propensión a enojarse tienen un riesgo tres veces mayor de sufrir un ataque al corazón o una muerte cardiaca súbita que quienes son menos propensos a la ira. Otros estudios muestran que cuando alguien experimenta ira tiene más probabilidades de sufrir arritmia o frecuencia cardiaca irregular.

Paseos en la naturaleza

Estudios demuestran que pasar tiempo en la naturaleza genera sentimientos de calma y relajación. Ver un hermoso atardecer, disfrutar el sonido del romper de las olas o de una hermosa vista desde la falda de una montaña ayuda a poner las pequeñas frustraciones en la perspectiva adecuada. Encuentre alguna actividad al aire libre que disfrute e inclúyala en su agenda.

La actividad física regular es un importante comportamiento saludable que puede darle múltiples beneficios. No sólo se sentirá y se verá mejor, controlará su peso efectivamente, sino que manejará mejor el estrés al realizar una actividad regularmente. Algo tan sencillo como una caminata corta puede ser una forma poderosa y positiva de liberar tensión.

Dedique tiempo para cuidarse

Uno de los principales generadores de estrés es la sensación de que la vida está fuera de control. Para evitar esto, dedíquese tiempo. Merece tiempo para cuidarse. Por un lado, es beneficioso para su salud, lo que, a su vez, le permite ser un mejor apoyo para sus seres queridos. Consagre tiempo a identificar las cosas que disfruta, que le dan placer, y que son divertidas y reconstituyentes. Incluya estas actividades en su agenda.

Nunca es fácil cambiar un hábito. A menos que controle el estrés y las razones para mantener el cambio de comportamiento estén en primer lugar en su mente, los viejos hábitos permanecen. Una mente calmada, clara y concentrada, y una actitud saludable y realista son importantes para conseguir cualquier meta. Esto es igualmente cierto al incorporar un estilo de vida saludable.

Recuperar la salud mediante la relajación

La investigación sugiere que las técnicas de relajación pueden ser utilizadas para contrarrestar la respuesta de estrés, con beneficios significativos para la salud. La relajación regular puede reducir la presión arterial, y los niveles de cortisol, de colesterol y de glucosa en la sangre.

Hecho

Los ensayos clínicos muestran que la relajación puede reducir los dolores de cabeza, el dolor, la ansiedad y los síntomas de la menopausia. Al mismo tiempo, puede mejorar la curación, la respuesta inmune de las células, la concentración y los sentimientos de bienestar. Incluso, se ha demostrado que mejora las tasas de fertilidad en mujeres infértiles.

Las investigaciones llevadas a cabo en los años setenta por el doctor Herbert Benson, de la Universidad de Harvard, comenzaron a explorar las relaciones entre las técnicas de relajación mental y sus efectos fisiológicos. Benson estudió a personas que hacían meditación trascendental. Acuñó el término "respuesta de relajación", que se define como un "estado de calma que se obtiene al sentarse tranquilamente y repetir un sonido, palabra o una actividad muscular una y otra vez. Cuando los pensamientos cotidianos se entrometen, la persona los ignora pasivamente y continua con la repetición".

La respuesta de relajación refleja un estado fisiológico obtenido al reducir el estrés y calmar la mente.

Los siguientes efectos son resultado de la respuesta de relajación:

- Reducción de la presión arterial.
- Reducción de la frecuencia cardiaca.
- Respiración más lenta.
- Restauración del flujo sanguíneo hacia las extremidades.
- Reducción de la transpiración.
- Liberación de la tensión muscular.

Al ver los resultados de la respuesta de relajación y compararlos con la lista al comienzo de este capítulo, es fácil entender cómo la relajación contrarresta la respuesta de estrés y devuelve el cuerpo a un estado de equilibrio.

Como resultado de numerosos estudios en esta área, las técnicas de relajación se utilizan para ayudar a las personas con problemas como hipertensión y arritmias cardiacas, entre otros. Aunque estas habilidades son útiles para las personas que están tratando de manejar una enfermedad crónica, también son valiosas para favorecer la salud y prevenir enfermedades relacionadas con el estrés. Dedique tiempo a explorar y aprender técnicas que lo ayuden a relajarse. Algunas personas usan la oración, mientras que otras se involucran en prácticas como el yoga o el taichí. Busque el método que funcione para usted.

Información esencial

Los investigadores han observado que las personas que aprenden técnicas para el manejo efectivo del estrés tienen más éxito al lograr cambios duraderos de comportamientos, como mejorar la alimentación, dejar de fumar, aumentar la actividad física y controlar el peso. Esto, simplemente, es buen sentido común.

Relajación y respiración profunda

Una de las maneras más fáciles de relajarse es hacer ejercicios de respiración atenta y profunda. Esto puede ayudar a activar la respuesta de relajación. Este tipo de ejercicio es fácil de aprender, fácil de realizar y no exige ningún tipo de equipo. Mientras sigue explorando otros métodos de relajación, use el siguiente ejercicio de respiración para ayudar a liberar tensiones y recuperar su sensación de equilibrio y calma. Hará que la salud de su cuerpo, mente y espíritu se beneficie. Al salir de su tiempo de relajación reparadora, recuerde que usted tiene el poder para crear su propia salud y para disfrutar todo lo que la vida tiene para ofrecerle.

Un ejercicio simple de respiración

Este ejercicio es una excelente introducción a las técnicas de relajación y meditación. Aumenta la conciencia de uno mismo y del cuerpo. Un "receso para respirar" de dos a tres minutos durante el día es muy reparador. Para realizar este ejercicio sencillo, siéntese o recuéstese cómodamente con sus manos sobre su regazo. Relaje sus músculos y cierre los ojos.

No haga ningún esfuerzo para controlar su respiración, sólo respire naturalmente. A medida que inhala y exhala, concentre su atención en la respiración y en la manera en la que el cuerpo se mueve con cada inhalación y exhalación.

Concéntrese interiormente durante unos minutos. Sienta el movimiento de su cuerpo al respirar. Observe su inhalación y exhalación. Preste especial atención a la manera en que la respiración mueve su cuerpo. Observe su pecho, hombros, caja torácica y abdomen. Note las sensaciones sutiles, como cuando el pecho o el abdomen se elevan con la respiración y la manera como su cuerpo responde a la exhalación. No trate de controlar su respiración, sólo concentre su atención en ella. Esta concentración lo trae al momento presente y a la experiencia inmediata de su cuerpo. A menudo, el resultado es una respiración más lenta y profunda que relaja aún más su cuerpo. Continúe durante dos o tres minutos y luego abra suavemente sus ojos. Con el tiempo, puede prolongar el periodo de relajación si lo desea.

Capítulo 17
Dejar de fumar para tener un corazón sano

Fumar aumenta considerablemente su riesgo de tener un ataque al corazón o un accidente cerebrovascular. Los químicos, como la nicotina de los cigarrillos, dañan el revestimiento de los vasos sanguíneos y reducen el colesterol HDL, o colesterol bueno. A pesar de que la nicotina es altamente adictiva, puede aplicar una de varias estrategias para deshacerse de su hábito de fumar. La buena noticia es que a los pocos minutos de fumar su último cigarrillo, su cuerpo empieza a cambiar para bien.

Los efectos dañinos de fumar

Probablemente ya le han dicho que fumar es malo. Pero ¿en realidad sabe lo que puede hacerle este hábito? Piense en los siguientes hechos: los fumadores tienen un riesgo más alto de enfermedades pulmonares, como cáncer, enfisema, bronquitis y fibrosis pulmonar; un riesgo más alto de cáncer de garganta, vejiga y páncreas; y el doble de riesgo de tener artritis reumatoidea.

Entre las consecuencias negativas adicionales para las mujeres están el aumento de los defectos congénitos y la reducción del peso de los bebés al nacer, la reducción de la fertilidad en las mujeres que tratan de quedar encinta, y el aumento del riesgo de aborto o parto prematuro. Los hombres que fuman tienen una mayor incidencia de disfunción eréctil. La exposición al humo del cigarrillo eleva la probabilidad de que los niños padezcan resfriados, infecciones, asma y dolencias respiratorias como la bronquitis y la neumonía.

Fumar, además, produce mal aliento, deteriora el sentido del gusto y el olfato, inflama las encías, vuelve amarillos los dientes, produce arrugas en el rostro y una apariencia envejecida. Fumar cigarrillos bajos en alquitrán, bajos en nicotina o mentolados no reduce el riesgo de padecer enfermedad cardiaca ni anula ninguna de las anteriores consecuencias.

Hecho

Fumar cigarrillos no sólo es dañino para sus pulmones, sino también muy perjudicial para la salud de su corazón y su sistema circulatorio. De hecho, más fumadores mueren de ataques al corazón y accidentes cerebrovasculares que de cáncer de pulmón o enfermedad respiratoria. Fumar es la causa de más de 440.000 muertes al año, de acuerdo con la Asociación Estadounidense del Corazón.

Efectos del cigarrillo sobre el corazón

Comparados con las personas que no fuman, los fumadores tienen el doble de riesgo de sufrir un ataque al corazón o un accidente cerebrovascular. Aún más, los fumadores que sufren un ataque al corazón tienen más probabilidades de morir. Fumar aumenta el riesgo de muerte cardiaca súbita.

Específicamente, fumar cigarrillos daña el corazón y el sistema circulatorio de varias maneras, incluyendo las siguientes:

- Deteriora el revestimiento de las arterias.
- Disminuye el colesterol HDL.

- Acelera la formación de placa, al aumentar la oxidación del colesterol LDL.
- Eleva la frecuencia cardiaca y la presión arterial al estrechar las arterias.
- Reduce la cantidad de oxígeno disponible en el torrente sanguíneo al aumentar los niveles de monóxido de carbono.
- Aumenta la probabilidad de formación de coágulos de sangre.

De acuerdo con David J. Bouchier-Hayes, M. D., profesor de cirugía del Colegio Real de Cirujanos de Irlanda del Hospital Beaumont en Dublín, "cuando los vasos sanguíneos se exponen al humo del cigarrillo se comportan como una cañería rígida en vez de hacerlo como un tubo flexible, entonces los vasos no pueden dilatarse en respuesta a un aumento del flujo sanguíneo". Esta enfermedad se denomina disfunción endotelial y es precursora de la arteriosclerosis.

Riesgos para los fumadores pasivos

Estudios demuestran que los fumadores pasivos también se ven perjudicados. Para el no fumador, el humo de los demás representa los mismos riesgos que el humo inhalado por el fumador, pues los químicos letales se encuentran en el humo. Por tanto, fumar pasivamente o, simplemente, respirar aire cargado de humo lleva esos mismos químicos a los pulmones y al torrente sanguíneo.

Hecho

En las mujeres, fumar aumenta el riesgo de accidente cerebrovascular isquémico, hemorragia intracerebral y subaracnoidea, problemas con coágulos peligrosos y ruptura de los vasos sanguíneos, según la Asociación Estadounidense del Corazón.

De acuerdo con investigaciones, los no fumadores expuestos al humo del tabaco en el ambiente tienen un 25% más riesgo relativo de desarrollar enfermedad cardiaca que quienes no estuvieron expuestos. Según la Asociación Estadounidense del Corazón, entre 37.000 y 40.000 no fumadores mueren cada año por enfermedades cardiovasculares resultantes de la exposición al humo del tabaco. En consecuencia, las Guías de 2002 para la Prevención Primaria de la Enfermedad Cardiovascular y el Accidente Cerebrovascular, de la Asociación Estadounidense del Corazón, recomiendan no exponerse al humo del tabaco para prevenir los ataques al corazón y los accidentes cerebrovasculares. Aunque puede ser muy difícil evitar por completo la exposición al humo de los fumadores, se beneficiará al evitarlo tanto como sea posible.

Los beneficios de dejar de fumar

Al dejar de fumar reduce su riesgo de padecer enfermedad cardiaca. Al mismo tiempo, sus probabilidades de desarrollarla serán menores con los años. Los beneficios de dejar de fumar incluyen menor riesgo de padecer numerosas enfermedades, mejores niveles de colesterol y otros lípidos, y un aumento en la autoestima y la sensación de bienestar. Dejar de fumar también beneficia a las personas a su alrededor que pueden sufrir las consecuencias de ser fumadores pasivos.

Dejar de fumar mejora su salud

Los beneficios para la salud al dejar el hábito de fumar realmente empiezan de inmediato. Veinte minutos después de su último cigarrillo, la nicotina deja de ocasionar la constricción de los vasos sanguíneos. Como resultado, su presión arterial disminuye, su frecuencia cardiaca se hace más lenta y la temperatura de sus manos y pies aumenta a medida que mejora la circulación. A las ocho horas de su último cigarrillo, los niveles de monóxido de carbono bajan y los de oxígeno aumentan en el torrente sanguíneo. A las veinticuatro horas, las posibilidades de sufrir un ataque al corazón se han reducido. A las 48, las terminaciones nerviosas comienzan a regenerarse y su sentido del olfato y el gusto comienzan a regresar.

¡Alerta!

Dejar el hábito de fumar puede mejorar su vida sexual. De acuerdo con la evidencia de las investigaciones, los hombres que fuman diez cigarrillos al día tienen un 16% más riesgo de disfunción eréctil que los hombres que nunca han fumado. Los hombres que fuman más de una cajetilla de cigarrillos al día, tienen un (enorme) 60% más riesgo de disfunción eréctil que quienes no fuman.

Durante el primer año de no fumar, su cuerpo sigue sanándose del estrés producido al absorber las toxinas del cigarrillo. La tos, la congestión de los senos paranasales, la fatiga y la falta de aire comienzan a desaparecer a medida que los pulmones se restauran.

Dejar de fumar ahorra tiempo y dinero

Otro gran beneficio de dejar de fumar es que va ahorrar algo de dinero. Su ahorro se debe principalmente al hecho de que ya no va a necesitar comprar cigarrillos. Como fumar aumenta su riesgo de padecer tantas enfermedades, también ahorra dinero al permanecer saludable y no generar enormes gastos médicos. Además, ya no necesita gastar tiempo y esfuerzo en buscar y comprar cigarrillos, encendedores y fósforos, o para buscar los sitios para encender uno.

Prepárese para dejar el cigarrillo

El 70% de los fumadores adultos quiere dejar de fumar. Sin embargo, no es nada fácil lograrlo. Muchos fumadores lo intentan en varias ocasiones antes de poder conseguirlo. Una preparación cuidadosa puede aumentar sus probabilidades de conseguir un futuro libre de cigarrillo.

El Gobierno federal (en Estados Unidos de América) ofrece recursos para ayudar a la gente a dejar el hábito de fumar. En un programa publicado en el sitio Web *<www.smokefree.gov>*, la fase de preparación consiste en los siguientes cinco pasos:

- Fije una fecha para dejar de fumar.
- Cuénteles a su familia, amigos y compañeros de trabajo que planea dejar de fumar.
- Prepárese para los retos que va a enfrentar.
- Elimine de su casa, automóvil y sitio de trabajo los cigarrillos y otros productos a base de tabaco.
- Hable con su médico.

A continuación, se examinarán detalladamente cada uno de estos pasos para una mejor comprensión.

Fije una fecha para dejar de fumar

Una vez se convenza de que los beneficios de no fumar superan los riesgos de hacerlo, puede fijar una fecha para dejar de fumar. Asegúrese de estar verdaderamente listo para asumir este compromiso antes de decidirse por una fecha. Escoja una fecha específica, con al menos dos semanas de anticipación. Esto le da bastante tiempo para prepararse, sin perder su motivación para dejar de fumar.

Información esencial

Si fuma en el trabajo, puede hacer las cosas más fáciles si escoge un fin de semana o un día feriado para arrancar. O, para hacer más memorable la ocasión, elija una fecha especial, como su cumpleaños, un aniversario o una fiesta nacional.

Cuénteles a otros su plan

El apoyo social es el factor más importante para determinar si usted tiene éxito en reemplazar sus malos hábitos por unos buenos. La ayuda de su familia y amigos hacen que cambiar cualquier patrón de comportamiento sea más fácil. Comparta sus planes de dejar de fumar con las personas cercanas y pídales soporte.

El Instituto Nacional de Cáncer ofrece una guía para dejar de fumar con varios consejos útiles para desarrollar su sistema de apoyo. Primero, el instituto aconseja que les advierta a sus amigos que su estado de ánimo puede cambiar. Hágales saber que entre más tiempo pase sin sus cigarrillos más pronto volverá a ser la persona de siempre. Además, si tiene un amigo o familiar cercano que también fuma, averigüe si también está interesado en dejar de fumar. Si no es así, pídale que no fume cerca de usted. Busque a un ex fumador que le dé ánimo y le brinde consejos en los momentos duros.

Prepárese para los retos y haga planes para el futuro

Muchas personas tienden a adquirir hábitos al fumar, como hacerlo inmediatamente después de una comida o mientras disfrutan de una bebida alcohólica. En estas oportunidades, el deseo de fumar será más fuerte. Además de las ansias emocionales, muchos fumadores también experimentan síntomas de abstinencia, incluidos cambios en el estado de ánimo, sentimientos de irritabilidad y depresión, ansiedad y desasosiego, insomnio, dolores de cabeza, dificultad para concentrarse y una mayor sensación de hambre.

Estos síntomas son peores en las semanas iniciales, y extremadamente poderosos durante la primera después de dejar de fumar. Para ayudar a controlar las ansias de fumar, use el tiempo antes de dejar el cigarrillo para concentrarse en los momentos en que más desea uno. Observe en qué instantes se fuma un cigarrillo y cómo se siente. Luego, considere otras alternativas para lidiar con esos sentimientos y otras actividades durante esos momentos. Por ejemplo, en lugar de fumar un cigarrillo después de comer, mastique un chicle, beba agua, use un aerosol bucal o lávese los dientes. Planee estas alternativas de manera proactiva y compre los chicles, el aerosol bucal o lo que vaya a necesitar antes del día que fijó para dejar de fumar.

Hecho

Considere unirse a un grupo de apoyo, ya sea personalmente, por teléfono o en una sala de chat en Internet. Puede pedir información en la Asociación Estadounidense de Cáncer, Corazón o Pulmón sobre grupos a los que pueda unirse. El apoyo social puede ser una excelente manera de ayudarle a dejar de fumar.

Es útil que lleve un diario en el que escriba sus observaciones. Una manera más fácil de registrar su patrón de fumar es envolver un papel alrededor de su cajetilla de cigarrillos y asegurarlo con una banda elástica. Cada vez que fume un cigarrillo, escriba la hora, el lugar y la razón para hacerlo. Más adelante, lea la lista que elaboró y escriba estrategias para cada uno de esos eventos.

Elimine los cigarrillos y otros productos a base de tabaco

Deje de comprar cajas de cigarrillos. No conserve ninguna cajetilla como recuerdo de su fuerza de voluntad para dejar de fumar. Ellas sólo servirán para hacer que volver a fumar sea demasiado fácil.

Mire a su alrededor. Tome nota de todos aquellos elementos visuales que apoyan su hábito de fumar para que pueda comenzar a eliminarlos de su entorno. Por ejemplo, bote los ceniceros, encendedores y fósforos. Quite el encendedor de su automóvil. Limpie su casa, oficina y automóvil con un ambientador y deshágase de todos los rescoldos de cigarrillos o de humo. Fije una cita con su odontólogo para limpiar y pulir sus dientes.

Hable con su médico

Discuta con su médico su plan para dejar de fumar. Si está tomando algún medicamento, averigüe cómo puede verse afectado su tratamiento al dejar de fumar.

La nicotina es poderosamente adictiva. Existen medicamentos que pueden ayudar a evitar los síntomas de abstinencia. Obtenga el apoyo de su médico y discutan juntos sus opciones.

Ayudas para dejar de fumar

Actualmente existen muchos productos que ayudan en la transición hacia una vida sin cigarrillo. Estudios demuestran que personas que utilizan la terapia de reemplazo de nicotina tienen casi el doble de éxito de quienes no la usan. Algunas ayudas para dejar de fumar son de venta libre y otras requieren fórmula médica.

¡Alerta!

Consulte a su médico antes de empezar a utilizar cualquier terapia de reemplazo, ya que pueden tener algunos efectos secundarios. Las mujeres embarazadas deben tener especial cuidado y trabajar estrechamente con su médico.

Chicles, pastillas y parches de nicotina

Los chicles, pastillas y parches de nicotina son de venta libre en droguerías y tiendas. Estos productos aportan un bajo nivel de nicotina, sin las toxinas acompañantes que recibe al fumar, para ayudarle a superar los síntomas de abstinencia.

El error más común que suele cometer la gente con esta clase de productos es no usar suficientes. No escatime ni subestime la cantidad que cree que necesitará. Siga siempre las instrucciones del empaque, y no olvide continuar usando el producto. Con el tiempo, puede reducir la cantidad que utiliza. Conserve, en todo momento, cerca esos medicamentos para ayudar a evitar las ansias de fumar.

Inhaladores y aerosoles nasales de nicotina

Los inhaladores y aerosoles nasales de nicotina requieren, para su venta, de fórmula médica. Los aerosoles nasales pueden brindar un alivio inmediato. Además, vienen en diferentes concentraciones de manera que, con el tiempo, puede ir reduciendo poco a poco la nicotina que introduce en su sistema circulatorio.

Los inhaladores liberan nicotina en su sistema casi de la misma manera que los cigarrillos. Por ejemplo, cuando usa un inhalador de nicotina, aspira el medicamento a través de una boquilla. La nicotina se absorbe a través del revestimiento de la boca.

¡Alerta!

Al usar un inhalador, chicles o pastillas, evite comer o beber alimentos ácidos, como tomates, naranjas, café o gaseosas durante la primera media hora después de su uso, ya que los alimentos ácidos pueden neutralizar los efectos beneficiosos del producto.

Píldoras de bupropión

A diferencia de las terapias de reemplazo de nicotina, las píldoras de bupropión no contienen nicotina. El bupropión es un antidepresivo que ayuda a reducir los síntomas de abstinencia y las ansias de fumar.

Este medicamento requiere, para su venta, de fórmula médica, y, como tiene efectos secundarios, no se recomienda su administración para todo el mundo. Los expertos médicos aconsejan que las mujeres embarazadas, las personas con trastornos alimentarios, que sufren de ataques convulsivos o que beben alcohol en exceso, no deben utilzar este medicamento.

Envenenamiento con nicotina

Tenga especial cuidado en no fumar mientras está utilizando las terapias de reemplazo de nicotina. Debe saber que estos productos le están suministrando nicotina a su cuerpo y que es posible consumir una sobredosis. Esté siempre alerta a las señales de envenenamiento con nicotina, que pueden incluir, entre otras, dolores de cabeza severos, debilidad, vértigo, náusea, vómito, diarrea, sudor frío, visión borrosa, dificultad para oír o confusión mental.

Pregunta

¿Qué debo hacer si creo tener un envenenamiento con nicotina? Póngase en contacto con su médico si cree estar experimentando alguno de los síntomas (antes mencionados) de envenenamiento cuando simultáneamente fuma y está utilizando un producto para el reemplazo de la nicotina. Si tiene alguno de los síntomas con solo utilizar el parche, retírelo inmediatamente. Lave la superficie de su piel con agua y comuníquese de inmediato con su médico.

Cómo evitar una recaída después de dejar de fumar

Dejar el hábito de fumar puede ser una de las tareas más desafiantes que llegue a enfrentar. Sobre todo en las primeras semanas, hay que tener planes alternos para ocupar su tiempo y ayudarle a evitar las ansias de fumar un cigarrillo. Prepárese especialmente para esas horas del día en que solía sentarse a encender un cigarrillo. Las siguientes son algunas sugerencias de otras opciones para usar este tiempo:

- Salga a dar una caminata.
- Permítase tomar una siesta.
- Mantenga bocadillos saludables a su alrededor para masticar.
- Tome mucha agua.
- Mastique un chicle o chupe un caramelo.
- Use un aerosol bucal para el aliento.
- Haga ejercicios de respiración.
- Sostenga algo en la mano, como un lápiz.
- Aprenda alguna manualidad como tejer a dos agujas o hacer croché.
- Disfrute de un baño caliente.
- Escuche música.
- Pase un rato con amigos que lo apoyen o llámelos por teléfono.
- Cómprese algunas revistas entretenidas o un buen libro.
- Visite sitios públicos en donde no esté permitido fumar.

Durante estas dos primeras semanas cruciales, aléjese de estos desencadenantes:

- Evite consumir bebidas alcohólicas.
- Limite el consumo de bebidas con cafeína, pues pueden aumentar su sentimiento de tensión.
- Evite las invitaciones para departir con personas que fuman.
- Si debe pasar tiempo con fumadores, infórmeles inmediatamente que usted dejó de fumar.
- Practique cómo rechazar los ofrecimientos de cigarrillos para tener una respuesta lista.
- Aléjese de lugares donde haya personas fumando.
- Coma regularmente e incluya bocadillos para evitar sensaciones extremas de hambre.
- Rodéese de amigos y familiares que le brinden apoyo, y aléjese de las

circunstancias que encienden emociones fuertes como ira, resentimiento o soledad.

- En la medida de lo posible, evite las situaciones altamente estresantes.
- Trate de no presionarse hasta el agotamiento.
- Mímese y permítase otros placeres.

Hecho

La nicotina es un veneno. Si los bebés, niños o mascotas entran en contacto o ingieren un parche de nicotina, incluso uno usado, puede ocasionarles lesiones graves. Este caso es una emergencia médica. Si esto ocurre, establezca contacto de inmediato con su médico o con el centro de control de sustancias venenosas. Que esta sea otra poderosa razón para dejar su hábito lo más pronto posible.

Cuando aparece un deseo intenso de fumar, inmediatamente recurra a una de sus actividades alternativas. Si durante el día se sorprende fantaseando con fumar, dirija sus pensamientos hacia otro asunto. Siga recordando los grandes beneficios que va a experimentar una vez deje su hábito. Use ayudas visuales, como fotos de sus seres queridos o lo que sea una mejor motivación para seguir en el camino hacia su meta.

Si tiene un desliz, deténgase y perdónese. Regrese a su programa. Recuerde que un cigarrillo es menos dañino que toda una cajetilla. Recuerde que puede tener éxito y que tiene poderosas razones para dejar de fumar.

Libre de cigarrillo de por vida

La nicotina puede ser tan adictiva como la heroína, así que se merece grandes felicitaciones por dejar el cigarrillo y no recaer. Es un logro enorme y merece una recompensa. Una manera tangible de remunerarse es disponer de un recipiente en el que deposite todo el dinero que normalmente habría gastado en su hábito de fumar. Después de un mes, tome el dinero y dese gusto comprando algo sólo por diversión. Mantenga esta práctica de recompensarse durante tanto tiempo como necesite ese tipo de incentivo y recordatorio para no volver a fumar.

Otro factor crucial es seguir las instrucciones de su producto para el reemplazo de nicotina, si está utilizando alguno como ayuda para dejar el hábito. Un error común es que la gente deja de utilizar el parche o los chicles antes del tiempo recomendado porque sienten que ya han superado el ansia de fumar. Esto puede llevar a una recaída. Evite esta tentación. Los primeros meses pueden seguir siendo un desafío, entonces busque apoyo adicional.

Otro comportamiento que a menudo lleva a recaer es el pensamiento "sólo voy a fumar uno. ¿Qué daño me puede hacer?". Estudios han demostrado que, incluso, un cigarrillo más, con frecuencia puede provocar una recaída y la necesidad de repetir el difícil proceso de dejarlo. Recuerde que el periodo más duro son esas primeras semanas. Si le ayuda, escriba las razones por la que quiere dejar de fumar y péguelas en un lugar visible.

Iniciar un nuevo programa de ejercicios a menudo puede ayudar a dejar de fumar. Un programa de caminata no sólo es fácil, sino que, además, puede mejorar su salud y permitirle disfrutar la sensación de respirar profundamente y oler el aire fresco. Caminar regularmente también puede ayudarle a manejar cualquier exceso de peso que haya podido ganar al dejar el hábito de fumar. (Vea en el capítulo 15 las sugerencias para iniciar un programa de caminata).

Simplemente, dedique un momento a reconocer sinceramente el poder de sus propias convicciones para crearse una mejor salud. Puede lograr lo mejor de usted. Dé un paso a la vez. Felicítese por escoger la salud, no sólo por su bien, sino por el de sus seres queridos y de quienes lo rodean.

Capítulo 18

Terapia con medicamentos para el manejo del colesterol

Reducir su riesgo de sufrir enfermedad cardiovascular, incapacidad y muerte requiere de su compromiso para mantener y mejorar un estilo de vida saludable. Los medicamentos pueden apoyar este proceso, puesto que son herramientas valiosas que ayudan a obtener una salud óptima. Para algunas personas, la terapia con medicamentos para el control de los niveles de lípidos es la mejor acción en el corto plazo, en tanto les da tiempo a los cambios en el estilo de vida para mejorar su salud cardiovascular. Para otros, la terapia con medicamentos es la única manera de abordar las tendencias genéticas que ocasionan niveles no saludables de lípidos.

El uso de medicamentos para el tratamiento del colesterol alto

Este capítulo presenta un panorama de los diferentes medicamentos que frecuentemente se prescriben para controlar los lípidos, como las estatinas, los secuestrantes de ácidos biliares, el ácido nicotínico y los fibratos, por separado o en combinaciones. Cuando lea sobre los efectos secundarios, recuerde que los productos farmacéuticos pueden ser muy beneficiosos. No se alarme con las precauciones y las advertencias, pues es importante estar bien informado para tomar decisiones inteligentes.

De acuerdo con las guías del Gobierno federal y las recomendaciones de la Asociación Estadounidense del Corazón, la terapia con medicamentos siempre debe ir acompañada por cambios saludables en el estilo de vida. De hecho, estudios demuestran que la terapia con medicamentos es más efectiva para obtener niveles saludables de colesterol y reducir el riesgo de un ataque al corazón o un accidente cerebrovascular cuando va de la mano de cambios en el estilo de vida. Por tanto, se deben considerar todos los tratamientos en el contexto de su estilo de vida.

Información esencial

La combinación de una dieta basada principalmente en alimentos de origen vegetal, incorporar alimentos funcionales como soya, fibra soluble y estanoles y esteroles vegetales, hacer actividad física regularmente, controlar el estrés, dejar de fumar y seguir el régimen de medicamentos prescritos, contribuye a crear una mejor salud.

Al adoptar un enfoque con múltiples frentes, obtiene resultados de manera más expedita, puede reducir sus dosis de medicamentos más pronto, y sentirá la mejoría en su salud más rápidamente. En el resto del libro encontrará información más detallada sobre cómo integrar estos importantes cambios en el estilo de vida con su programa de terapia con medicamentos.

Estatinas

Las estatinas (conocidas formalmente como inhibidoras de la HMG-CoA reductasa) son usualmente los medicamentos elegidos por los médicos para mejorar los niveles de colesterol. El principal objetivo de una terapia para los lípidos es la reducción del colesterol LDL. Como las estatinas reducen el colesterol LDL más que cualquier otro tipo de droga, generalmente son la primera opción de los médicos.

Las estatinas logran esta reducción del colesterol LDL mediante la producción de una enzima, la HMG-CoA reductasa, que disminuye la cantidad de colesterol fabricado por el hígado. Como el hígado necesita el colesterol, extrae más colesterol de la sangre para reemplazar el que no puede fabricar.

De esta manera, las estatinas reducen la producción de colesterol LDL y también incrementan la capacidad del organismo para eliminar el exceso de colesterol LDL que circula en el torrente sanguíneo. El uso de las estatinas también produce niveles ligeramente más altos de colesterol HDL y más bajos de triglicéridos. Los resultados netos incluyen niveles de colesterol LDL y colesterol total más bajos y un perfil lipídico más saludable.

Estudios sobre las estatinas

Los estudios muestran que el uso de las estatinas puede reducir el colesterol LDL entre un 20 y 40%. Una extensa investigación de 1994, Estudio Escandinavo de Supervivencia con Simvastatina *(Scandinavian Simvastatin Survival Study,* o "4S"), hizo seguimiento a 4.400 pacientes que tenían enfermedad cardiaca y niveles altos de colesterol total. El estudio encontró una reducción del 42% en las muertes entre quienes tomaron estatinas, junto a una del 37% en los ataques al corazón no fatales, y una del 37% en las cirugías de derivación o angioplastias. Las muertes por otras causas no aumentaron.

Hecho

La evidencia preliminar indica que las estatinas pueden promover el crecimiento de nuevos vasos sanguíneos en áreas irrigadas por arterias peligrosamente angostadas o taponadas. Son necesarias más investigaciones, pero estos hallazgos pueden indicar que las estatinas pueden beneficiar a las personas con enfermedad cardiaca en más formas, además de reducir sus niveles de colesterol.

En 1996, el Estudio sobre Colesterol y Problemas Agudos Recurrentes *(Cholesterol and Recurrent Events Study,* o "CARE"), reafirmó los beneficios de las estatinas en la reducción del riesgo de ataque al corazón. En este estudio, los médicos dieron medicamentos a base de estatinas a pacientes con un nivel promedio de colesterol de 209 mg/dL. El estudio señaló que quienes tomaron estatinas tuvieron una reducción del 24% en los ataques al corazón o muertes, una reducción del 26% en cirugías de derivación y 22% de reducción en angioplastias. Las mujeres que tomaron estatinas tuvieron un 45% menos probabilidades de sufrir otro ataque cardiaco.

Otros estudios extensos han mostrado que el uso de estatinas reduce el riesgo de ataque al corazón, muerte, accidente cerebrovascular y enfermedad arterial periférica tanto en hombres como en mujeres, en personas de mediana edad y en adultos mayores, y en personas que no habían sufrido un ataque al corazón o en quienes han sobrevivido a un evento cardiaco significativo. Con resultados como estos, la confianza de los médicos en el uso de las estatinas es alta.

Tipos de estatinas y su uso

Los tipos de estatinas incluyen la lovastatina, simvastatina, pravastatina, fluvastatina y atorvastatina, que se comercializan con los nombres Mevacor, Zocor, Pravachol, Lescol y Liptor, respectivamente. Como el organismo fabrica más colesterol en la noche que durante el día, se instruye a los pacientes para que tomen las estatinas en una sola dosis con la comida de la noche o antes de ir a la cama.

Típicamente, las estatinas afectan los niveles de colesterol en cuatro a seis semanas. Luego de seis u ocho semanas, su médico le pedirá que mida de nuevo sus niveles de colesterol para determinar la efectividad de la terapia con estatinas y si se requiere ajustar la dosis.

Efectos secundarios de las estatinas

La mayoría de personas no presentan efectos secundarios al tomar estatinas. Algunas pueden experimentar estreñimiento, dolor de estómago, cólicos o gases. Sin embargo, estos síntomas, usualmente, son leves a moderados y desaparecen con el tiempo. Pueden producirse efectos secundarios más graves por el aumento de las enzimas del hígado, lo que puede ocasionar toxicidad hepática. Debido a este riesgo, es importante revisar periódicamente su función hepática mientras se encuentra en terapia con estatinas. Las personas con enfermedad hepática crónica activa no deben tomar estatinas.

Otro efecto secundario grave es la miopatía por estatinas. Pueden presentarse molestias, dolor o debilidad de los músculos. En casos extremos, las células musculares pueden destruirse y liberar la proteína mioglobina a la sangre. La mioglobina en la orina puede ocasionar deterioro de la función renal que, a la postre, lleva a la falla renal. El riesgo de que esto ocurra aumenta cuando las estatinas se toman en combinación con cualquiera de los siguientes medicamentos: gemfibrozil (nombre comercial Lopid); eritromicina (Erythrocin); claritromicina (Biaxin); antifungales conocidos como ketoconazol, itraconazol, nefazodon (Serzone); ciclosporina (Sanimmune o Neoral) y niacina.

Póngase en contacto inmediatamente con su médico si experimenta cualquier efecto secundario adverso. Evite tomar jugo de toronja o naranja tangelo (una toronja híbrida) mientras esté tomando estatinas, ya que estas frutas pueden afectar la manera como se metaboliza este medicamento. Las toronjas contienen un químico que afecta a ciertas enzimas digestivas a medida que se descomponen las drogas en el tracto intestinal y el hígado. Curiosamente, este efecto puede producirse incluso si espera veinticuatro horas para tomar el medicamento. Por tanto, si está tomando estatinas es mejor que evite por completo los productos de toronja.

¡Alerta!

Los resultados de un estudio de la Universidad de California en San Diego, publicados en diciembre de 2003, sugieren que algunas personas pueden sufrir amnesia después de tomar estatinas. Investigadores de la Universidad de Duke han encontrado problemas de memoria similares entre pacientes que toman estatinas. Aunque este puede ser un efecto secundario poco común, son necesarias más investigaciones. Como el colesterol es esencial para la estructura de la membrana celular, los científicos sugieren que reducirlo puede afectar el funcionamiento neurológico.

Secuestrantes de ácidos biliares o resinas

Los secuestrantes de ácidos biliares, también llamados resinas de ácidos biliares, reducen el LDL al ligarse con los ácidos biliares ricos en colesterol en los intestinos para facilitar su eliminación a través de las heces. Recuerde el resumen del capítulo 1 sobre la función del hígado en el proceso de fabricación de colesterol. El hígado usa colesterol para fabricar los ácidos biliares, una enzima digestiva que descompone las grasas. Los secuestrantes de ácidos biliares hacen que el organismo elimine los ácidos biliares en los intestinos. Como el cuerpo necesita los ácidos biliares para digerir las grasas, el hígado debe fabricar más ácidos biliares para reemplazar los que elimina el medicamento. El hígado utiliza su colesterol disponible para fabricar más ácidos, por lo que deja menos colesterol disponible para ser liberado a la sangre. Los secuestrantes de ácidos biliares pueden reducir los niveles de colesterol LDL entre un 10 y 20%.

Estudios sobre los secuestrantes de ácidos biliares

En el Ensayo Clínico sobre Prevención Coronaria de las Clínicas de Lípidos *(Lipid Research Clinics Coronary Prevention Trial)*, los investigadores encontraron una reducción del riesgo de enfermedad arterial coronaria mediante el uso de secuestrantes de los ácidos biliares. Las resinas de ácidos biliares, sin embargo, pueden elevar los triglicéridos. Por tanto, con base en este estudio, personas con niveles de triglicéridos de 200 mg/dL o mayores no deben tomar secuestrantes de ácidos biliares.

Tipos de secuestrantes de ácidos biliares y su uso

Los tipos de resinas de ácidos biliares incluyen la colestiramina (nombre comercial Prevalite o Questran) y el colestipol (Colestid). La colestiramina y el colestipol generalmente se ingieren en forma de un polvo que debe mezclarse con agua o jugo de frutas y tomarlo una o dos veces al día con las comidas. Los dos medicamentos también están disponibles en tabletas. También existe un nuevo secuestrante de ácidos biliares llamado colesevelam. El uso del colesevelam ha reducido el colesterol LDL hasta entre un 12 y 18% y, además, es más fácil de administrar y es mejor tolerado que algunos de los otros productos.

Hecho

De acuerdo con las guías del Gobierno federal, los secuestrantes de ácidos biliares deben ser considerados como la terapia de reducción del colesterol LDL para mujeres que están pensando en quedar encinta, en personas que sólo necesitan reducciones moderadas del colesterol LDL para cumplir sus metas, y para terapias en combinación con estatinas en personas con niveles muy altos de colesterol LDL.

Efectos secundarios de los secuestrantes de ácidos biliares

El principal efecto secundario de los secuestrantes de ácidos biliares se relaciona con la digestión. Este tipo de medicamento puede ocasionar una variedad de problemas gastrointestinales, tales como estreñimiento, hinchazón, llenura, náusea, dolor abdominal y gases. Tomar abundante agua y consumir alimentos altos en fibra puede ayudar a contrarrestar estos efectos secundarios. Los médicos generalmente no prescriben resinas de ácidos biliares a personas con una historia de problemas de estreñimiento.

Tomar ácidos biliares también puede inhibir la absorción de ciertos nutrientes de los alimentos y de otros medicamentos. Los médicos recomiendan que tome otros medicamentos prescritos al menos una hora antes o entre cuatro y seis horas después del secuestrante de ácidos biliares. Discuta todos estos aspectos con su médico si está pensando en tomar este tipo de medicamento.

Ácido nicotínico

El ácido nicotínico, conocido como niacina o vitamina B_3, cada vez se recomienda con más frecuencia para reducir los niveles de colesterol total, colesterol LDL y triglicéridos y para elevar los niveles de colesterol HDL.

El ácido nicotínico eleva el colesterol HDL y transforma el colesterol LDL pequeño en colesterol LDL de tamaño normal, menos dañino. La terapia con niacina reduce moderadamente los niveles de colesterol LDL. Entre todas las opciones de productos farmacéuticos, el ácido nicotínico es el más efectivo para aumentar el colesterol HDL. La terapia con niacina también es la más efectiva para reducir los niveles de Lp(a).

Pregunta

¿Puedo usar la niacina de venta libre para mi colesterol alto? Automedicarse con niacina no es una opción segura. Como la dosificación es importante, las personas no deben tratar de automedicarse con vitamina B_3 de venta libre. El tratamiento con este medicamento sólo debe realizarse por recomendación médica y bajo supervisión.

Estudios sobre el ácido nicotínico

Estudios demuestran el poder del tratamiento con niacina en trastornos lipídicos. Los pacientes tratados con niacina de liberación inmediata han visto un aumento de sus niveles de colesterol HDL de entre un 15 y 35%, junto a una reducción entre un 20 y 50% en los triglicéridos, y una reducción entre un 10 y 20% en el colesterol LDL. Los estudios también muestran que el ácido nicotínico puede bajar los niveles de Lp(a) hasta en un 30%. Sin embargo, la investigación no ha aclarado aún si la reducción de la Lp(a) con la terapia de niacina reduce el riesgo de enfermedad arterial coronaria.

Tipos de ácido nicotínico y sus usos

Las formulaciones de niacina se dividen en tres categorías: de liberación inmediata, de liberación a corto plazo o intermedia, y de liberación sostenida o de acción lenta. Si es candidato para la terapia con niacina, su médico determinará la formulación más apropiada para usted. Muchos médicos inician con una dosis baja y la elevan hasta una de 1,5 a 3 gramos diarios. Esto aumenta la aceptación del medicamento por el cuerpo.

Otra consideración importante entre los diferentes productos es la calidad de la niacina y la cantidad que absorberá el organismo. El reto con muchos de los suplementos de venta libre es que no se descomponen con facilidad en el sistema digestivo. Esencialmente, pasan a través del cuerpo, sin permitir la absorción de ningún nutriente.

Niaspan, producido por KOS Pharmaceuticals, es especialmente elaborado y empacado de manera que permite regular los niveles de niacina en la sangre. La nicotinamida es otra forma de niacina pero no es efectiva para bajar los niveles de colesterol.

Efectos secundarios del ácido nicotínico

El problema con los tratamientos con niacina es la tolerancia. El enrojecimiento cutáneo, las oleadas de calor y la comezón resultantes de la apertura de los vasos sanguíneos son los efectos secundarios más comunes. Sin embargo, con una apropiada dosificación, los efectos secundarios deben disminuir a medida que su organismo se vuelve más tolerante al tratamiento. Tomar niacina durante o después de las comidas, o aspirina u otros medicamentos recomendados por su médico, pueden reducir el enrojecimiento cutáneo.

Hecho

Según las guías del Gobierno federal, el ácido nicotínico debe ser considerado una opción terapéutica para las personas de mayor riesgo. Si la persona de mayor riesgo no tiene niveles altos de colesterol LDL, debe tomarse como medicamento único. El ácido nicotínico también puede utilizarse en terapia de combinación para las personas de mayor riesgo con niveles elevados de colesterol LDL.

Otros efectos secundarios incluyen molestias gastrointestinales, como náuseas, indigestión, gases, vómito, diarrea e, incluso, úlceras pépticas. Los problemas más graves incluyen problemas hepáticos, gota y alto nivel de azúcar en la sangre. Estos riesgos aumentan con el incremento de la dosis.

Las personas que toman medicamentos para la presión arterial alta también deben ser cuidadosas con la terapia de niacina. Tomar niacina puede amplificar los efectos de los medicamentos para la presión arterial. Las personas con diabetes generalmente no reciben terapia con niacina por su efecto sobre los niveles de azúcar.

Fibratos

Los médicos prescriben los fibratos, o derivados del ácido fíbrico, principalmente para reducir los triglicéridos y también para aumentar el colesterol HDL. Sin embargo, los fibratos no reducen el colesterol LDL. Como usualmente el objetivo principal de la terapia es la reducción del colesterol LDL, los fibratos no suelen ser la elección de los médicos para los individuos con niveles elevados de colesterol. Sin embargo, debe evaluar la relevancia de la terapia con fibratos para su caso individual, ya que es el medicamento elegido para reducir las partículas pequeñas y densas más dañinas de colesterol LDL.

La terapia con fibratos es una opción de tratamiento para personas con enfermedad arterial coronaria que tienen bajos niveles de colesterol LDL pero que, de cualquier modo, tienen niveles no saludables de lípidos. Los médicos pueden prescribir los fibratos junto a las estatinas para personas que tienen altos niveles de colesterol LDL y niveles no saludables de lípidos. Si está considerando la terapia con medicamentos, pregúntele a su médico si los fibratos son una opción.

Estudios sobre los fibratos

Un estudio encontró que los pacientes con enfermedad cardiaca, con niveles ligeramente elevados de triglicéridos y niveles bajos de colesterol HDL, redujeron su riesgo de ataque al corazón mediante la terapia con fibratos. Estudios muestran que los fibratos pueden reducir los triglicéridos hasta entre un 20 y 50% y pueden aumentar el colesterol HDL entre un 10 y 15%. De acuerdo con las guías del Gobierno federal, los médicos pueden prescribir fibratos a las personas con triglicéridos muy altos para reducir su riesgo de pancreatitis aguda.

Tipos de fibratos y su uso

El gemfibrozil y el fenofibrato son tipos de fibratos conocidos con los nombres comerciales de Lopid y Tricor. El clofibrato es el tercer fibrato disponible en los Estados Unidos. Las personas en terapia de fibratos generalmente toman una dosis dos veces al día, unos treinta minutos antes de las comidas de la mañana y de la noche.

Efectos secundarios de los fibratos

Muchas personas no sufren ningún efecto secundario adverso con la terapia de fibratos. Algunas, sin embargo, experimentan problemas gastrointestinales o dolores de cabeza, vértigo, visión borrosa, goteo nasal, fatiga o enrojecimiento cutáneo. En otras, los fibratos aumentan las posibilidades de desarrollar cálculos biliares. Avise inmediatamente a su médico sobre cualquier efecto secundario, particularmente si experimenta dolor o debilidad muscular o en las articulaciones.

¡Alerta!

Tomar fibratos puede aumentar los efectos de los medicamentos anticoagulantes. Si está tomando los dos tipos de medicamentos trabaje con su médico para monitorear el efecto de los fibratos.

Terapia de combinación de medicamentos

Su médico debe prescribir la terapia de combinación de medicamentos dependiendo de las características de su perfil lipídico y de si padece enfermedad cardiaca. La meta para el colesterol LDL es más agresiva para personas con problemas preexistentes. Para aquellas con enfermedad cardiaca o diabetes, la meta es lograr un nivel de colesterol LDL de menos de 100 mg/dL. Para alcanzar este nivel, su médico puede prescribir una combinación de medicamentos para reducir el colesterol LDL y los triglicéridos, o un medicamento para elevar los niveles de colesterol HDL. Si tiene dos o más factores de riesgo, pero no tiene enfermedad arterial coronaria o su equivalente, entonces la meta para el colesterol LDL es alcanzar un nivel de menos de 130 mg/dL. Esto también puede requerir una terapia de combinación de medicamentos. Para las personas con uno o ningún factor de riesgo, pero con niveles elevados de colesterol, la meta de colesterol LDL es de menos de 160 mg/dL. Este tipo de individuos puede requerir solamente de medicamentos para reducir el colesterol LDL.

Cuando esté bajo tratamiento con medicamentos terapéuticos, su médico le pedirá que monitoree periódicamente sus niveles de lípidos para cerciorarse de su progreso. Si no logra su objetivo después de tres meses usando solo un medicamento, su doctor puede recomendar que utilice un segundo medicamento. Un enfoque de combinación de medicamentos puede acelerar el descenso de su colesterol. Su médico podrá prescribirle también dosis más bajas de una combinación de medicamentos para reducir la posibilidad de efectos adversos.

Consejos para seguir su programa de medicación

Seguir las recomendaciones de su doctor es importante. Su médico es un profesional capacitado que ha invertido tiempo y esfuerzo para desarrollar un programa de terapia para su bienestar. Los estudios demuestran que muchos pacientes no siguen los consejos del médico. Si ha decidido seguir un programa de medicamentos para la reducción de los lípidos, aprovéchelo al máximo. Los siguientes consejos pueden ser de ayuda.

Hecho

Según la Asociación Estadounidense del Corazón, el 10% de los ingresos a los hospitales corresponden a pacientes que no tomaron sus medicamentos de acuerdo con las instrucciones. El promedio de permanencia en los hospitales de los Estados Unidos por no seguir las instrucciones es de 4,2 días. Más de la mitad de los estadounidenses con enfermedades crónicas no siguieron las recomendaciones de su médico acerca de los medicamentos ni las instrucciones sobre su estilo de vida.

Una de las cosas más importantes que puede hacer para seguir su programa de uso de medicamentos es entender exactamente qué está tomando y la razón por la que es lo mejor para una persona con su enfermedad. Esto requiere que tenga algo de iniciativa para aprender acerca de su perfil lipídico, sus objetivos para los lípidos y su programación de dosis. Hágale las siguientes preguntas a su médico:

- ¿Cuál es mi perfil lipídico y cuál es el objetivo de mi terapia?
- ¿Qué tipo de medicamento (estatina, ácido nicotínico, fibrato) estoy tomando?
- ¿Por qué ese medicamento es el mejor para una persona con mi enfermedad?
- ¿Existe alguna combinación de alimentos o medicamentos que deba evitar?
- ¿Cuándo debo tomar el medicamento? ¿Debo tomarlo con, antes o después de las comidas?
- ¿Qué debo hacer si olvido tomar una dosis?
- ¿Cuáles son los efectos secundarios del medicamento?
- ¿Con quién debo comunicarme en caso de presentar efectos secundarios negativos?

La constancia es esencial para obtener lo mejor de su programa terapéutico. No cambie su dosificación, su programación, ni deje de tomar sus medicamentos sin consultar a su médico. Si tiene problemas para ser constante, intente algunos de los siguientes consejos:

- Tome su medicamento a la misma hora todos los días.
- Hágalo cuando realice una actividad diaria específica como, por ejemplo, antes de cepillarse los dientes.
- Programe la alarma de su reloj como recordatorio para tomar sus píldoras.
- Escriba una nota y fíjela en un lugar visible.
- Utilice un pastillero con la dosis para cada día en su compartimiento respectivo.
- Sobre su calendario, escriba notas para no olvidar conseguir sus medicamentos antes de que se terminen.

Si ninguno de estos consejos le funciona, pídale más ideas a su farmaceuta. Trabaje en equipo con su médico. Observe sus reacciones a los medicamentos. Anote e informe todo a su médico. Asista a sus citas de seguimiento para que pueda hablar sobre cómo van las cosas. Lleve sus notas a la cita para que recuerde las cosas que pueda olvidar fácilmente. Lleve también los frascos de sus medicamentos. Observe su progreso con cada visita, y lleve un registro de sus datos en un formato para el monitoreo del colesterol como el que aparece en el apéndice B. No tema hacer preguntas; la comunicación es crucial para obtener la mejor atención para su salud.

Capítulo 19

La diabetes y el síndrome metabólico

L as personas con diabetes tienen un riesgo más alto de padecer enfermedad cardiaca que los no diabéticos. Aquellas con un conjunto de trastornos metabólicos, denominado síndrome metabólico, también tienen un riesgo más alto de padecer enfermedad cardiaca. La enfermedad subyacente —la resistencia a la insulina— está presente en los dos trastornos, pero con grados de gravedad variables. En este capítulo se presenta un resumen de las características de estos trastornos metabólicos, así como consejos para recuperar la sensibilidad a la insulina y reducir los riesgos asociados para la enfermedad cardiaca y la muerte.

Los trastornos metabólicos

Los trastornos metabólicos se presentan cuando una enzima específica o un cofactor están ausentes o se encuentran en cantidad insuficiente, lo que hace que el organismo sea incapaz de recibir nutrientes específicos. En otras palabras, el organismo es incapaz de metabolizar los alimentos para convertirlos en nutrientes necesarios como combustibles o para la construcción de tejido. En las personas con problemas para producir insulina, que es clave para la captación de la glucosa en la sangre, el organismo es incapaz de utilizar la glucosa circulante en el torrente sanguíneo como combustible. Como resultado, los niveles de azúcar en la sangre se elevan.

Si los niveles de glucosa en la sangre son altos debido a que el azúcar no está disponible o a que la resistencia a la insulina es grave, se diagnostica la diabetes, que es un trastorno metabólico. Si, por otro lado, los niveles de glucosa en la sangre son altos porque la sensibilidad a la insulina se deteriora, y este deterioro se presenta con otras condiciones específicas, se considera que la persona tiene un trastorno metabólico, descrito como "síndrome metabólico". Estas dos enfermedades aumentan el riesgo de padecer enfermedad cardiaca. Muchas personas con diabetes, incluidos niños y adultos, también tienen trastornos lipídicos y muchos además tienen hipertensión. Estas dos enfermedades aumentan el riesgo de enfermedad cardiaca. Por tanto, las personas con diabetes no sólo deben controlar el azúcar en la sangre, sino que es importante que también controlen cuidadosamente su presión sanguínea y su colesterol.

¡Alerta!

Aproximadamente 16 millones de estadounidenses padecen diabetes. Alrededor de un tercio de ellos no lo sabe. La incidencia de la diabetes aumenta con la edad; cerca del 50% de las personas con diabetes tienen 50 años o más.

¿Qué es la diabetes?

Cuando uno come alimentos ricos en carbohidratos, como el pan, los cereales o los granos, el cuerpo los descompone en glucosa. También denominada azúcar en la sangre, la glucosa puede ser utilizada como fuente de energía por su organismo. En un sistema que funcione normalmente, un páncreas sano libera insulina al torrente sanguíneo, y esta insulina ayuda a extraer la glucosa de la sangre para que sus células la utilicen como combustible. En las personas con diabetes, este proceso no funciona bien. O sus organismos no producen insulina, o la insulina que producen no puede ser utilizada.

Como el cuerpo no puede convertir el azúcar de la sangre en energía, las personas con diabetes tienen niveles altos de glucosa en su torrente sanguíneo. Los riñones de los diabéticos deben trabajar mucho más duro para filtrar la sangre y eliminar el exceso de glucosa. Esto hace que orinen con frecuencia y sientan una sed excesiva por la pérdida de fluidos.

El hígado también participa en el proceso de mantener unos niveles normales de azúcar en la sangre. Después de comer, los azúcares de los alimentos entran a su torrente sanguíneo y quedan disponibles como combustible junto a los triglicéridos. Si no se utiliza todo el combustible del azúcar, ya sea por la deficiencia del proceso debida a la baja insulina o por la necesidad reducida de energía por un bajo nivel de actividad, el hígado elimina el exceso de azúcar de la sangre, en gran medida de la misma forma en que retira el exceso de colesterol, y la almacena como glucógeno. Si, por alguna razón, usted no puede comer, el hígado puede liberar en la sangre esa glucosa almacenada, para suministrar energía. Esto permite que sus niveles de azúcar se mantengan en un rango más constante.

Hecho

La diabetes puede ocasionar muchas enfermedades peligrosas, sobre todo si no recibe tratamiento o si se controla inadecuadamente. Entre ellas están enfermedad cardiaca, accidente cerebrovascular, enfermedad renal y falla renal, daño nervioso y enfermedad periodontal. La diabetes, además, eleva al triple el riesgo de morir de complicaciones relacionadas con la influenza y la neumonía. En los Estados Unidos, la diabetes actualmente es la sexta causa de muerte y la causa principal de ceguera y amputaciones.

La diabetes puede ser de dos clases principales, la tipo 1 y la tipo 2, ambas caracterizadas por la incapacidad del organismo para convertir el azúcar disponible en energía. Las personas con cualquiera de los dos tipos pueden experimentar niveles elevados de glucosa en la sangre.

Diabetes tipo 1

La diabetes tipo 1 es una enfermedad autoinmune que se presenta con mayor frecuencia en niños y adultos menores de 30 años. También se denomina diabetes juvenil o diabetes mellitus dependiente de la insulina. Esta enfermedad se presenta cuando el organismo no produce insulina, por lo que quienes la padecen deben recibir inyecciones diarias de esa sustancia. Aproximadamente, entre el 5 y 10% de los diabéticos tienen diabetes tipo 1. Las personas jóvenes con diabetes no tienen probabilidades de sufrir enfermedad cardiaca durante su juventud. Sin embargo, a medida que envejecen el riesgo de contraerla es mayor que el de quienes no tienen diabetes.

Diabetes tipo 2

Es la más común. Afecta a cerca del 95% de las personas con diabetes. Este tipo se denomina diabetes del adulto o diabetes mellitus no dependiente de insulina.

La diabetes tipo 2 es un trastorno metabólico. En este caso, el páncreas produce insulina, pero no la suficiente para permitir que el azúcar penetre en las células del cuerpo. Al mismo tiempo, las células de los músculos y los tejidos desarrollan una resistencia a la insulina. Por tanto, aunque el azúcar fluya en la sangre, los tejidos del organismo permanecen "hambrientos". Los científicos aún no han logrado identificar el mecanismo exacto por el que se presenta la resistencia a la insulina, pero parece haber una relación con el exceso de grasa corporal.

Información esencial

El riesgo de padecer enfermedad cardiaca aumenta sin importar si padece diabetes tipo 1 o tipo 2. Es improbable que las personas con diabetes tipo 1 padezcan enfermedad cardiaca en su juventud pero, a medida que envejecen, su riesgo es mayor que el de las personas sin diabetes.

Relación entre la diabetes y la enfermedad cardiaca

Cuando una persona padece diabetes, tiene más probabilidades de desarrollar enfermedad cardiaca. Dependiendo del número de factores de riesgo del diabético, el riesgo de enfermedad cardiaca puede ser incluso mayor. Por ejemplo, una persona que tiene diabetes, presión arterial alta, colesterol alto y además fuma y es completamente inactiva, tiene un riesgo mucho mayor de enfermedad cardiaca que alguien que sólo tiene diabetes. Por lo tanto, controlar los factores de riesgo que dependen de usted es extremadamente importante para mejorar su salud general.

Los científicos creen que la diabetes aumenta su riesgo de padecer enfermedad cardiaca porque los niveles elevados persistentes de azúcar en la sangre lesionan las arterias. Si usted recuerda cómo se empieza a formar la placa arteriosclerótica (se discutió en el capítulo 2), recordará que el proceso comienza en áreas en las que el revestimiento interno de los vasos sanguíneos está lesionado. Los científicos siguen investigando otros mecanismos que expliquen por qué personas con diabetes tienen dicho riesgo aumentado de padecer enfermedad cardiaca.

Las pruebas para la diabetes

Usted puede determinar si tiene diabetes midiendo sus niveles de glucosa en la sangre. Antes de hacerse la prueba, se recomienda que no haya comido o bebido nada entre nueve y doce horas antes.

¡Alerta!

La "prediabetes", o alteración de la glucosa en ayunas, es una enfermedad caracterizada por niveles de glucosa más altos de lo normal, pero que no son suficientemente elevados como para diagnosticar diabetes tipo 2. La Asociación Estadounidense para la Diabetes (ADA, por sus iniciales en inglés) estima que 16 millones de estadounidense padecen prediabetes. Si usted tiene esta enfermedad, empiece ya a trabajar con su médico para tomar medidas con el fin de reducir sus niveles de azúcar en la sangre.

Un resultado normal para la prueba de glucosa en ayunas está entre 65 y 109 mg/dL. Si es por debajo de 65 mg/dL puede indicar azúcar baja, también denominada hipoglicemia. Si está entre 110 y 125 mg/dL puede indicar un nivel de alteración de la glucosa en ayunas, también conocida como prediabetes. Si es mayor a 126 mg/dL puede indicar diabetes. Consulte a su médico acerca de evaluaciones adicionales si su prueba indica que tiene hipoglicemia, prediabetes o diabetes.

Señales y síntomas de la diabetes

A menudo las personas no prestan cuidado a los síntomas de la diabetes. Sin embargo, los estudios indican que, si se detecta tempranamente, la probabilidad de que se produzcan complicaciones puede reducirse. Por lo tanto, es importante informarse bien acerca de las señales y síntomas de la diabetes, sobre todo si tiene una historia familiar de esta enfermedad. Las señales y síntomas de la diabetes incluyen:

- Necesidad de orinar con frecuencia.
- Sed excesiva.
- Hambre extrema.
- Pérdida inusual de peso.
- Aumento de la fatiga.
- Irritabilidad.
- Adormecimiento u hormigueo en pies o piernas.
- Curación lenta de las cortaduras o contusiones.
- Visión borrosa.

Si le preocupa la posibilidad de tener diabetes, discútalo con su médico lo antes posible.

Hecho

Cada año, aproximadamente un millón de personas son diagnosticadas como diabéticas. El porcentaje de estadounidenses a quienes se diagnostica diabetes, incluidas las mujeres con historia de diabetes gestacional (diabetes durante el embarazo), se ha elevado más del 61% desde 1991. Los centros para el control de enfermedades esperan que este número aumente a más del doble para 2050. Las poblaciones de minorías raciales y étnicas tienen un especial riesgo de desarrollar la enfermedad.

Tipos de pruebas

Para medir sus niveles de glucosa en la sangre, puede hacerse una prueba de azúcar en ayunas con un pinchazo o una prueba de hemoglobina A1C. La diferencia es que la prueba con el pinchazo mide el azúcar en la sangre en el momento de la prueba, mientras que la prueba de hemoglobina A1C muestra cómo se ha regulado su nivel de azúcar durante los tres últimos meses al analizar la hemoglobina, además de los niveles de glucosa. Para establecer un diagnóstico de diabetes, es necesaria una prueba de hemoglobina A1C. La Asociación Estadounidense de la Diabetes recomienda que las personas con diabetes se hagan la prueba de hemoglobina A1C dos a cuatro veces al año. La prueba de hemoglobina A1C no reemplaza las mediciones diarias, pero ofrece un método para evaluar su éxito en el control del azúcar en la sangre a lo largo del tiempo. La FDA aprobó una prueba casera. Pregúntele a su médico si es apropiada para usted.

El síndrome metabólico

Los expertos han definido un grupo de factores de riesgo como el exceso de peso, inactividad física y factores genéticos, que probablemente son indicadores del síndrome metabólico, enfermedad estrechamente relacionada con el trastorno metabólico denominado resistencia a la insulina o diabetes tipo 2. Como estos factores de riesgo a menudo se presentan juntos, los investigadores tienen problemas para determinar la contribución específica de cada factor en el riesgo aumentado de enfermedad cardiaca. Aunque el síndrome metabólico no es factor de riesgo en sí mismo, se considera que aumenta el nivel de riesgo, sobre todo si está presente junto a niveles altos de colesterol.

¡Alerta!

Los expertos describen la obesidad abdominal como el rasgo característico del síndrome metabólico. Para determinar si tiene obesidad abdominal debe medir la circunferencia de su cintura. En el capítulo 14 hay una guía para medir la obesidad abdominal.

Los médicos identifican el síndrome metabólico cuando tres o más de las siguientes condiciones están presentes:

- Obesidad abdominal.
- Nivel de triglicéridos mayor a 140 mg/dL.
- Nivel de colesterol HDL menor a 40 mg/dL en los hombres.
- Nivel de colesterol HDL menor a 50 mg/dL en las mujeres.
- Presión arterial mayor o igual a 130/85 mmHg.
- Glucosa en ayunas mayor a 109 mg/dL.

Estudios sugieren que un 24% de los estadounidenses tienen el síndrome metabólico. En un estudio realizado en el Programa de Prevención de la Enfermedad Cardiaca de la Universidad de California, en Irving, los investigadores encontraron que la presencia del síndrome metabólico, en ausencia de otros factores de riesgo, se asocia a un mayor riesgo de enfermedad arterial coronaria y de enfermedad cardiovascular y a un mayor riesgo de muerte. Este mayor riesgo de enfermedad arterial coronaria existe, incluso si solo uno de los dos factores de riesgo para el síndrome metabólico está presente. La investigación en esta área continúa.

Lo que usted puede hacer

Si su doctor le diagnostica diabetes o síndrome metabólico, es aún más importante que adopte estilos de vida saludables. Cuando trata las causas de esta enfermedad, como son el exceso de peso y el estilo de vida sedentario, se recupera la sensibilidad a la insulina y se reducen los factores de riesgo. Los cambios en el estilo de vida pueden significar una enorme diferencia. Si tiene diabetes, puede controlarla exitosamente. Si tiene prediabetes, puede evitar sufrir de diabetes.

El poder de una alimentación saludable

La actividad física y la alimentación saludable deben ir de la mano para mejorar los factores asociados con la diabetes y el síndrome metabólico. La nutrición saludable debe seguir las recomendaciones presentadas en el capítulo 8, incluida una dieta basada en alimentos de origen vegetal. La grasa total de la dieta debe representar entre el 25 y 35% del total de calorías, pero debe estar compuesta principalmente por grasas vegetales insaturadas. Los investigadores señalan que la grasa de la dieta, más que las calorías, los carbohidratos o incluso el azúcar, parece ser un factor crítico en la diabetes tipo 2, aunque no han podido identificar aún los mecanismos exactos.

El poder del ejercicio

Su programa de ejercicios para aumentar la sensibilidad a la insulina debe incluir tanto actividades cardiovasculares que le exijan a su corazón, como ejercicios de fuerza para tonificar sus músculos. El ejercicio le ayuda a mantener niveles de azúcar saludables al quemar combustible, ayudarle a mantener un peso saludable y a deshacerse del exceso de grasa corporal. Sin embargo, la mejoría en la tolerancia a la glucosa y la sensibilidad a la insulina generalmente se deteriora tres días después de su última sesión de ejercicios. Este factor hace que el ejercicio aeróbico regular sea vital.

Información esencial

La diabetes aumenta de tres a siete veces el riesgo de enfermedad cardiaca en las mujeres, y de dos a tres veces en los hombres, de acuerdo con la Asociación Estadounidense del Corazón. Aunque es importante que todas las personas con diabetes cuiden su salud, es aún más necesario para las mujeres.

El ejercicio aeróbico cardiovascular, como caminar, determinante para manejar los niveles de azúcar en la sangre y mejorar la capacidad de su organismo para usar la insulina. Trate de realizar actividad física al menos tres días no consecutivos y hasta cinco veces por semana. Idealmente, su sesión de ejercicios aeróbicos debe durar al menos treinta minutos. No es necesario trabajar con gran intensidad. Tómelo con calma y progrese gradualmente. Si treinta minutos son demasiado, comience con series de diez y acumule treinta minutos en un día.

De acuerdo con el Colegio Estadounidense de Medicina Deportiva (ACSM, por sus iniciales en inglés), el ejercicio de fuerza o con pesas tiene el potencial para aumentar la fuerza muscular y la resistencia, mejorar la flexibilidad y la composición corporal, reducir los factores de riesgo para la enfermedad cardiovascular y mejorar, como consecuencia, la tolerancia a la glucosa y la sensibilidad a la insulina. Los ejercicios de fuerza también pueden incrementar la tasa metabólica en reposo, lo cual contribuye al control del peso. El ejercicio regular que incluye aeróbicos y ejercicios de fuerza también aporta importantes beneficios para la salud emocional, incluyendo la reducción del estrés, mayor sensación de bienestar y una mejor calidad de vida.

Riesgos con el ejercicio en personas con diabetes y resistencia a la insulina

Antes de comenzar su programa de ejercicio consulte a su médico, ya que el ejercicio afecta los niveles de azúcar en la sangre. El ejercicio ayuda a disminuir las concentraciones de glucosa, lo que puede reducir o eliminar las dosis de insulina, especialmente para aquellos con diabetes tipo 2. Debe entender claramente cómo la actividad y los medicamentos afectan sus niveles de glucosa en la sangre, para que su programa de actividad física sea seguro y efectivo.

¡Alerta!

De acuerdo con la Asociación Estadounidense para la Diabetes, no debe hacer ejercicio si tiene un nivel de glucosa en ayunas de más de 300 mg/dL, problemas con sus pies o enfermedades nerviosas, como la neuropatía periférica. Sin embargo, puede realizar con éxito actividades que no impliquen levantar peso, como nadar, hacer aeróbicos acuáticos o montar en bicicleta.

Nivel bajo de azúcar en la sangre

El mayor riesgo del ejercicio para personas con diabetes es la hipoglicemia, o niveles bajos de azúcar en la sangre. La hipoglicemia puede ocasionar pérdida de la conciencia, lo cual pone en peligro la vida. Las personas con diabetes tipo 2 controlada mediante la alimentación y el ejercicio, generalmente no tienen problemas con niveles bajos de azúcar. Sin embargo, quienes consumen insulina o medicamentos orales para la diabetes, en particular sulfonilureas, pueden tener niveles bajos de azúcar durante y después del ejercicio.

El riesgo de desarrollar niveles bajos de glucosa es mayor después del ejercicio de alta intensidad o por tiempo prolongado. Esta reacción se puede presentar incluso doce horas o más después del ejercicio. Para ayudar a prevenir la hipoglicemia, debe dosificar cuidadosamente sus medicamentos en el tiempo. El ACSM recomienda inyectarse insulina al menos una hora antes del ejercicio. Además, debe asegurar una adecuada ingesta de alimentos y monitorear los niveles de glucosa antes y después del ejercicio, así como durante sesiones más largas de ejercicio o cuando pruebe una nueva actividad.

Las señales y síntomas de hipoglicemia incluyen fatiga extrema, sudor excesivo, dolor de cabeza, temblores, debilidad, dificultad para hablar, mala coordinación, sensación de desmayo, piel pálida y húmeda, pulso acelerado y presión arterial elevada. Si no se trata, la hipoglicemia puede ocasionar pérdida de la conciencia o convulsiones.

¡Alerta!

Si empieza a experimentar hipoglicemia, debe consumir inmediatamente una fuente de azúcar de absorción rápida, como media taza de jugo de frutas o gaseosa, dos cucharaditas de azúcar o uvas pasas, seis caramelos masticables pequeños o un caramelo duro. Para mayor seguridad, tenga una fuente de carbohidratos de acción rápida disponible durante el ejercicio y dígales a otros dónde la guarda.

Como el ejercicio quema el combustible, debe monitorear cuidadosamente la ingesta de alimentos con relación al aumento de actividad. La ADA aconseja a individuos con diabetes hacer ejercicio entre una y tres horas antes de una comida. Una hora de ejercicio, generalmente requiere 15 gramos adicionales de carbohidratos, que debe consumir antes o después del ejercicio, según su condición y necesidades individuales. Si el ejercicio es vigoroso o se prolonga más de una hora, se recomiendan entre 15 y 30 gramos adicionales de carbohidratos por cada hora adicional.

Deshidratación

Los niveles altos de azúcar en la sangre pueden aumentar la frecuencia de micción, lo que contribuye a la deshidratación. Además, las complicaciones de la diabetes, como la neuropatía autónoma que afecta los nervios que van a los órganos internos y que regulan la presión arterial, el azúcar en la sangre y la transpiración, puede deteriorar su respuesta de sudoración, con lo que aumenta el riesgo de trastornos relacionados con el calor.

Beba líquidos antes, durante y después del ejercicio, especialmente en ambientes cálidos. La Asociación Estadounidense para la Diabetes recomienda beber al menos medio litro de líquido dos horas antes del ejercicio. El agua sola usualmente es suficiente para las sesiones de una hora o menos. Para sesiones más largas se requiere agua y carbohidratos adicionales. Las personas con diabetes absorberán las bebidas con una solución de carbohidratos entre un 6 y 8%, como las bebidas deportivas, con mayor facilidad que las bebidas suaves o los jugos de frutas, que generalmente son soluciones de carbohidratos al 13 ó 14%.

Problemas debidos a la mala circulación

Las personas con diabetes deben proteger sus pies cuando hacen ejercicio. Si tiene un caso más grave de diabetes, también puede tener lesión de los nervios o trastornos circulatorios, como la enfermedad vascular periférica. Esto puede ocasionar la reducción del flujo sanguíneo a las extremidades (manos y pies). Una mayor protección de sus pies le ayudará a prevenir contusiones y heridas.

Utilice calzado deportivo adecuado, lave y seque sus pies cuidadosamente después de hacer ejercicio y revise la presencia de ulceraciones. La vaselina puede ayudar a reducir la fricción en áreas específicas. Si tiene una úlcera abierta que no sana, consulte de inmediato a un médico. Si no se trata prontamente, puede extenderse una infección al hueso y terminar en amputación.

Evite los elementos para hacer ejercicio que pueden obstruir la circulación, como los equipos de flotación en piernas o pies durante el ejercicio en el agua. El inadecuado flujo sanguíneo puede aumentar la tendencia a sentir dolor, incomodidad o calambres durante el ejercicio. Descanse unos dos minutos si siente calambres mientras hace ejercicio.

Aunque pueda parecer que hay demasiadas precauciones relacionadas con el ejercicio, es una de las mejores cosas que puede hacer para ayudar a mejorar los niveles de azúcar en la sangre y la sensibilidad a la insulina. Con un programa de actividad física regular y mejores hábitos de alimentación, se puede evitar o controlar la diabetes tipo 2. El ejercicio regular y los hábitos de alimentación saludables también son cruciales para controlar el peso. Con tiempo y constancia, puede perder el exceso de peso, recuperar la sensibilidad a la insulina, reducir los niveles de colesterol y triglicéridos e, incluso, hacer innecesario el uso de más medicamentos.

Capítulo 20

Grupos especiales y colesterol alto

Aunque los mismos principios generales relacionados con la alimentación saludable, la actividad física regular, no fumar y el control del peso y del estrés se aplican para todas las personas, existen ciertas consideraciones especiales para aquellas con necesidades particulares, como niños, adolescentes y adultos mayores. Las mujeres también tienen necesidades y consideraciones especiales diferentes a las de los hombres.

El colesterol alto en niños y adolescentes

Recientemente, los médicos han prestado más atención a los niveles de colesterol en la infancia, pues aumenta la preocupación acerca del incremento de la diabetes tipo 2, la inactividad y los problemas por sobrepeso entre los niños. Como la enfermedad cardiaca es lenta y progresiva, cada vez se presta más atención a la importancia de los hábitos saludables desde la juventud.

Un trastorno hereditario

Los niños de familias que incluyen a un padre o abuelo que sufrieron de enfermedad cardiaca a edad temprana tienen una propensión genética a tener niveles altos de colesterol. Si un pariente masculino tuvo un ataque al corazón antes de los 55 años o un pariente femenino antes de los 65 años, esto ubica al niño en una categoría de alto riesgo.

Las estadísticas revelan que, aproximadamente, uno de cada 500 niños ha heredado la hipercolesterolemia. Estos niños tienen un 50% de riesgo de padecer enfermedad cardiaca antes de los 50 años. Si esta enfermedad se detecta tempranamente, los niños pueden empezar a incorporar hábitos saludables para reducir considerablemente su riesgo de padecer enfermedad cardiaca en su adultez.

Investigaciones muestran que se han encontrado trazas de grasa que representan el comienzo de la placa arteriosclerótica en niños de sólo 3 años de edad. Las niñas tienden a tener niveles más altos de colesterol total y colesterol LDL que los niños.

Hecho

Si tiene un niño con colesterol alto, dedique tiempo a enseñarle acerca del valor de los hábitos saludables. No le muestre su condición como una enfermedad horrible. Tanto los niños como los padres se benefician al comer alimentos saludables y realizar actividad física. Es innecesario estigmatizarlos o hacerles sentir altos niveles de estrés debido a su enfermedad.

Guía para los niveles de lípidos en la sangre

El Panel de Expertos sobre el Colesterol en Niños y Adolescentes del Programa Nacional de Educación sobre el Colesterol recomienda ciertos valores para los niveles de colesterol en niños y adolescentes entre los 2 y los 19 años de edad. De acuerdo con esta guía, el colesterol total es aceptable si se encuentra por debajo de 170 mg/dL. Se considera casi alto si está entre 170 y 199 mg/dL y alto si es igual o mayor a 200 mg/dL. El colesterol LDL idealmente debe estar por debajo de 110 mg/dL, y es casi alto entre 110 y 129 mg/dL. Con valores de 130 o mayores, el nivel de LDL se considera alto. La guía también recomienda que los niveles de colesterol HDL sean mayores o iguales a 35 mg/dL, y que los triglicéridos deben ser menores o iguales a 150 mg/dL.

Los niños estadounidenses tienen niveles mucho más altos de colesterol que los de otros países. El principal culpable no es la herencia, sino la mala alimentación, seguida por la falta de ejercicio. Los niños estadounidenses generalmente tienen una dieta llena de comidas rápidas, altamente procesadas y ricas en grasas saturadas, grasas trans y azúcar.

Información esencial

Involucrar directamente a los niños y adolescentes es una de las maneras más poderosas de mejorar sus hábitos. Incorporando hábitos de vida saludables para toda la familia, ayude a sus niños a ser adultos sanos y libres de enfermedades. Planeen juntos actividades físicas, como caminatas en la naturaleza o montar en bicicleta, y tenga siempre alimentos saludables en casa.

Para los niños, las guías gubernamentales recomiendan cambios de estilo de vida como primera línea de intervención terapéutica. Mejorar los hábitos alimenticios, aumentar la actividad física y controlar el peso puede contribuir significativamente a reducir los niveles elevados de colesterol. Ciertamente, estos hábitos son beneficiosos para todos los niños, incluso para aquellos que no hacen parte de familias con alto riesgo.

Los expertos no se ponen de acuerdo acerca del papel de los medicamentos para reducir el colesterol en los niños. La Asociación Estadounidense del Corazón y el gobierno federal recomiendan que los medicamentos para reducir el colesterol sólo sean recomendados para niños mayores de 10 años, con niveles altos de colesterol LDL incluso después de haber hecho cambios en la dieta. A otros expertos, sin embargo, aún les preocupa la efectividad a largo plazo de la terapia con medicamentos. Los profesionales médicos recomiendan de manera unánime un estilo de vida saludable por ser de suprema importancia para que los niños disfruten de buena salud.

Consideraciones especiales para los adolescentes

Los adolescentes, sus padres y los profesionales de la salud también deben ser conscientes de los problemas con el colesterol que afectan a la juventud actual. Los estudios muestran que entre un 15 y 20% de la población ya tiene placa arteriosclerótica a los 20 años de edad. Cerca de 10% de los adolescentes entre los 12 y los 19 años tienen niveles de colesterol que exceden los 200 mg/dL. Un estudio dado a conocer en 2003 identificó la presencia del síndrome metabólico en niños entre 12 y 19 años. (Vea más sobre el síndrome metabólico en el capítulo 19). El estudio encontró que entre el 8 y 12% de los adolescentes no obesos tenía síndrome metabólico, comparado con el 34 a 41% de los adolescentes obesos, lo que ubica a este grupo en un riesgo mayor de enfermedad cardiaca.

El riesgo para los adolescentes se incrementa aún más con el uso de anticonceptivos orales y el cigarrillo. En un estudio entre niñas de 12 a 17 años de edad, los científicos encontraron que el colesterol total en las usuarias de anticonceptivos orales fue significativamente más alto que en quienes no los usaban. Las usuarias de anticonceptivos que, además, son fumadoras tienen un riesgo aún mayor de padecer enfermedad cardiaca.

Mujeres con colesterol alto

La enfermedad cardiaca es el asesino número uno de mujeres. En Estados Unidos, la enfermedad cardiaca mata a casi medio millón de mujeres al año, más que las siete siguientes causas de muerte, incluidas todas las formas de cáncer. Los niveles recomendados de lípidos sanguíneos son en gran parte los mismos para mujeres y hombres; sin embargo, las mujeres tienen algunas características diferentes que merecen consideración especial.

Enfermedad cardiaca silenciosa

Los investigadores han descubierto que las mujeres tienden a experimentar los ataques al corazón de manera diferente a los hombres. Ellas, en particular, sufren la "enfermedad cardiaca silenciosa", que a menudo no es diagnosticada. Una enfermedad cardiaca silenciosa es el resultado de una formación arteriosclerótica en las arterias coronarias, que causa la muerte de una cantidad tan pequeña de tejido cardiaco que puede no tener ningún síntoma o confundirse fácilmente con sensaciones de indigestión o ansiedad. (Una manera de saber que no se trata de una indigestión es que el dolor no pasa al tomar antiácidos).

De acuerdo con un estudio, un 35% de las mujeres, comparado con un 28% de los hombres, experimentaron ataques cardiacos silenciosos. Según la Asociación Estadounidense del Corazón, los médicos a menudo atribuyen los dolores en el pecho en las mujeres a otras causas y no interpretan que ellas padecen enfermedad cardiaca. A medida que se realizan más estudios en mujeres, hay más información disponible acerca de las diferencias en el desarrollo de la enfermedad cardiaca entre hombres y mujeres.

Otras preocupaciones para las mujeres

El embarazo es una época de la vida en la que el perfil lipídico de una mujer tiende a cambiar. Generalmente, los niveles de colesterol sanguíneo aumentan en las mujeres embarazadas. Esto no debe ser causa de excesiva alarma, a menos que lo indique su médico.

Como se mencionó anteriormente, los anticonceptivos orales pueden aumentar los niveles de colesterol así como la presión arterial. Por tanto, si está tomando píldoras anticonceptivas, es aún más importante llevar a cabo otras prácticas saludables. Las fumadoras, en particular, tienen un riesgo más alto de enfermedad cardiaca y accidente cerebrovascular si, además, toman píldoras anticonceptivas.

Hecho

Las mujeres pueden tener una mayor tendencia a presentar dolores en el pecho o a quejarse de dolor abdominal, dificultad para respirar, náusea y fatiga inexplicable. Además, aunque las mujeres normalmente se caracterizan por acosar a sus maridos e hijos para que vayan al médico, tienden a evitar o retrasar la búsqueda de atención médica para ellas mismas.

Pruebas e investigación

Otro factor que hace todo aún más confuso en el diagnóstico y tratamiento de la enfermedad cardiaca en las mujeres es que las pruebas y procedimientos no son tan exactos como en los hombres. Por ejemplo, una prueba de resistencia al ejercicio tiene una probabilidad más alta de mostrar un falso positivo o un falso negativo en las mujeres. Las pruebas de diagnóstico más costosas tienden a ser más exactas. Discuta sus opciones con su médico.

En febrero de 2004, la Asociación Estadounidense del Corazón anunció unas nuevas guías para la prevención de la enfermedad cardiaca y los accidentes cerebrovasculares en mujeres con base en la salud cardiovascular individual de una mujer. Esto representa un avance significativo en el uso de la investigación basada en la manera en la que una mujer desarrolla enfermedad cardiovascular y en la creación de recomendaciones para el tratamiento continuo de las mujeres con base en niveles de riesgo individuales, en lugar del enfoque de "talla única"para todos.

El factor edad: colesterol y menopausia

El riesgo de padecer enfermedad cardiaca de una mujer aumenta aproximadamente entre diez y quince años después que en los hombres. Esta diferencia se refleja en las guías que señalan que una edad de 45 años o más es un factor de riesgo para un hombre. Para una mujer, por otro lado, la edad no se convierte en un factor de riesgo hasta que cumple 55 años. Aún no se comprenden completamente las razones de esta diferencia. Se cree que, en parte, se debe al efecto protector del estrógeno. El riesgo de enfermedad cardiaca de una mujer se eleva en la posmenopausia, ya sea que la menopausia ocurra naturalmente o como resultado de una cirugía.

Esta es la historia de Kay, enfermera profesional de 54 años. Muestra cómo los niveles de colesterol pueden verse afectados por una histerectomía y la menopausia resultante:

> En el transcurso de muchos años, durante las evaluaciones rutinarias de colesterol tuve la suerte de tener niveles entre 160 y 180 sin necesidad de ajustes en la dieta. Soy genéticamente delgada y nunca tuve que preocuparme por mi peso.
>
> Repentinamente, después de la histerectomía que me realizaron a los cuarenta y tantos, mi colesterol comenzó a elevarse. Mi peso no aumentó. Probé tres marcas de medicamentos para el colesterol que hicieron que mis enzimas hepáticas se elevaran.
>
> Entonces tuve que pensar en hacer cambios en mi dieta y ejercicio. Estaba preocupada porque sabía que no podía tomar medicamentos y tenía que depender de una mejor nutrición y del ejercicio. Estos cambios me hicieron sentir mejor y más fuerte, y mantienen mi colesterol alrededor de 200, cuando en la anterior prueba había estado en 230. Continuaré con estos dos programas el resto de mi vida.

Cuando una mujer alcanza los 75 años, su riesgo de enfermedad cardiaca es aproximadamente igual al de los hombres. En realidad, las mujeres de

75 años y mayores tienen un riesgo mayor de muerte por accidente cerebrovascular que los hombres. Las razones para esto no son claras. Algunos investigadores sugieren que puede deberse, simplemente, al hecho de que la arteriosclerosis es una enfermedad lenta y progresiva, y de que un mayor número de mujeres vive más tiempo que los hombres. Se necesita más investigación acerca de los problemas de salud de las mujeres para ayudar a responder estas preguntas.

¡Alerta!

Se ha sugerido que el tratamiento para las mujeres posmenopáusicas con terapia de reemplazo hormonal reduce el riesgo de enfermedad cardiaca; sin embargo, estudios demostraron que esta hipótesis era incorrecta. Los expertos médicos ya no recomiendan el tratamiento con estrógeno para prevenir la enfermedad cardiaca.

Otro aspecto de la menopausia que puede contribuir para aumentar el riesgo de enfermedad cardiaca en las mujeres es la tendencia a engordar, particularmente alrededor del área abdominal. La grasa abdominal que crea un cuerpo con apariencia de manzana es reconocida como signo de un mayor riesgo de enfermedad cardiaca. Aunque los hábitos saludables son valiosos e importantes a lo largo de toda la vida, las mujeres posmenopáusicas deben prestar especial atención a una alimentación saludable y deben tener hábitos de ejercicio establecidos, así como mantener un control efectivo de su peso.

Adultos mayores con colesterol alto

La mayor parte de las muertes por enfermedad cardiaca se producen entre la población de adultos mayores. Los hombres a partir de los 65 años y las mujeres a partir de los 75 se clasifican como adultos mayores para efectos de la enfermedad cardiaca. Los niveles de colesterol, incluso en los adultos mayores, sirven para predecir el aumento en el riesgo de enfermedad cardiaca. Aún más, los estudios han demostrado que la reducción de los niveles de colesterol LDL también reduce el riesgo de muerte por enfermedad cardiaca. Por tanto, mantener un estilo de vida saludable sigue siendo importante, incluso para los adultos mayores.

Hecho

Entre los adultos mayores, la presión arterial alta afecta a más mujeres que hombres. Hasta los 55 años, más hombres que mujeres tienen hipertensión. Entre los 55 y los 74 años, el porcentaje de mujeres con presión arterial alta aumenta. A los 75 años, un porcentaje mayor de mujeres que de hombres tiene presión arterial alta.

Un estudio entre adultos mayores con edad promedio de 72 años demostró que consumir pescados grasos al menos una vez a la semana reduce el riesgo de ataque cardiaco hasta en un 44%. Claramente, la prolongación de la expectativa de vida puede ocurrir incluso a edades avanzadas. La calidad de vida también es importante y puede mantenerse mediante una nutrición saludable, actividad física regular y control del peso. Estudios con personas mayores de 90 años han mostrado, incluso, que los ejercicios de fuerza con levantamiento de pesas pueden producir mejoras.

La situación ideal siempre será toda una vida de hábitos saludables. Pero pocos de nosotros tenemos vidas ideales. Siempre podemos hacer la vida diaria más placentera al mejorar nuestra salud, lo que incluye mantener niveles saludables de lípidos. Nunca es demasiado tarde para tomar medidas con el fin de mejorar la calidad de nuestra vida diaria.

Apéndice A
Calcule su índice de masa corporal

E l índice de masa corporal (IMC) es una medida que expresa, con un número, la relación entre el peso y la estatura. Cuando compara el valor de su IMC con los rangos definidos, obtiene una estimación de la cantidad de grasa de su cuerpo más que una medida precisa. La cifra no corresponde a una medición del porcentaje de grasa corporal.

La importancia de conocer su IMC radica en que le permite estimar si su tamaño corporal señala que debe controlar su peso de manera más efectiva.

Para calcular su IMC, use la siguiente fórmula o revise la tabla del índice de masa corporal para obtener un valor aproximado. Para entender lo que significa su IMC, revise las categorías para hombres y mujeres. El sobrepeso se define como un IMC de 25 a 29,9, la obesidad como un IMC mayor o igual a 30.

Calcule su IMC

Para calcular su IMC, debe conocer su peso en kilogramos (medido en ropa interior y sin zapatos) y su estatura en metros. Siga este sencillo método de dos pasos:

1. Divida su peso entre su estatura.
2. Divida el resultado de nuevo entre su estatura para obtener su IMC.

Por ejemplo, si su estatura es de 1,70 metros y pesa 77 kilogramos, el cálculo es el siguiente:

1. Divida 77 entre 1,70 para obtener 45,3.
2. Divida 45,3 entre 1,70 para obtener 26,6.

En este ejemplo, el IMC es 26,6; este IMC se encuentra en la categoría de sobrepeso.

Tabla del índice de masa corporal

Para una repuesta menos precisa pero sin tantos cálculos, a continuación se muestra una tabla para hombres y mujeres, que presenta el IMC para varias estaturas (en pulgadas) y pesos (en libras, con ropa interior y sin zapatos). Encuentre su estatura, siga la fila hasta encontrar su peso, luego lea en la parte superior de la columna correspondiente su IMC aproximado.

Mujeres										
IMC										
20	21	22	23	24	25	26	27	28	29	30
TALLA					PESO					
1,50	45	47	49	52	54	56	59	61	63	65	68
1,51	46	48	50	52	55	57	59	63	64	66	68
1,52	46	48	51	53	55	58	60	62	65	67	69
1,53	47	49	51	54	56	59	61	63	66	68	70
1,54	47	50	52	54	57	59	62	64	66	69	71
1,55	48	50	53	55	58	60	62	65	67	70	72

Mujeres										
IMC										
	20	**21**	**22**	**23**	**24**	**25**	**26**	**27**	**28**	**29**	**30**
TALLA	**PESO**										
1,56	49	51	53	56	58	61	63	66	68	71	73
1,57	49	52	54	57	59	62	64	67	69	71	74
1,58	50	52	55	57	60	62	65	67	70	72	75
1,59	51	53	56	58	61	63	66	68	71	73	76
1,60	51	54	56	59	61	64	67	69	72	74	77
1,61	52	54	57	60	62	65	67	70	73	75	78
1,62	52	55	58	60	63	66	68	71	73	76	79
1,63	53	56	58	61	64	66	669	72	74	77	80
1,64	54	56	59	62	65	67	70	73	75	78	81
1,65	54	57	60	63	65	68	71	74	76	79	82
1,66	55	58	61	63	66	69	72	74	77	79	82
1,67	56	59	61	64	67	70	73	75	78	81	84
1,68	56	59	62	65	68	71	73	76	79	82	85
1,69	57	60	63	66	69	71	74	77	80	83	86
1,70	58	61	64	66	69	72	75	78	81	84	87
1,71	58	61	64	67	70	73	76	79	82	85	88
1,72	59	62	65	68	71	74	77	80	83	86	89
1,73	60	63	66	69	72	75	78	81	84	87	90
1,74	61	63	67	70	73	76	79	82	85	88	91
1,75	61	64	67	70	74	77	80	83	86	89	92
1,76	62	65	68	71	74	77	81	84	87	89	93
1,77	63	66	69	72	75	78	81	85	88	91	94
1,78	63	66	70	73	76	79	82	86	89	92	95
1,79	64	67	70	74	77	80	83	87	89	93	96
1,80	65	68	71	75	78	81	84	87	91	94	97
1,81	65	69	72	75	79	82	85	88	92	95	98
1,82	66	70	73	76	79	83	86	89	93	96	99
1,83	67	70	74	77	80	84	87	90	94	97	100
1,84	68	71	74	78	81	85	88	91	95	98	102
1,85	68	72	75	79	82	86	89	92	96	99	103
1,86	69	73	76	80	83	86	90	93	97	100	104
1,87	70	73	77	80	84	87	91	94	98	101	105
1,88	71	74	78	81	85	88	92	95	99	102	106
1,89	71	75	79	82	86	89	93	96	100	104	107
1,90	72	76	79	83	87	90	94	97	101	105	108

Hombres										
IMC (cont.)										
	31	**32**	**33**	**34**	**35**	**36**	**37**	**38**	**39**	**40**
TALLA	**PESO**										
1,50	70	72	74	77	79	81	83	86	88	90
1,51	71	73	75	78	80	82	84	87	89	91

	Hombres								
	IMC (cont.)								
	31	**32**	**33**	**34**	**35**	**36**	**37**	**38**	**39**	**40**
TALLA	**PESO**									
1,52	72	74	76	79	81	83	85	88	90	92
1,53	73	75	77	80	82	84	87	89	91	94
1,54	74	76	78	81	83	85	88	90	92	95
1,55	74	77	79	82	84	86	89	91	94	96
1,56	75	78	80	83	85	87	90	92	95	97
1,57	76	79	81	84	86	89	91	94	96	99
1,58	77	80	82	85	87	90	92	95	97	100
1,59	78	81	83	86	88	91	94	96	99	101
1,60	79	82	84	87	90	92	95	97	100	102
1,61	80	83	86	88	91	93	96	98	101	104
1,62	81	84	87	89	92	94	97	100	102	105
1,63	82	85	88	90	93	96	98	101	104	106
1,64	83	86	89	91	94	97	100	102	105	108
1,65	84	87	90	93	95	98	101	103	106	110
1,66	85	88	91	94	96	99	102	105	107	110
1,67	86	89	92	95	98	100	103	106	109	112
1,68	87	90	93	96	99	102	104	107	110	113
1,69	89	91	94	97	100	103	106	109	111	114
1,70	90	92	95	98	101	104	107	110	113	116
1,71	91	94	96	99	102	105	108	111	114	117
1,72	92	95	98	101	104	107	109	112	115	118
1,73	93	96	99	102	105	108	111	114	117	120
1,74	94	97	100	103	106	109	112	115	118	121
1,75	95	98	101	104	107	110	113	116	119	123
1,76	96	99	102	105	108	112	115	118	121	124
1,77	97	100	103	107	110	113	116	119	122	125
1,78	98	101	105	108	111	114	117	120	124	125
1,79	99	103	106	109	112	115	119	122	125	128
1,80	100	104	107	110	113	117	120	123	126	130
1,81	102	105	108	111	115	118	121	124	128	131
1,82	103	106	109	113	116	119	123	126	129	132
1,83	104	107	111	114	117	121	124	127	131	134
1,84	105	108	112	115	118	122	125	129	132	135
1,85	106	110	113	116	120	123	127	130	133	137
1,86	107	111	114	118	121	125	128	131	135	138
1,87	108	112	115	119	122	126	129	133	136	140
1,88	110	113	117	120	124	127	131	134	138	141
1,89	111	114	118	121	125	129	132	136	139	143
1,90	112	116	119	123	126	130	134	137	141	144

¿Qué significa su IMC?

IMC entre 18,5 y 24,9.

Peso normal: ¡Bien por usted! Trate de no engordar.

IMC entre 25 a 29,9.

Sobrepeso: Trate de no engordar, especialmente si la medida de su cintura es alta. Debe controlar su peso si tiene dos o más factores de riesgo para la enfermedad cardiaca, sobrepeso y una medida elevada de su cintura.

IMC igual o mayor a 30.

Obesidad: Debe controlar su peso. Adelgace lentamente, es decir, entre 250 gramos y 1 kilogramo por semana. Consulte a su médico o a un dietista registrado si necesita ayuda.

Fuente: Adaptado de *Clinical Guidelines on the Identification, Evaluation, and Treatment of Overweight and Obesity in Adults,* Instituto Nacional del Corazón, Pulmón y Sangre, en cooperación con el Instituto Nacional para la Diabetes y las Enfermedades Digestivas y Renales, Institutos Nacionales de la Salud, junio de 1998.

Apéndice B
Registre su progreso

Haga seguimiento a sus cifras: su registro para monitoreo del colesterol

Fotocopie la hoja de registro de la siguiente página y llévela con usted cuando visite al médico. Le ayudará a hacer seguimiento a su progreso mientras avanza hacia un estilo de vida más saludable para el corazón.

Registre su alimentación

Fotocopie la hoja de registro de la siguiente página para anotar lo que come en una semana típica. A medida que se hace más consciente de sus hábitos de alimentación, puede intentar comer de una manera más saludable. Compare lo que come normalmente con las recomendaciones que aprendió en los capítulos 8 y 9. Utilice la sección de notas para registrar las emociones que pueden relacionarse con el acto de comer, como ira o tristeza, o sensaciones físicas, como fatiga o dolor de cabeza. Esto puede aumentar su ingesta de comida no relacionada con sus verdaderas necesidades físicas de alimento o que se relaciona con enfermedades físicas subyacentes. Puede discutir este registro con su médico.

Fecha:	Notas:

Medicamentos

Dosis

Meta para los lípidos

Resultados de la prueba de perfil lipídico:

Colesterol total

Colesterol HDL total

Colesterol LDL total

Triglicéridos

Glucosa

Prueba de la función hepática

Otro:

Presión arterial

Peso

Composición corporal o IMC

Metas

¿Cumplo con la meta de treinta minutos de actividad física la mayoría de días de la semana?

Si no es así, ¿cómo puedo mejorar?

¿Cumplo con las metas de dieta consistentes en agregar granos integrales, frutas, verduras, leguminosas, aves, pescado y productos bajos en grasa o sin grasa para reemplazar las comidas procesadas y rápidas, los lácteos y las carnes con alto contenido en grasa?

Si no es así, ¿cómo puedo mejorar?

¿Practico con regularidad ejercicios de relajación o alguna forma de control del estrés?

Si no es así, ¿cómo puedo mejorar?

Registro semanal de alimentación		De _____ a _____
	Domingo	Lunes
Desayuno		
Almuerzo		
Cena		
Bocadillos		
Líquidos		
Notas		
	Martes	Miércoles
Desayuno		
Almuerzo		
Cena		
Bocadillos		
Líquidos		
Notas		
	Jueves	Viernes
Desayuno		
Almuerzo		
Cena		
Bocadillos		
Líquidos		
Notas		
	Sábado	Notas:
Desayuno		
Almuerzo		
Cena		
Bocadillos		
Líquidos		
Notas		

Índice

Alcohol
consumo moderado, beneficios, 143-44
efecto sobre el colesterol, 25, 144
Alimentos de origen animal, riesgos, 119-21, 123-24
Alimentos enteros
ácidos grasos poliinsaturados omega-3, 128-29, 142
estanoles / esteroles vegetales, 130-31
fibra soluble, 127-28
frutas y verduras, 125-26, 134, 139-40
granos integrales, 126-27, 140-41
grasas vegetales monoinsaturadas, 132, 142
grasas vegetales poliinsaturadas, 132, 142
nutrientes en, 127-132
proteína de soya, 129-30
Alimentos saludables para el corazón. *Ver* estrategias de dieta (para corazones sanos); índice de recetas
Almuerzo, 148-49
Angiogramas, 94-95
Apolipoproteína (a), 27, 98-99
Apolipoproteína B (apo B), 100-101
definición, 100
investigación sobre, 101
prueba de sangre, 100
Apoyo social, 275
Arteriosclerosis
accidentes cerebrovasculares y, 50-51
causada por placa, 49-50
definición, 30
desarrollo de, 48
disfunción eréctil y, 51-52
endotelio y, 30

enfermedad arterial coronaria y, 49-50
enfermedad arterial periférica y, 51
inicia en la niñez, 48
posibles problemas cardiacos y, 41-42
Ver además enfermedad cardiaca, factores de riesgo de enfermedad cardiaca
Ataques al corazón
actividad física después de, 260
DEA para, 44, 45-47
paro cardiaco súbito, 45-47
RCP para, 45
respuesta de emergencia, 44-47
señales de alarma, 42-44
síntomas, 42
tratamiento para, 43-47
Ataque isquémico transitorio (AIT), 50
Azúcar baja en la sangre, 314

B

Bupropión, píldoras de, 289

C

Cálculos biliares, 24
Cambio, proceso de, 108-113
etapa de acción, 110
etapa de contemplación, 109-110
etapa de mantenimiento, 111
etapa de preparación, 110
etapa previa a la contemplación, 109
manejo de recaídas, 111-112
para un estilo de vida saludable, 108
resumen, 108
Caminar, 263-268
aprobación médica, 264

riesgo de enfermedad cardiaca y, 59-60, 282-84
riesgos para fumadores pasivos, 283-84

G

Género
  afecta el colesterol, 25
  hipertensión y, 324
  riesgo de enfermedad cardiaca y, 67-8
  Ver además mujeres
Genética, *Ver* historia familiar
Grasas vegetales monoinsaturadas, 132, 142
Grasas vegetales poliinsaturadas, 132, 142
Grasas vegetales, 132, 141-42

H

Hemoglobina A1C, prueba de, 310
Hígado
  descomposición del colesterol LDL, control, 29
  produce colesterol, 24, 27-28
Hipertensión
  alimentos que aumentan la, 62
  aumento en mediciones, 61
  definición, 61-62
  dieta para detener, 118
  género y, 320
  monitorear presión arterial, 62
  niveles recomendados, 61
  riesgo de enfermedad cardiaca y, 60-62
  tratamiento para, 61-62
Hipoglicemia, 314
Historia familiar
  afecta el colesterol, 25, 318
  contrarrestar la, 37

dieta y, 71
niños y. *Ver* niños
riesgo de enfermedad cardiaca y 67, 84, 318
Homocisteína en sangre, exámenes de, 101-102
Huevos, 138-39

I

Imágenes por resonancia magnética (IRM), 93
Inactividad
  control del peso y, 252
  riesgo de enfermedad cardiaca y, 64, 258
  Ver además actividad física
Inanición, dietas de, 253-54
Índice de masa corporal (IMC), 248, 325-29
Ingesta de grasa
  ácidos grasos insaturados trans, 121-22, 137-38
  ácidos grasos poliinsaturados omega-3, 128, 142
  ácidos grasos saturados, 119-21, 135-37
  alimentos de origen animal, 123-24
  aumentar la buena, 141-43
  estanoles / esteroles vegetales y, 130-31
  fibra soluble y, 27-28
  frutas / verduras y, 125-26
  grasas vegetales monoinsatura-das, 132, 142
  grasas vegetales poliinsaturadas, 132, 142
  recomendaciones, 119-21, 141
  reducir las malas, 135-39
Inhibidoras de la HMG-CoA reduc-tasa. *Ver* estatinas (inhibidoras de

PCR (proteína C reactiva)
  como indicadora, 95-96
  condiciones que afectan pruebas, 97-98
PCR-as, prueba de, 96-97
  pruebas de sangre, 95-97
Peso
  afecta el colesterol, 25, 249
  riesgo de enfermedad cardiaca y, 63, 247-48
PCS (paro cardiaco súbito), 45-47
Placa
  acumulación, 30
  causa arteriosclerosis, 49-50
  definición, 30
  endotelio y, 30
  pruebas. *Ver* exámenes de diagnóstico de enfermedad cardiaca
Podómetros, 266
Porciones gigantescas de alimentos, 249-50
Preguntas frecuentes, 34-37
Presión arterial alta. *Ver* hipertensión
Prioridades, identificando, 112-113, 274-75
Producción de colesterol, 27-30
  descomposición de, 28-29
  dilema agua / aceite, 27
  funcionamiento normal, 27-28
  hígado y, 24, 27-28
Productos lácteos, 136-37. *Ver además* carnes / grasas animales
Proporción entre colesterol total y colesterol HDL, 32, 88-89
Proteína de soya, 129-30
Pruebas con piel, 75
Pruebas de colesterol, 69-78
  ayuno previo, 70, 74
  cuándo hacerlas, 70-71
  en mujeres, 73

factores que afectan los resultados, 72-74
información a partir de, 35
medicamentos que afectan los resultados, 74-75
para adultos, 70-71
para niños, 71-72, 77
posibles pruebas futuras, 77
pruebas caseras, 77
pruebas en piel, 75
qué esperar, 74-75
razones para, 69
tamizajes públicos, 75-77
Pruebas de estrés, 92
  Ver además resultados de las pruebas de colesterol; pruebas de colesterol
Pruebas. *Ver* resultados pruebas de colesterol; pruebas de colesterol;

R

RCP
  beneficios, 44-45
  guías, 45
Recetas, *Ver* Índice de recetas, 345
Recomendaciones
  colesterol HDL, niveles de, 26, 31, 34, 85-86
  colesterol LDL, niveles de, 26, 31, 34, 65, 82-84
  colesterol total, niveles de, 32, 34, 80-83
  dieta, 116-17
  ingesta de grasas, 119-21, 141
  niveles de colesterol, 26, 31, 34, 80-86, 319
  niveles de colesterol en niños, 81, 82, 84, 319
  presión arterial, 60
  TRG, niveles de, 34

Índice de recetas